Tissue-friendly strategic orthodontic treatment and
the applications of orthodontic mini-screw implants

# 生体にやさしい 戦略的矯正歯科治療 と 歯科矯正用アンカースクリューの応用

監著　Paik, Cheol-Ho
　　　本多正明
　　　Yun, Young-Hoon

著　　中西秀郎
　　　本多正剛
　　　Lee, Eun-Hee
　　　Lee, Hyun-Kyu

クインテッセンス出版株式会社　2017
QUINTESSENCE PUBLISHING

Berlin, Barcelona, Chicago, Istanbul, London, Milan, Moscow, New Delhi, Paris, Prague, São Paulo,
Seoul, Singapore, Tokyo, Warsaw

クインテッセンス出版の書籍・雑誌は、歯学書専用通販サイト『歯学書.COM』にてご購入いただけます。

**PCからのアクセスは…**
歯学書 検索

**携帯電話からのアクセスは…**
QRコードからモバイルサイトへ

# 刊行によせて

近年、歯科臨床において、各専門分野の発展は目覚ましいものがある。矯正分野においても、クラウン・ブリッジやインプラント補綴、あるいは審美修復等との Interdisciplinary Approach が頻繁に行われるようになってきている。そしてまた、多くの素晴らしい治療結果が、誌上や講演会で紹介されている。しかし一方、術直後（保定期間を含）ではなく、長期間に渡って観察してくると、その結果が思わしくなく、矯正治療はもちろんのこと、補綴治療の再介入が困難になる症例が、よく見受けられるのが現実である。特に多数の補綴歯がある症例では、その結果が顕著である。このことを解決するためには、矯正治療を特に成人矯正において咬合治療の一つと捉えるべきであり、補綴治療と同様に良好な機能回復を常に考えて総合診断し、治療にあたることが重要になってくる。顎口腔系の機能には、咀嚼・嚥下・発語等があり、この機能を良好に回復するにあたって、歯の位置はもちろんのこと、歯の形態（補綴物形態を含）を考えながら矯正治療を行っていくことが、長期に渡って顎口腔系の健康を維持していくKEY となる。また、矯正治療を子供の頃から開始する時は、成長発育を考え、また歯列不正に骨格的な問題が大きく関与している症例では、成人になってから長期的に機能と審美性が良好に維持できるように、より慎重に総合診断・治療計画を立案する必要がある。歯科治療の術式そのものは、生体に対し何らかの侵襲があるものである。本書の SECTION

Ⅰ、Ⅱでは、「生体にやさしい戦略的臨床」ということを念頭においたメカニズムを紹介している。また、SECTION Ⅲの「歯科矯正用アンカースクリューを用いた矯正治療」では、かつて抜歯症例と考えられていたものが、IPR とアンカースクリューを応用して非抜歯に、また外科症例と判断されていたものが、IPR とアンカースクリューによって、外科矯正を回避することができるようになってきた。そして、上下顎外科が必要であった症例が片顎で対応できる症例も増えてきている。このことは、まさしく生体にやさしい戦略的矯正治療といえる。矯正治療後、永く良好な機能を維持させ、咬合を安定させるには治療ゴールを明確にイメージすることが重要である。このイメージは、歯の位置と歯列弓の形態、そして歯の形態（補綴物形態を含）の重要性を理解することで初めて可能になると考えている。

本書で述べられていることを、日常臨床で役に立ててもらえれば、我々著者にとってこの上ない幸せである。

最後に本書を上梓するにあたり、構想から執筆そして監修等、全ての面で全力を注いでこられたPaik, Cheol-Ho 先生に、感謝の意を表したいと思う。

2017年3月

本多正明

神が造られた物はみな良い物で、感謝して受けるとき、捨てるべき物は何一つありません。
（テモテへの第一の手紙 4:4）

For everything God created is good, and nothing is to be rejected if it is received with thanksgiving
（1 Timothy 4:4）

# 序

　本書の前半部（SECTION I、II）では、毛髪のように細い .010 NiTi を用いた生体にやさしい治療法について記述した。私が .010 NiTi を使い始めて10年になる。一見弱すぎると思われるかもしれないが、ストッパーを利用して歯列長径より2〜3mm長くし、また戦略的レースバックをすることで、効率よくレベリングできる。一番うれしいのは、重度の叢生が .010 AEL NiTi だけで6ヵ月、9ヵ月、ときには1年近くの時を経てレベリングされると"本当に生体にやさしい治療ができたな"という感動に包まれることだ。その感動の背景には、患者に対する小さな人間愛がある。まさに聖書にある一句「自分を愛するようにあなたの隣人を愛せよ（マタイによる福音書 ― 22：39）」の実践が少しできたという感動である。

　後半部（SECTION III）は主に歯科矯正用アンカースクリューに関して記述した。アンカースクリューを用いた治療は過激な治療法だと思われる読者もおられるだろうが、実は穏やかな（minimally invasive）治療法である。いくつかの例を紹介する。アメリカで経験した症例で、単なる叢生を主訴として来院した患者が数ヵ月のレベリングの後、水面下に隠れていた骨格の非対称と開咬が現れ再診断することになり、その結果両顎手術をすることになった。

　そのとき私は、その症例の経緯を見ながら、もし担当医にアンカースクリューの経験があれば、片側の臼歯を圧下するだけで対応できるのに、と切なく思った覚えがある。次に最も頻繁に経験する症例は、手術と非手術の境目にある開咬である。どんなに重度の骨格的開咬でも、私はほとんどの症例をアンカースクリューを用いて非手術で解決している。

　また、オトガイ部が後退しているハイアングルの症例では通常手術が選択されることが多いが、アンカースクリューで下顎角を閉じ、オトガイ部が前に出るようにすることで非手術で解決できた。本書で紹介したいくつかの症例で見られるように、手術と非手術の境目の症例をアンカースクリューを用いることで非手術で治療でき、結果的に患者に穏やかなアプローチができたと信じている。同じ理由で抜歯と非抜歯、補綴と非補綴の境目のケースでも、アンカースクリューの使用により非抜歯と非補綴が選択でき、やはり穏やかなアプローチができると思う。

　本書を上梓するにあたり、これまでお世話になった方々に深く感謝します。歯科矯正学に入門できるように道を開いてくださり、後に外来教授として貢献できるようにしてくださったソウル大学校歯科大学矯正科の先生方、先輩方、矯正学の世界を開いてくださった鶴見大学歯学部矯正科の先生方、先輩、同僚の皆様方、visiting professor として訪ねたときお世話になった UCSF、UOP の先生方、faculty の一員として呼んでくださった UCLA の先生方、矯正学に対する情熱を教えてくださった南カリフォルニア：アングルソサエティの大先輩方、日本と韓国の矯正学会の先輩方、同僚の皆様お一人お一人に感謝の意を表したいと思います。

　また執筆と同時に、私の至らない日本語に校閲の労をおとりいただきました本多正明先生、中西秀郎先生、本多正剛先生、咬合の章を執筆いただいたYun, Young-Hoon 先生、執筆に大きな力をお貸しくださった Lee, Eun-Hee 先生、Lee, Hyun-Kyu 先生に衷心より格別の御礼を申し上げます。

　最後に、神にすべてを感謝しながら、長期にわたり、いつでも校正紙の包みを抱えている私を暖かく見守ってくれた家族に感謝します。


2017年3月

監著者を代表して
Paik, Cheol-Ho

# 監著者・著者一覧

## ［監著者］

● **Paik, Cheol-Ho** （ベック・チョルホ）
SAI Orthodontic Clinic（韓国ソウル市）院長／ソウル大学校歯科大学外来副教授／UCLA 矯正科客員教授

●**本多正明** （Masaaki Honda）
本多歯科医院（大阪府東大阪市）院長／S.J.C.D. インターナショナル副会長／大阪 S.J.C.D. 最高顧問

● **Yun, Young-Hoon** （ユン・イョンフン）
JOI Orthodontic Clinic（韓国ソウル市）院長／S.K.C.D.（Society of Korean Clinical Dentistry）名誉会長

## ［著者］

●**中西秀郎** （Hideo Nakanishi）
中西矯正歯科（大阪府大阪市／兵庫県西宮市）院長

●**本多正剛** （Shogo Honda）
本多矯正歯科（奈良県生駒市）院長

● **Lee, Eun-Hee** （イ・ウンヒ）
Barunhae Orthodontic Clinic（韓国ソウル市）院長

● **Lee, Hyun-Kyu** （イ・ヒョンギュ）
SAI Orthodontic Clinic（韓国ソウル市）インストラクター

# SECTION I 生体にやさしい戦略的矯正歯科臨床

### Introduction
生体にやさしい戦略的レベリング ..................................................................... 2

## Chapter 1　生体にやさしい戦略的矯正歯科臨床；非抜歯症例

### 1-A　Activated extra-length（AEL）NiTi ワイヤーとレースバックを利用した前歯部レベリング ........................ 8

1. Activated extra-length NiTiワイヤーを用いた3種類の治療方式 ........................ 10
   1）第一大臼歯にストッパーを設置する場合：前歯部の前方移動を許容する場合 ........................ 10
   2）第二大臼歯にストッパーを設置する場合：前歯部と臼歯部の移動を半分ずつ得たい場合 ........ 11
   3）レベリング開始時にアンカースクリューを埋入し、後方から牽引する場合：
   　 臼歯部の遠心移動だけを目的とする場合 ........................ 14
   - 臨床テクニック1　NiTi ワイヤーにストッパーを設置する ........................ 16
   - 臨床テクニック2　NiTiワイヤーにレジンボールを設置する ........................ 17
2. Activated extra-length（AEL）NiTiワイヤー考案の背景 ........................ 19
   背景1）：先天的に欠如した側切歯のインプラントスペースを確保するとき ........................ 19
   背景2）：extra-length NiTiワイヤーだけを使用 ........................ 21
   背景3）：AEL NiTiワイヤー＋レースバック ........................ 22
   - Let's Study！　8|8を抜歯した直後にAEL NiTiを使用すると、RAPによって
   　 7|7が遠心に移動し、空隙の確保が可能である ........................ 23
   - Let's Study！　下顎前歯の放射線状の叢生を効率よく改善するためには？ ........................ 24

### 1-B　Activated extra-length（AEL）NiTi ワイヤーとレースバックを利用した臼歯部レベリング ........................ 25

1. AEL NiTiワイヤーとレースバックを使用した臼歯のアップライト ........................ 26
2. .012 AEL NiTiワイヤーを使用してブロックアウトされた 5|をレベリングした症例 .... 28
3. .010 AEL NiTiワイヤーを用いた全歯列レベリングにより重度の叢生を
   解消した症例 ........................ 28

### 1-C　レベリング前のストリッピング ........................ 31

1. レベリング前の戦略的ストリッピングの概念 ........................ 31
2. 隣接面間のストリッピングの実践 ........................ 33

3. 辺縁隆線の咬合調整 .................................................................................. 38
4. エステティックグラインディング（Esthetic grinding：審美的削合）......................... 40
　**Let's Study！** エステティックグラインディング ................................................ 41
5. ラテラリゼーション（Lateralization：犬歯の側切歯化）と
　カスピダイゼーション（Cuspidization：第一小臼歯の犬歯化）.............................. 41

## Chapter 2　生体にやさしい戦略的矯正歯科臨床；抜歯症例

### 2-A　抜歯空隙の戦略的なレースバック ............................................. 43
　臨床テクニック3　レースバック .................................................................. 46
　臨床テクニック4　レースバックのリアクチベート ........................................... 48
　臨床テクニック5　ワイヤーの最遠心部分のレジンボールはどのようにして作るか？........ 50
1. 連続結紮の他の活用法：
　グループどうしでのearly slidingで重度の叢生の改善 ....................................... 55

### 2-B　抜歯空隙を閉鎖するためのローフリクションスライディング
　　　メカニクス ........................................................................................ 56

# SECTION II　矯正歯科臨床一般

## Chapter 3　McLaughlin システム スライディングメカニクス

1. McLaughlinシステムのトルク ..................................................................... 61
2. スライディングメカニクスの特徴 ................................................................. 62
3. スライディングメカニクスの長所 ................................................................. 63
4. エラスティックタイバック .......................................................................... 63
　臨床テクニック6　エラスティックタイバックの製作 ........................................ 64
5. バインディングテスト（binding test）........................................................... 65
6. スライディングメカニクスのワーキングワイヤー ............................................. 66

7. レクタンギュラー NiTi ワイヤーを入れるときに必要なパワーレベリング ..................66

8. アンカレッジロスのためのデュアルディメンションワイヤー ......................................68

9. アーチワイヤーシークエンス ...........................................................................70

10. インダイレクトボンディングシステム ................................................................70

11. アーチフォームとバッカルコリダー ...................................................................73

12. "old bone" の対処法 .....................................................................................76

13. スライディングメカニクスを利用した空隙閉鎖時、ブラケットが脱落して
　再レベリングが必要なときに、空隙閉鎖も継続する方法 ......................................76

14. 最後に残った1〜2mm の抜歯空隙の閉鎖が困難な場合は.......................................77

　　1)最後の1〜2mmの抜歯空隙の閉鎖が困難な場合はループメカニクスを使用する..................77

　　2)強い矯正力をかける(300〜400g) ..................................................................78

　　3)単純RAP法 ................................................................................................78

　　**臨床テクニック7**　　単純RAP法 ...................................................................79


| Chapter 4　より輝く笑顔に；incisor showing と smile arc |

## より重要度が高まるincisor showing；美しい笑顔をつくるために
.............................................................................................. 81

1. フェイスマスクを利用したincisor showingの増加 ...............................................89

2. 非対称を確認する方法 ....................................................................................90

3. 顎間ゴムによる正中線およびキャントの修正 .......................................................91

　　1)ULLR 正中線(upper left/lower right)−RHLL キャント(right high/left low) .................91

　　2)ULLR 正中線(upper left/lower right)−RLLH キャント(right low /left high) .................91

　　3)URLL正中線(upper right/lower left)−RHLL キャント(right high /left low) .................92

　　4)URLL 正中線(upper right/lower left)−RLLH キャント(right low/ left high) .................92


| Chapter 5　咬合平面と下顎下縁平面のコントロール；成長期の患者の顎整形的な治療と同じ効果の治療 |

1. 成人の顎整形的変化を引きだす方法.................................................................102

## Chapter 6　一期治療を含む矯正歯科臨床一般

1. Ⅰ級不正咬合の一期治療 ..................................................................... 105

2. Ⅱ級不正咬合の一期治療 ..................................................................... 106

3. Ⅲ級不正咬合の一期治療 ..................................................................... 108

4. 上顎急速拡大装置と下顎リップバンパーの間に使用する顎整形力的Ⅲ級ゴム
.................................................................................................................... 109

5. オープンバイトとディープバイト ....................................................... 111

   **Let's Study !**　抜歯非抜歯ボーダーライン症例で使用する方法 .................... 114


## Chapter 7　矯正歯科治療における実践的咬合；
Practical Occlusion in Orthodontic Treatment

1. はじめに；矯正歯科治療を考える .......................................................... 117

2. 顆頭の位置と形態、顎関節の配列構造 ................................................. 118

3. 咬合高径（Vertical Dimension：VD）の評価 ..................................... 122

4. アンテリアカップリング（Anterior coupling）：
   アンテリアガイダンス（Anterior guidance）／神経筋機構（Neuro-muscular system）... 125

   1）ブラキシズムへの対応—アンテリアガイダンス：犬歯の位置と形態の重要性 ..................... 125

   2）神経筋機構とアンテリアカップリング：ファンクショナルルームの重要性 ........................ 127

5. 咬合平面（Occlusal plane） .................................................................. 130

   1）咬合平面の機能—咀嚼運動と滑走運動 ................................................................... 130

   2）咬合平面とアンテリアカップリングとの関係：審美性と機能性 ..................................... 132

6. ポステリアカップリング（Posterior coupling） .................................. 133

   1）静的咬合安定：咬頭嵌合位（Vertical stop - Closure stopper, Equalizer, ABC contact）...... 133

   2）動的咬合安定：ポステリアトゥースガイダンス（Posterior tooth guidance）、
   ファンクショナル ルーム（Functional room） ........................................................ 137

## Chapter 8　戦略的な最終調整（セトリング）と保定

### 筋機能訓練および矯正歯科治療の安定、保定段階 ......................... 141

1. 現代の口腔顔面の筋機能訓練 .................................................. 141
   1）舌突出癖を防止するには .................................................. 141
   2）舌運動 ................................................................... 142
   3）あいうべ体操 ............................................................ 143
   4）鼻呼吸と口呼吸 .......................................................... 144
   5）鼻呼吸の前提条件である舌運動 ............................................ 145

2. ディテーリング ＆ セトリング（detailing & settling）................... 146

3. リンガル固定式保定装置 ...................................................... 147

4. ダイナミックトゥースポジショナー ........................................... 147

5. 保定期間にフレミタスが発現した場合 ......................................... 148

6. リテーナーの使用 ............................................................ 148

7. .012 NiTiワイヤーで若干の叢生の再発を治療する ............................. 149


## Chapter 9　さまざまな臨床的原則とヒント

1. 抜歯空隙を閉鎖するための上顎前歯部の牽引（遠心移動）時に
   忘れてはならない基本（Back to the basic）................................. 151
   1）前後的に、または垂直的に十分な間隙がなければならない ................... 151
   2）前歯部の咬合干渉によるフレミタスは必ず避けなければならない ............ 151

2. 矯正治療時すべての歯根は歯槽骨内へ ........................................ 152

3. 効率的なディープバイトの改善 .............................................. 152

4. 戦略的なバイトレジン ....................................................... 154

5. 矯正治療（来院予約）の間隔は? ............................................. 156

6. 小臼歯咬合面にバイトレジンを付与して咬合平面を急峻にする ................ 156

7. NiTiワイヤーベンディング ................................................... 157
   1）レクタンギュラー NiTi ワイヤーベンディング ............................. 157
   2）トルク：2本のアーチベンディングプライヤーを使用 ...................... 159

8. 摩擦を減少させるためのさまざまな小さいチューブ ............................ 160

# SECTION III 歯科矯正用アンカースクリューを用いた矯正歯科治療

## Chapter 10 生物学的および力学的背景

1. 生物学的背景 ..................................................................163
2. 骨密度と歯科矯正用アンカースクリューとの相関関係 ..................................164
3. 頬側骨への歯科矯正用アンカースクリュー埋入に最適な位置 ..........................165
4. セルフドリリング（self-drilling）とプレドリリング（pre-drilling） ...................166
5. オッセオインテグレーションとメカニカルインターロッキング ........................166
6. 即時荷重と遅延荷重 ............................................................167
7. 埋入時のトルクと除去時のトルク ................................................168
8. 歯列全体の三次元的な動き ......................................................169

## Chapter 11 歯科矯正用アンカースクリューを用いた前後的なコントロール

1. 固定源の補強 ..................................................................172
    - **臨床テクニック8** コバヤシフックとエラスティックスレッドを用いたアクチベーションの3つのメリット ..................................................................173
2. 臼歯遠心移動（molar distalization） ............................................175
    1）臼歯遠心移動後、アンカースクリューで残りの歯列を遠心移動 .....................175
3. 全歯列遠心移動（en masse retraction） ..........................................176
    1）頬側骨に埋入したアンカースクリューで全歯列遠心移動 ...........................176
    - **Let's Study！** 1. フックの長さとエラスティックスレッドの結び方によって、前歯の圧下／挺出とトルクの調節ができる ..............................................184
    - **Let's Study！** 2. 小臼歯を抜歯せず、十分な全歯列の遠心移動量を得るための追加的な方法 ..185
    - **Let's Study！** 3. 全歯列移動と犬歯単独遠心移動 ..............................185
    - **Let's Study！** 4. 全歯列移動時に発生する臼歯部のオープンバイトとその解決策 .....186
    - **Let's Study！** 5. 全歯列移動でのわずかな整形力 ..............................187
    2）レトロモラーパッドで全歯列移動（主にⅢ級で） .................................190
    - **Let's Study！** 6. レトロモラーパッドのアンカースクリューの位置を誤るとどうなるのか？..............191

| Let's Study! | 7. レトロモラーパッドのアンカースクリューからのアクチベーション： |
| --- | --- |

クローズドフラップタイプよりもオープンフラップタイプを推奨する ...........191

3）臼歯を遠心に送りながらレベリング（Leveling from behind："後方からのレベリング"）.......194

4）口蓋で全歯列移動：正中口蓋部または口蓋斜面部 .........................197

## 4. 臼歯近心移動 ...........................198

| Let's Study! | 8. スライディングヨークを利用したアンカースクリューの力を遠隔で伝える....201 |
| --- | --- |

---

| Chapter12 | 歯科矯正用アンカースクリューを用いた<br>垂直的なコントロール |
| --- | --- |

プロローグ：垂直的過成長の問題解決のキーとなる、歯科矯正用アンカースクリュー
を用いた臼歯の圧下 ...........................203

## 1. 垂直的過成長の2つのタイプ（前歯部のオープンバイトの有無による）...................205

1）前歯部のオープンバイトをともなう垂直的過成長（vertical excess）...........................206

2）前歯部のオープンバイトをともなわない垂直的過成長（vertical excess）...........................210

| Let's Study! | ループメカニクスで上顎前歯部の圧下と抜歯空隙の閉鎖を同時に .............214 |
| --- | --- |

## 2. 上顎臼歯を圧下すべきか? 下顎臼歯を圧下すべきか? 上下顎臼歯を圧下すべきか? ...217

1）上顎臼歯の圧下 ...........................217

| Let's Study! | アンカースクリューから直接前歯部の圧下 ...........................224 |
| --- | --- |
| Let's Study! | 失敗例：片顎の臼歯だけを圧下すると、その効果を対合歯が挺出して |

打ち消してしまう ...........................225

2）下顎臼歯の圧下が必要な場合 ...........................226

3）上下顎臼歯の圧下 ...........................229

## 3. 上下顎臼歯をいかに効率的に圧下するか? ...........................229

| 臨床テクニック9 | 45°のプログレッシブリンガルトルクの付与 ...........................231 |
| --- | --- |

## 4. オープンバイトの治療：①アンカースクリューによる臼歯の圧下、②筋機能訓練、
③抜歯の3つの治療プロトコルの相乗効果 ...........................232

1）オープンバイトの解消方法 ...........................232

---

| Chapter13 | 歯科矯正用アンカースクリューを用いた非対称<br>のコントロール；正中線とキャントの修正 |
| --- | --- |

## 1. 歯列弓幅の調整［トランスバース（transverse）コントロール］...........................244

1）水平回転（yaw rotation）......244
2）水平移動（translation）......245

2. 正中線の調整［ミッドライン（midline）コントロール］......246

3. 咬合平面傾斜角の調整［キャント（cant of occlusal plane）コントロール］......247

4. 典型的なキャントの修正方法......250

5. 非対称の臼歯圧下......251

6. ワーキングワイヤーのフックの長さでキャントの調節ができる......253

7. その他のアンカースクリューの適用......254
1）顎間固定......254
2）間接的固定......254

## Chapter14 歯科矯正用アンカースクリューの使用法

1. アンカースクリューの選択......256

2. エンジンドライバー......258

3. ドリリング......258

4. 正確な埋入の位置と傾きを決定する......259

5. 下顎右側に埋入するときの注意......260

6. 埋入位置の選定......260

7. パノラマエックス線像で確認して埋入位置を決定する......261

8. 頰側に埋入する方法......262

9. 正確な位置に埋入するためのステップ......263

10. 正中口蓋部に埋入するときの器具の選定......263
**臨床テクニック10** 上顎結節と口蓋斜面部への埋入......265

11. アンカースクリューとエラスティック......265
1）頰側のアンカースクリューからエラスティックスレッドを利用して歯列をリトラクション......265
2）正中口蓋アンカースクリューからのアクチベーション......267

12. 消毒と予防......268

13. アンカースクリューの脱落を最小限に抑えるために守るべきこと......269

14. 患者に説明しなければならない注意事項......269

# SECTION
## I

# 生体にやさしい
# 戦略的矯正歯科臨床

# *Introduction*

# 生体にやさしい戦略的レベリング

ここで紹介する戦略的レベリングは新しいレベリングの方法である。その大きな特徴は**図2**に示したように
❶組織親和性がある（tissue-friendly：生体にやさしい）
❷標的指向的（target oriented）
　問題がある部位だけをターゲットにすることで、問題の原因そのものを直接的に改善する。
❸侵襲性が低く効率がよい（least invasive、speedy）である。問題の原因そのものを改善するため、最小限の力で、叢生がある部位だけスペースを広げながら矯正治療が行われるので組織への負担が最小限である。これによって、より迅速なレベリングが可能であり、歯根吸収が起こりにくい。

非抜歯症例ではストッパーを用いた Extra-length NiTi を使用し、また、レベリング前にストリッピングを行うことで戦略的にレベリングすることができる。Activated extra-length（AEL、以下 AEL と表記）NiTi は細い NiTi ワイヤーの弾性力を利用して、歯を押し出しながらレベリングする効率がよい矯正治療の方法である。また、レベリング前のストリッピング はレベリング後のストリッピングとは異なり、歯が押し出されても再び後退するラウンドトリッピングがなく、矯正治療の期間が短縮され組織への侵襲が少ない。

抜歯症例では、抜歯空隙の周囲に戦略的レースバック[*1]を利用することにより、抜歯空隙を閉鎖しながらレベリングすることができる。従来は抜歯後、抜歯空隙が維持されたままレベリングを行ったため前歯部のフレアリング（唇側傾斜）が生じた。一方、レースバックを利用すると、軽く牽引される力により抜歯空隙を利用して前歯部の叢生が減少し、前歯部のフレアリングが生じにくく、治療期間が短縮され不必要な力が組織に加わるのを防ぐことができる。その後、レクタンギュラー NiTi ワイヤーではパワーレベリングを利用して、レベリング中に空隙が生じるのを防ぎラウンドトリッピングを防止することもできる。通常そのままレクタンギュラー NiTi ワイヤーを挿入することで、前歯部に空隙がしばしば生じたり、抜歯空隙がかえって広くなったりするが、ワイヤーの後方部分にフックを設置して軽く牽引力を作用させると、空隙が生じることなく効率がよい矯正治療が行える（**図3-21 参照**）。また、空隙閉鎖の段階ではローフリクションスライディングメカニクスを使用することにより、移動が速く組織親和性のある（生体にやさしい）矯正治療が可能である。

"生体にやさしい戦略的レベリング"（**図1**）の各段階について、SECTION I で詳しく解説する。

---

**TERMINOLOGY：用語の整理**

## AEL（activated extra-length）NiTi とは？

AEL は歯列の長さより長くした .010、もしくは .012 NiTi ワイヤーを装着することによってできるたわみの、戻ろうとする力を利用して、歯列を押し出しながらレベリングするテクニックである。また、戦略的にレースバックを行うことによって叢生がある部分（ターゲットエリア）だけを、スペースをつくりながら選択的にレベリングすることができる治療法である。「JCO」誌、2014 年 5 月号には 'Expansion NiTi' という用語で紹介したが、最近 AEL に変更した[1-1]。

---

*1: Lace-back. 本来は小臼歯抜歯症例に使用され、犬歯歯冠のコントロールを助けるとともに、ある程度犬歯を後退させることができる[1-3]。著者は非抜歯症例において、AEL NiTi を使用する際に叢生がない部位に空隙ができないように連続結紮の目的で使用する。

## 【生体にやさしい戦略的矯正レベリング】

| 非抜歯症例 ||| 抜歯症例 ||
|---|---|---|---|---|
| **1** | **2** | **3** | **4** | **5** |
| Activated extra-length（AEL）NiTiとレースバックを利用した前歯部レベリング 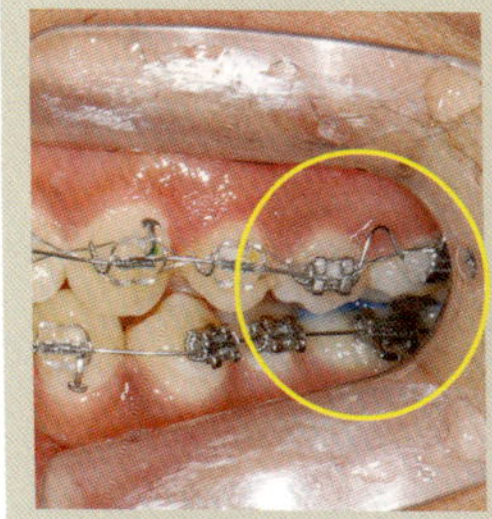 | Activated extra-length（AEL）NiTiとレースバックを利用した臼歯部レベリング 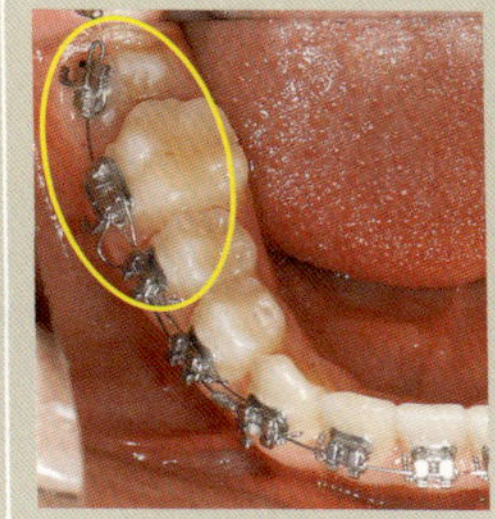 | レベリング前のストリッピング 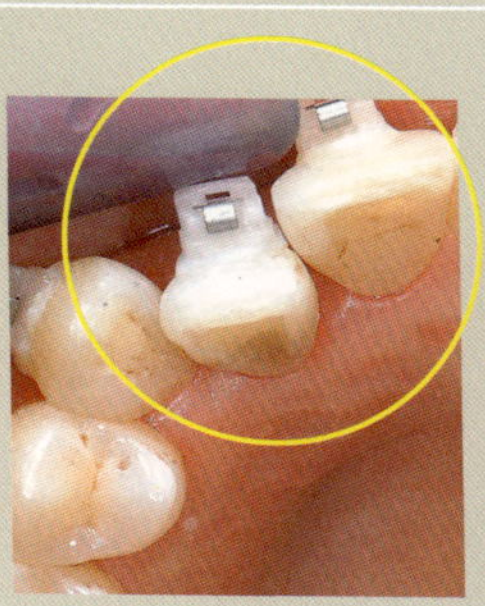 | 抜歯空隙の戦略的なレースバック 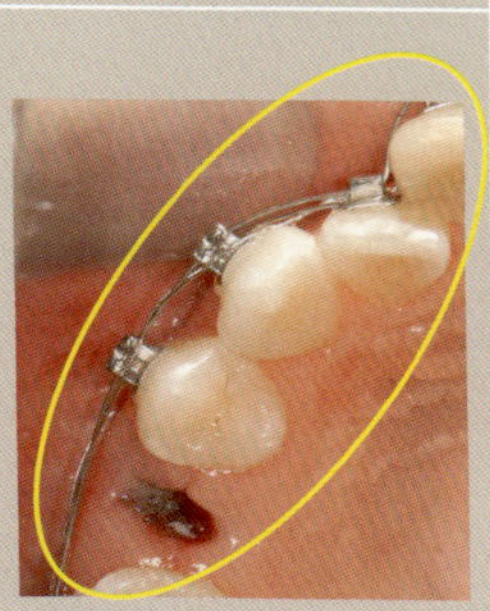 | 抜歯空隙を閉鎖するためのローフリクションスライディングメカニクス 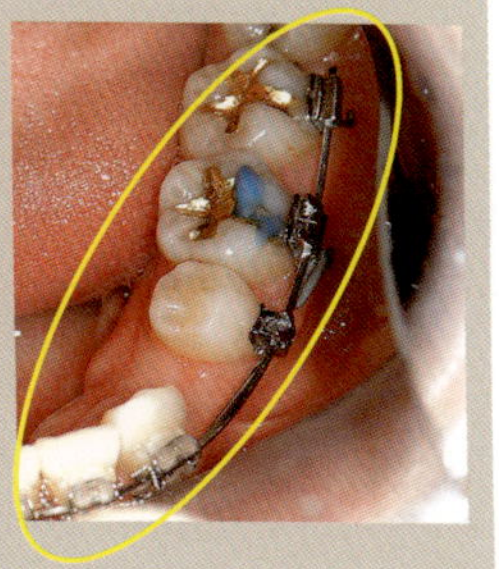 |

図1　戦略的なレベリングは組織親和性があり（生体にやさしく）、かつ効率がよい矯正治療のために考案された。大きく5つに分類できる。

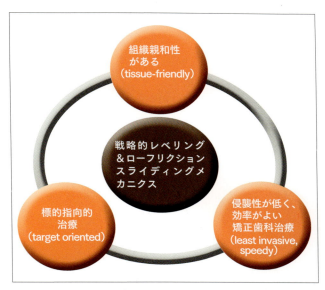

図2　戦略的レベリング & ローフリクションスライディングメカニクスを通じて組織親和性のある（生体にやさしい）、侵襲性の低い矯正治療が可能である。また AEL NiTi を使用することで、叢生があるターゲットの部位だけスペースをつくりながらレベリングができ、標的指向的である。

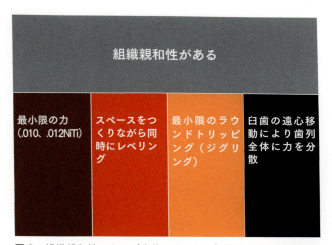

図3　組織親和性のある（生体にやさしい）矯正治療により、最小限の力でスペースをつくりながらレベリングを同時に行う。また歯列全体に力を分散させることでラウンドトリッピングを最小限にすることができる。

*Introduction*

## 1 Activated extra-length (AEL) NiTi とレースバックを利用した前歯部レベリング

図4 オープンコイルを使用せずに、細い Extra-length NiTi とレースバックを使用すれば、望んでいる部位にスペースを確保することができる（図1-**1**）。2ヵ月後、同じ .012 AEL NiTi ワイヤーだけで、ほとんどのレベリングが完成された。

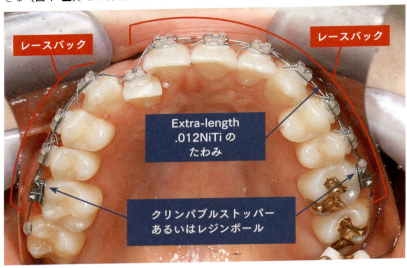

図4 初診時。図中に示したような設定で .012 AEL NiTi ワイヤー、レースバック、ストッパーなどを設置すればよい（**Chapter1** で詳しく述べる）。

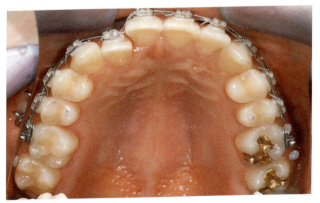

図5a 1ヵ月後。

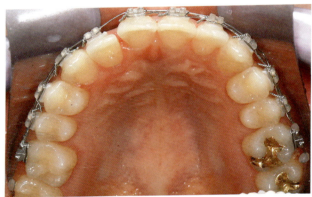

図5b 2ヵ月後。叢生が解消されている（図1-**1**）。オープンコイルを使用しなくても ２| の近心にスペースができたことに注目。

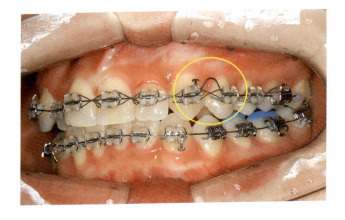

図6 Activated extra-length NiTi とストッパーによってU字状にたわんだ部分を示している。最近では、たわみの位置が大臼歯の前にくるようにセットしている。この部分が、拡張する力を発揮するエネルギー源になる（図1-**1**）。

## 2 Activated extra-length（AEL）NiTi とレースバックを利用した臼歯部レベリング

図7 .012 AEL NiTi ワイヤーを使用して7￤をアップライトする。.012 AEL NiTi ワイヤー、ストッパー、レースバックだけでこの程度のアップライトが可能である（図1-**2**）。

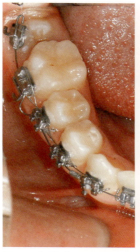 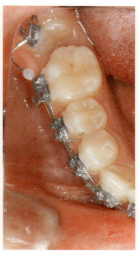 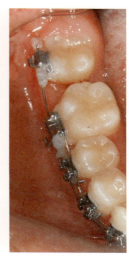

図7a 初診時。　　図7b 1ヵ月後。　　図7c 4ヵ月後。

## 3 レベリング前のストリッピング

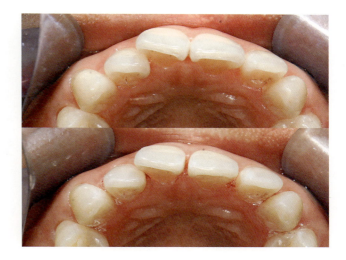

図8 従来のようにレベリング後にストリッピングを行う方法に比べ、レベリング前にあらかじめストリッピングを行えば歯の移動が速く、ラウンドトリッピングが防止される（図1-**3**）。

## 4 抜歯空隙の戦略的なレースバック

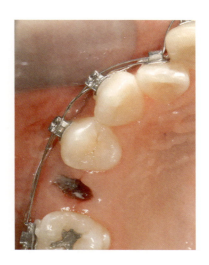

図9 抜歯後すぐにレースバックを行うことにより、RAP[*2] を利用し[1,2]、迅速な抜歯空隙の閉鎖とともに叢生の改善が可能である（図1-**4**）。

*Introduction*

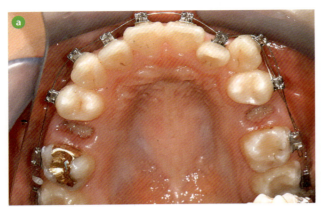 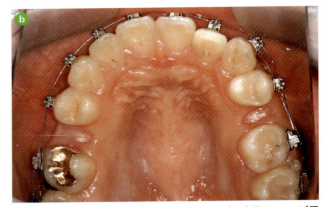

図 10a、b  .010 AEL NiTi ワイヤーを用い、レースバックを行ってレベリング(ⓐ)した様子。49 日後(ⓑ)、ほぼレベリングが完了している(図 1-**4**)。

## 5 抜歯空隙を閉鎖するためのローフリクションスライディングメカニクス

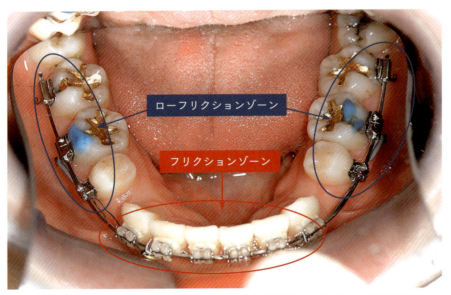

図 11 ローフリクションスライディングメカニクスは臼歯部すべてにチューブを装着することにより、ワイヤーとブラケット間の摩擦を減らし、迅速に抜歯空隙の閉鎖ができる(図 1-**5**)。

---

\* 2: Regional accelaratory phenomenon. 局所再生促進現象。軟組織や硬組織に破折、衝撃による損傷、組織の損傷などが発生する場合、これによって誘発される刺激により、その組織の代謝作用が増加する現象[1,2]。局所的に組織が通常の再生過程の 2〜10 倍の速さで形成される。これは外科処置後 2、3 日以内に始まり、通常は 1〜2 ヵ月でピークを迎え、6 ヵ月程度続く。

# Chapter 1

生体にやさしい
## 戦略的矯正歯科臨床；
## 非抜歯症例

### 1-A. Activated extra-length（AEL）NiTi とレースバックを利用した前歯部レベリング

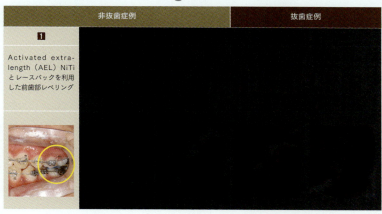

### 1-B. Activated extra-length（AEL）NiTi とレースバックを利用した臼歯部レベリング

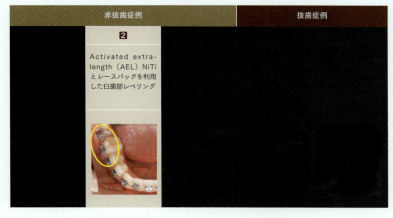

### 1-C. レベリング前のストリッピング

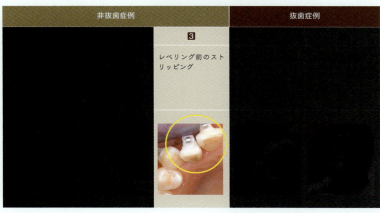

# 1-A Activated extra-length（AEL）NiTiワイヤーとレースバックを利用した前歯部レベリング

　Activated extra-length NiTi（以下、AEL NiTi）の概念は、本来のアーチレングスより2〜3mm長くしたワイヤーをストッパーを用いて装着し、NiTiが元の大きさに広がる力をレベリングに利用するものである。あらかじめ2〜3mm長く設定したワイヤーの、第一大臼歯もしくは第二大臼歯のチューブの近心にマークし、たわみをつくった後にクリンパブルフックプライヤー、あるいはツイードアーチプライヤーを用いてストッパーを固定するとよい。AEL NiTiのアクチベーション量を2〜3mmに決定する理由は、歯に無理な力を加えることを防止しながら、次の来院時までにアクチベーションがほとんど終了するぐらいの量にすることにより、もし患者が来院しなかった場合に生じる過剰な移動を防止するためである。たわみの量が大きすぎないように常に注意しなければならない。

　AEL NiTiに最も多く使われるワイヤーのサイズは.010と.012 NiTiである。しかし重度の叢生では最初から.012 NiTiを使用せず、.010 NiTiを使用したほうがよい。叢生が解消した後に.012 NiTiに代えるようにする。.012 NiTiより太いNiTiは歯に強い力がかかるので推奨しない。

　AEL NiTiが適用された症例を見てみよう（図1-1〜3）。2|が舌側転位している症例である。イニシャルワイヤーは.012 NiTiを使用した。元のアーチサイズより長いワイヤーをたわませて設置し、6|6近心にストッパーを設置して拡張する力を付与した。6－3|、1＋6をレースバックすることにより、NiTiの拡張する力を2|に集中させた（レースバックはメインアーチワイヤーを装着する前に行う）。このテクニックの重要な概念はP.3の図2に示した標的指向的（target oriented）である。すなわち問題がある部位をターゲットにして（この症例では2|）、ターゲット周辺だけスペースをつくりながら同時にレベリングすることができる。1ヵ月後歯が移動し、たわませたワイヤーの量が減っていることがわかる（図1-2）。2ヵ月後には叢生が改善されている（図1-3）。余っているNiTiの長さが日が経つにつれ短くなるのがわかる。叢生の改善とスペースリゲイニング（space regaining：叢生を改善するためのスペースをつく

### <2|が舌側転位している症例>

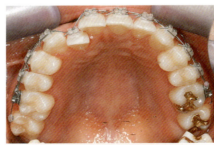

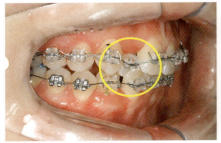
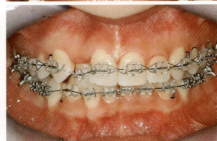
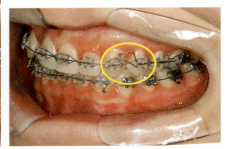

**図1-1** 上顎に装着されたAEL NiTi。たわみの位置は|3 4間に設定されている。たわみの位置はこの位置より大臼歯部寄りに置くほうがよい。

る）が同時に起こって、他の部分に空隙が生じるという副作用は見られない。したがって、この方法は既存のスペースリゲイニングの方法やレベリングを別々にする方法に比べて、前歯部をいったん唇側傾斜させてから、後で舌側にリトラクションさせるラウンドトリッピング（ジグリング）が最小であると言える。この点では P.11 の 2）のように第三大臼歯を抜歯した後、第二大臼歯にストッパーを設置すると最も効果的である。

　ワイヤーが圧縮されてできたたわみの位置はどこが良いだろうか？　通常ならスペースが不足した部分にたわみを配置したいが、そうすれば審美的に良くなく、2| に強い力がかかるので好ましくない。通常、たわみは前歯間ではなく大臼歯間や、第二小臼歯と第一大臼歯の間に配置する。たわみの位置はワインガードプライヤーを用いて、注意深く NiTi ワイヤーを動かすと変えることができる。

　通常、6|6 近心にストッパーを設置して AEL NiTi を使用するが、臼歯を少し遠心移動するためには、7|7 近心にストッパーを設置し、8|8 を抜歯することもある。RAP を利用して、臼歯を少し遠心に押しながらレベリングすることができる。これは前方のスペース不足を後方歯を遠心移動することにより解決しようとするもので、"後方へのレベリング（leveling out distally）" とも言える。前歯部の前方移動を許容する程度によって、または臼歯の遠心移動がどの程度必要かにより 3 つの方法で AEL NiTi を使用する。

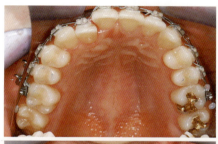
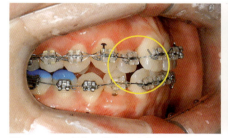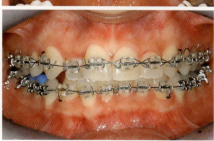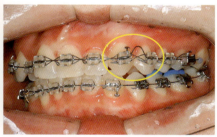

**図 1-2**　1 ヵ月後。叢生が改善され始めた。AEL NiTi を使用することによって、オープンコイルスプリングがなくてもスペースをつくるとともにレベリングもできる。

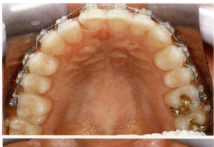
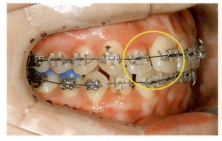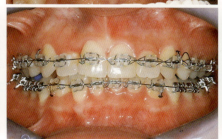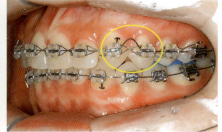

**図 1-3**　2 ヵ月後。2| のクロスバイトが改善しており、若干のスペースが残っている。この程度のスペースは、レベリングすれば特に力を加えなくても閉鎖されるであろう。

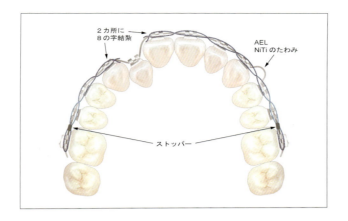

図1-4 上記の症例で使用された戦略的レベリングの模式図。第一大臼歯近心にストッパーを設置して、前歯の唇側傾斜を許容する。

## 1. Activated extra-length NiTi ワイヤーを用いた3種類の治療方式

### 1）第一大臼歯にストッパーを設置する場合：前歯部の前方移動を許容する場合

　図1-5は$\overline{1|}$が90°回転していた症例である。非抜歯で行うこととし、AEL NiTi、レースバックを使用して治療を行った。レースバックは$\overline{6-2|}$、$\overline{|1-6}$に入れた。$\overline{1|}$の回転が急速に改善された。

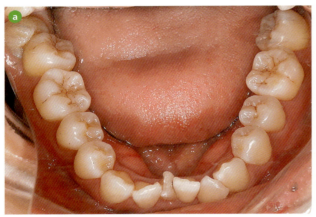
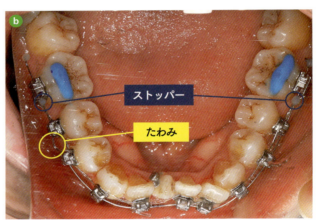

図1-5a　初診時。下顎前歯部が重度の叢生を示している。特に$\overline{1|}$は90°の回転が見られる。／図1-5b　2ヵ月後。下顎にダイレクトボンディングを施し、.012 AEL NiTi を入れた。ターゲットである$\overline{1|}$を除いて$\overline{6-2|}$、$\overline{|1-6}$をレースバックすることで$\overline{1|}$周辺にスペースをつくることができる。また、$\overline{1|}$の回転を迅速に修正するために、ボタンをつけて回転力をかけた。

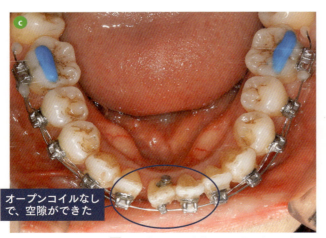
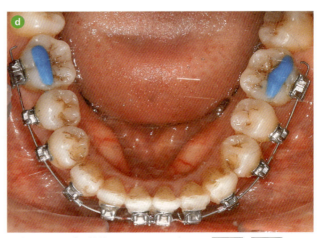

図1-5c　5ヵ月後。$\overline{1|}$の回転がやや改善された後、歯の唇側面に1/2サイズのチューブを装着してレベリングした。$\overline{6-2|}$、$\overline{|1-6}$にレースバックを行い、その上に.012 AEL NiTi ワイヤーを入れることによってレースバックしていない$\overline{1|}$周辺だけが拡大される。この図のようにスペースができるほどオーバーコレクションすることもしばしばある。
図1-5d　7ヵ月後。下顎のレベリングがほぼ完了した。

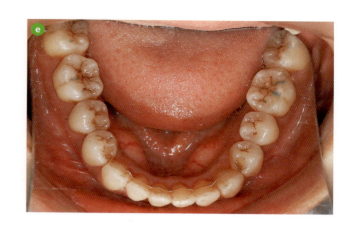

図1-5e　19ヵ月後。治療後のディボンディング。

### AEL NiTiのQ&A

**Q** 第一大臼歯までブラケティングして AEL NiTi を使用した場合、臼歯部は遠心に移動しますか？

**A** ほとんどしない。

矯正装置を装着している（矯正力が加えられる）歯と装着していない歯は、よく岩と卵に比較される。矯正力が加えられている歯は、歯根膜腔が拡大し動きやすい状態になっているが、矯正力が加えられていない歯は動きにくい状態である。第二大臼歯にワイヤーが挿入されていなければ、第一大臼歯に加えられる遠心方向への力に対し、第二大臼歯がまるで岩のように動かない支えとなる。第二大臼歯までブラケティングし、ワイヤーを挿入してはじめて歯根膜腔が広がり遠心に動きやすい状態になる。

臼歯を遠心に移動したいときは第二大臼歯に AEL NiTi のストッパーを設置し、第三大臼歯を直前に抜歯すると、RAP により第二大臼歯の遠心移動が促進され、臼歯の遠心移動が可能である。

### 2）第二大臼歯にストッパーを設置する場合：前歯部と臼歯部の移動を半分ずつ得たい場合

次の症例を見てみよう（図1-6〜10）。前の図1-1〜3の症例と同様、2|が舌側に転位している。前の症例と比べて叢生が大きく、前歯部の唇側傾斜を最小限にするために、7|7の前方にレジンストップを設置して.012 AEL NiTi を装着した。以前のケースと異なり、レジンストップを6|6の前方ではなく、7|7の前方に設置した。後方にレジンストップを設置するほど全歯列に力が加わり、第三大臼歯抜歯直後に AEL NiTi を入れると、臼歯の遠心移動も期待できる（図1-7）。2|を除いた7—3|、1|+7にレースバックを行い、NiTi のたわめられた力が2|に完全に伝達されるようにした。AEL NiTi を入れてから7ヵ月後に、2|の叢生の解消とともに、すべての歯のレベリングが完了した（図1-9）。

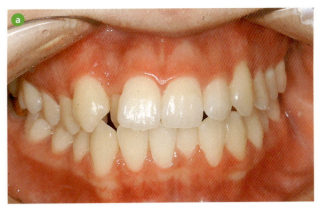
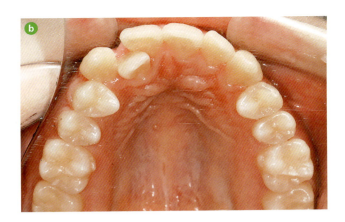

図 1-6a、b　初診時。2|がブロックされている。

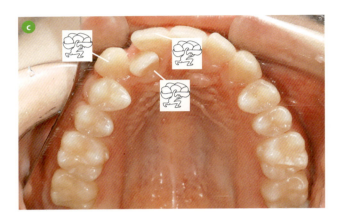

図 1-6c　従来の治療テクニックでは、3本の歯だけに、重い荷を背負うように集中して力がかかる。

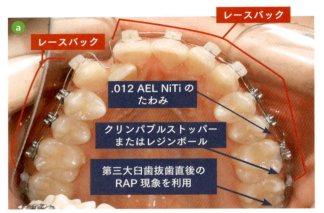
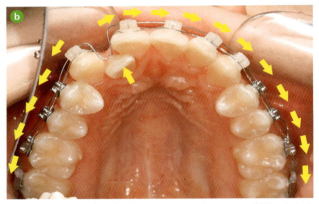

レースバック
レースバック
.012 AEL NiTi のたわみ
クリンパブルストッパーまたはレジンボール
第三大臼歯抜歯直後のRAP現象を利用

図 1-7a、b　2ヵ月後、.012 AEL NiTi を入れて、7—3|、1+7にレースバックを行った。|5〜|6間にたわみができている。歯列で力を分散させながら2|の歯の空隙をつくっている。ここでは.012NiTi を入れたが、少し力が強くかかりすぎる可能性もあるので.010NiTi が望ましい。

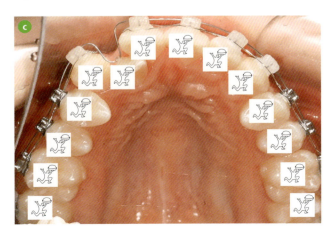

図 1-7c　AEL NiTi を入れることで歯列のすべての歯に力が加わり、1本の歯にかかる力は、背負う荷物が軽くなるように弱くなる。

SECTION1 生体にやさしい戦略的矯正歯科臨床

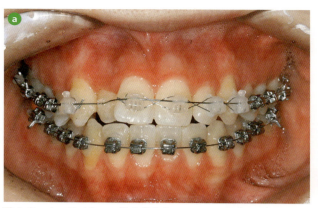
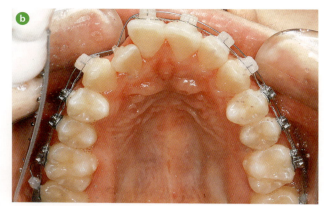

図1-8a、b　ワイヤーの取り替えなしでの3ヵ月後。2|をターゲットにするために.012 AEL NiTiを入れて7|〜3|、1|〜|7をレースバックすることで、ターゲット周辺だけスペースをつくることができる。

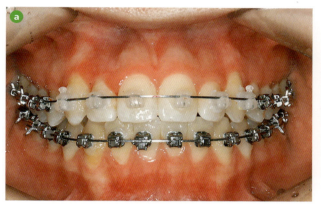
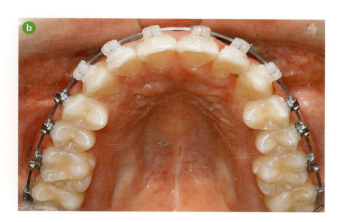

図1-9a、b　8ヵ月後。上顎の叢生が解消された。

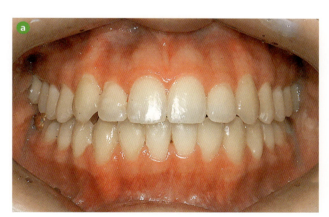
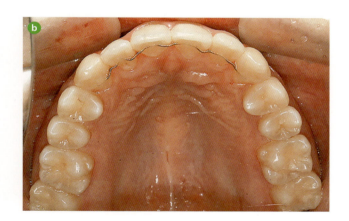

図1-10a、b　19ヵ月後。治療後のディボンディング。

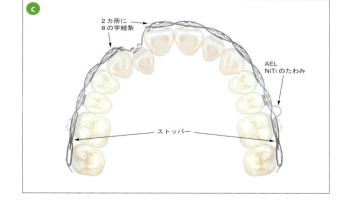

図1-10c　上記の症例で使用された戦略的レベリングの模式図。第二大臼歯近心にストッパーを入れて、前歯の唇側傾斜を最小限にする。特にAEL NiTiワイヤーを入れる直前に第三大臼歯を抜歯することにより、RAP（P.6参照）を利用して7|7の遠心移動を促すことができる。

## 3）レベリング開始時にアンカースクリューを埋入し、後方から牽引する場合：臼歯部の遠心移動だけを目的とする場合

この方法を用いれば前歯部の近心移動が抑制され、臼歯が遠心移動する（**図1-11**）。患者の顔貌を考慮し、適切な方法を選択すればよい。

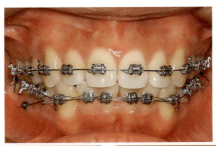

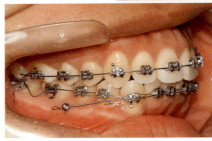 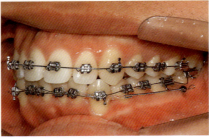

**図1-11** この症例はⅢ級傾向が強く、そのままレベリングを進めると反対咬合になる可能性がある。そこで.012 AEL NiTi ワイヤーを入れながら、下顎前歯の唇側傾斜を最小限にするため、治療初期から下顎にアンカースクリューを埋入し、犬歯のブラケットとスクリューをエラスティックスレッドで軽く引っ張ることで臼歯の遠心移動を行う。この時、犬歯の遠心回転を抑えるために、下顎6前歯にゆるくレースバックをしておく。また、この段階で下顎第三大臼歯を抜歯すると、RAP効果で臼歯の遠心移動がよりスムースに行われる。

---

### まとめ

.010 または .012 AEL NiTi を使用することは、オープンコイルを使用する従来の方法に比べさまざまな長所がある。

- AEL NiTi のたわめる力が歯列全体に配分されるために、オープンコイル使用時の隣在歯に生じる歯根吸収の可能性が少なくなる。
- スペースの確保と叢生の改善が同時に起こるので、治療期間が短縮される。
- 全歯列に拡大する力がはたらき、前歯部を1回唇側傾斜させ、後でリトラクション（舌側傾斜）させるようなラウンドトリッピング（ジグリング）が減り、より生体にやさしい。
- 非抜歯ケースでは最後方臼歯で遠心力をかけることで、前歯部の近心傾斜を最小限にすることができる。

## AEL NiTi のストッパーの Q&A

**Q** AEL NiTi に使われるストッパーは何ですか？

**A** .014、.016 Damon NiTi（Ormco）に入っているDamon stopper（Ormco）を取り出して使用する**（図1-12a、b）**。任意の場所にクリンパブルフックプライヤー（crimpable hook plier）やツイードアーチプライヤー（Tweed arch plier）でかしめればよい。Damon stopper以外のストッパーは細いワイヤーで、使用したときに滑りやすいという問題がある。AEL NiTi に使用されるストッパーの既存のストッパーと異なる性質は、非常に柔らかくdead softであることである。.010 NiTiのような細いワイヤーをかしめても滑らない。最近、Ormco社からストッパーだけ販売されている**（図1-12c）**。

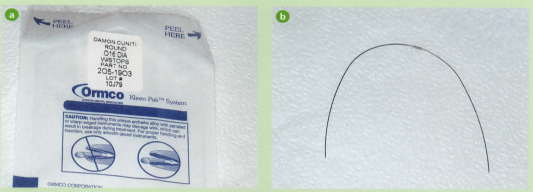

図1-12a、b　Damon round wire に入っているDamon stopperを取り出して使用する。Damon rectangular wireのストッパーはサイズが大きくて使いにくい。

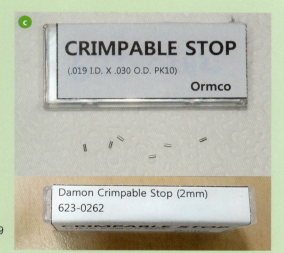

図1-12c　最近はOrmco社からストッパー（直径.019 inch、長さ2mm）のみ販売されている。

> **臨床テクニック1** NiTiワイヤーにストッパーを設置する（図1-13）

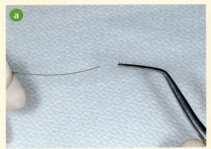

図1-13a　ストッパーをピンセットでつまむ。

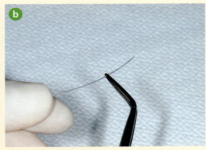

図1-13b　NiTiにストッパーを設置する。

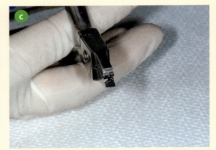

図1-13c　クリンパブルフックプライヤー（TP Orthodontics, Inc.）を準備する。

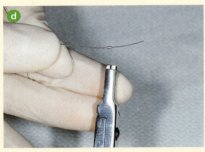

図1-13d　ストッパーを適当な位置に設置する。

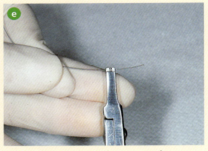

図1-13e　クリンパブルフックプライヤーで強くかしめる。このときワイヤーが曲がったら、反対側でもかしめてワイヤーを直線にさせる。

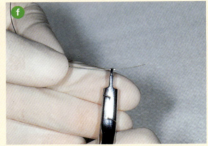

図1-13f　ツイードアーチプライヤーを使用してストッパーを固定することも可能である。

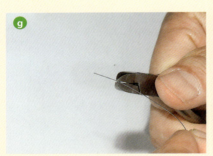

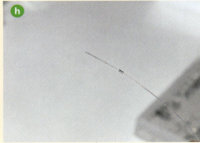

図1-13g　長期間使用して刃が鈍ったピンカッターを使用すれば、最も確実にストッパーを固定させることができる。
図1-13h　ピンカッターによって固定されたストッパー。中央にかしめてできたくぼみが見える。

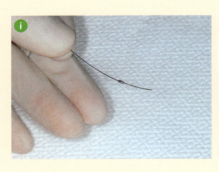

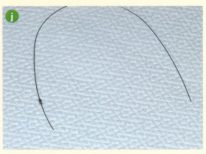

図1-13i　ストッパーが動かないことを確認する。
図1-13j　NiTiの片側にストッパーを設置した。反対側にもストッパーを設置しなければならない。

　このほかに低粘性の光重合型レジンでストッパーを作る方法もある。レジンを使用する場合、アーチワイヤーにサンドブラスト処理をして、完全に湿気を取り除いた後、レジンをのせプライマーが付いたマイクロブラシで丸く形を作る。プライマーの成分がワイヤーに付くとレジンが滑るので、ワイヤーには付かないようにしなければならない。

SECTION1 生体にやさしい戦略的矯正歯科臨床

### 臨床テクニック2 　NiTiワイヤーにレジンボールを設置する（図1-14）

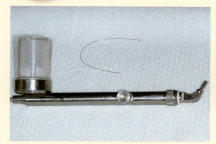

図1-14a　NiTiとサンドブラストを用意する。

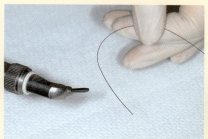

図1-14b　NiTi上にサンドブラストを2〜3秒程度かける。

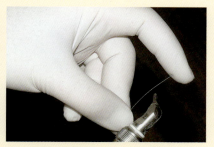

図1-14c　.012 NiTiはとても柔らかくサンドブラストがかかると揺れるので、端の部分を指で固定してかけるとよい。

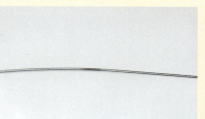

図1-14d　サンドブラスト処理がうまくいけば、ワイヤー上に白く曇った部分が見えるようになる。

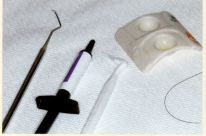

図1-14e　エクスプローラー、レジン（トランスボンド™シュープリーム LV）、マイクロブラシを準備する。

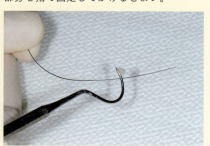

図1-14f　レジンをエクスプローラーの先に少しのせる。

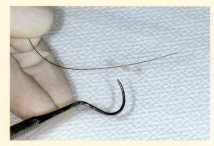

図1-14g　NiTi上の表示された位置にレジンを付与する。

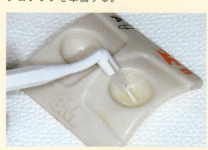

図1-14h　マイクロブラシにレジンを少量付与する。

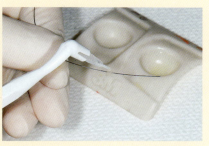

図1-14i　NiTi上のレジンボールの形を整える。

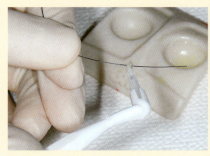

図1-14j　ボール状に作る。このときワイヤーにプライマーを装着すると、レジンボールが滑るので注意する。

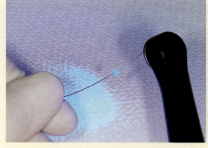

図1-14k　光重合機でレジンを重合させる。

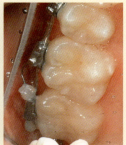

図1-14l　第二大臼歯の前にレジンボールを用いて作ったAEL NiTi。第二大臼歯の遠心にも、咀嚼力によってワイヤーが外れないようにレジンボールを設置した。たわみの量も2mm程度で適当である。

　AEL NiTiを装着するとき、最後方歯遠心のワイヤーの切端はどうすればいいだろうか？　短く切るよりはワイヤーを3〜4mm残してシンチバックプライヤーで90°以上曲げてからその上に、レジンボールを設置したほうがよい。ワイヤーが非常に細いので、レジンボールを設置しておかないと食事するときに咀嚼力によってワイヤーがたわみ、外れることがある（図1-14l）。

## AEL NiTi の Q&A

**Q** 既存のオープンコイルスプリングを使用する方法と比べて、AEL NiTi の具体的な長所は何ですか？

**A** オープンコイルスプリングは隣在歯に力が集中して歯根吸収が起こりやすく、また回転も起こす。AEL NiTi は歯列全体に力が分散して歯根吸収を減らし、弱い力を付与することができる。そして、ターゲット周辺のスペースの獲得とレベリングが同時に起こるので歯の移動が速い。また、第二大臼歯を含めて AEL NiTi を入れると後方臼歯を遠心に押す力を付与するため、前歯の近心傾斜を多少防ぐこともできる。

## AEL NiTi のレースバックの Q&A

**Q** AEL NiTi でレースバックを設置する歯はどのように決定しますか？

**A** AEL NiTi で、レースバックは戦略的に設置されなければならない。主に回転の方向を考慮して設置する。レースバックの一番端の歯は、レースバックしている他の歯の方向に回転力がかかることを知っておかなければならない。たとえば、臼歯部から前歯部までレースバックを設置する場合に、前歯部のレースバックがかかる最後の歯は近心回転した歯を選択するとよい。もしレースバックする最後の前歯が遠心回転していたら、さらに遠心回転しやすいので、望ましくない。

## AEL NiTi のたわみの Q&A

**Q** AEL NiTi のたわみによる違和感はどうしたらいいですか？

**A** AEL NiTi には拡張力を内蔵しているワイヤーのたわんだ部分がある。このたわみは前歯部より臼歯部の方に位置するほうが歯への過度な矯正力が減少する。たわみを移動させてみると、しばしばたわみが頬側から飛び出して頬粘膜を刺激することがある（**図 1-15**）。その際にはたわみをレースバックの中に移動させるのがよい。

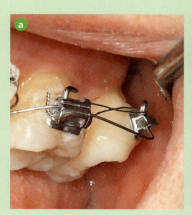
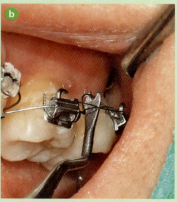

**図 1-15a** AEL NiTi のたわみが ⌊6、⌊7 間の頬側から飛び出して、頬粘膜を刺激する。
**図 1-15b** リガチャータッカー（ligature tucker；Hu-Friedy）を使用して、たわみをレースバックの中に移動し、頬粘膜を保護する。

SECTION1 生体にやさしい戦略的矯正歯科臨床

## 2．Activated extra-length（AEL）NiTi ワイヤー考案の背景

### 背景 1）：先天的に欠如した側切歯のインプラントスペースを確保するとき

　先天的に欠如した側切歯のインプラントスペースを確保しようとするとき、オープンコイルスプリングだけで広げると、スプリングによる無理な力が隣在歯に集中して歯根吸収と歯のローテーションの副作用が起こりうる（図1-16）。オープンコイル前後の歯に強い力がかかるためである。また、隣在歯は図1-16に見える方向にローテーションする。この経験により、生体にやさしい力を作用させスペースを確保することができないか、あるいはオープンコイル前後の歯だけでなく、すべての歯に力を分散させながら、スペースを確保することができないか考えてみた（図1-17）。

　そして、.018SSを用いたUループエクスパンションワイヤーを利用することによって、スペースを広げると隣在歯だけでなく、歯列全体に力を分散させることができた（図1-18、19）。この概念を柔らかいNiTiワイヤーに適用したのが AEL（activated extra-length）NiTi ワイヤーである。

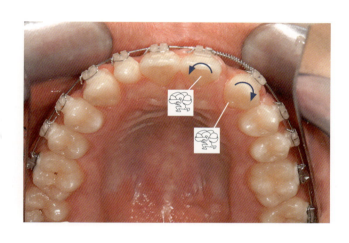

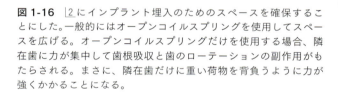

図 1-16　|2 にインプラント埋入のためのスペースを確保することにした。一般的にはオープンコイルスプリングを使用してスペースを広げる。オープンコイルスプリングだけを使用する場合、隣在歯に力が集中して歯根吸収と歯のローテーションの副作用がもたらされる。まさに、隣在歯だけに重い荷物を背負うように力が強くかかることになる。

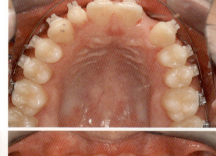

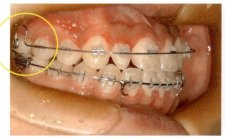
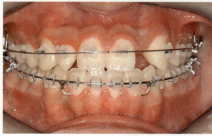
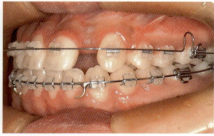

図 1-17　オープンコイルを使用せず、.018SS ワイヤーに作ったUループを利用する方法で、|2 にインプラント埋入スペースを確保しようとした。本来のアーチレングスより2〜3mm長くUループを作る。円の中のUループが図1-18で圧縮されていることに注目されたい。

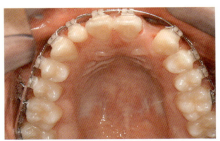
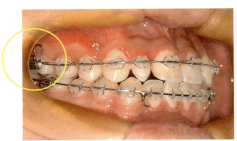
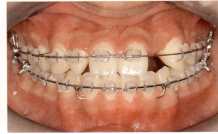
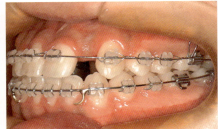

図 1-18　望まない位置、つまり 6+1、|3－6 の間に空隙ができないようにレースバックを設置し、U ループを押しながらブラケットにワイヤーを結紮した。円の中の縮まった U ループが元に戻る力でスペースが広がる。

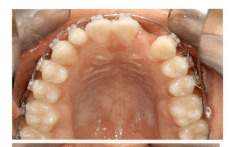
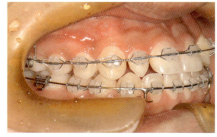
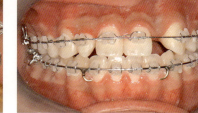
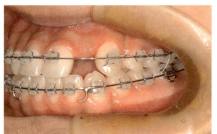

図 1-19a　1ヵ月後に |2 に空隙ができた。

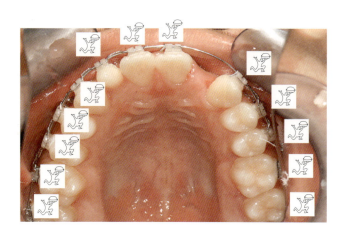

図 1-19b　オープンコイルスプリングを使用する方法と比べて、U ループを使用する方法は、歯列全体に力が分散される。

## 背景2）：extra-length NiTi ワイヤーだけを使用

背景1）のような SS ワイヤー上の U ループを共有することにより、隣接する2本の歯だけに加えられていた力を歯列全体に分散させることができた。もし、NiTi でも上記のような方法が可能であれば、もっと弱い力で歯列全体に力を分散させることができるであろう。NiTi 上で、U ループの役割の代わりとして考案されたのがストッパーである。ストッパーを利用すれば NiTi でも歯列全体に力を分散させることができる。

図1-20a〜c は、たまたま extra-length NiTi ワイヤーが叢生がある部位だけを広げたため、偶然にレベリングが1回で完全に終了した症例である。しかし、すべての場合でこのように上手くいくわけではない。AEL NiTi をさまざまな症例で使用してみて、空隙が望む部位に生じる場合もあるが、望まない部位に生じる場合もあるということがわかった。

図1-20d〜f の症例は AEL NiTi を使用開始して40日後である。前歯部叢生が改善されたが、望まない部位にも空隙が生じたことを示している。

### ＜レースバックなしの extra-length NiTi の成功例＞

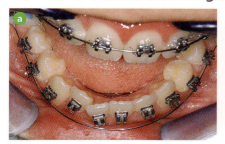 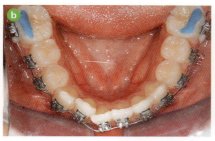 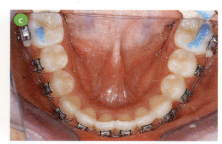

図1-20a 元のアーチレングスより2〜3mm長くしてストッパーを設置した。

図1-20b ワイヤーをブラケットに結紮した。|3 の前後でワイヤーがたわんでいるのが観察される。

図1-20c 1ヵ月後。急速に叢生が解消された。

### ＜レースバックなしの extra-length NiTi ワイヤーの失敗例＞

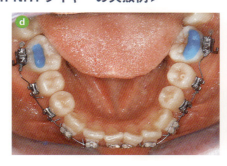 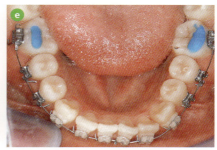

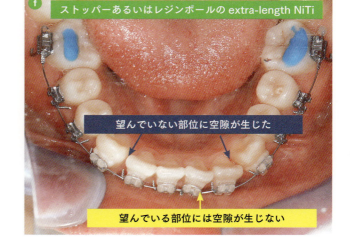

図1-20d〜f extra length NiTi だけを使用して叢生の改善を試みた。|6 5|、|5 6| の間にワイヤーのたわみが観察される。しかし望んでいた|1 周辺には空隙が生じず、望んでいない|3 2|、|2 3| 間に空隙が生じた。これがレースバックを追加するきっかけになった。

## 背景3）：AEL NiTi ワイヤー＋レースバック

前頁の図1-20d～fのようにAEL NiTiだけでは必要な部位に空隙が生じず、むしろ必要でない部位に空隙が生じるという問題が起こりうることがわかった。そこで、空隙が生じるのを望まない部位、すなわち叢生がない部位に戦略的にレースバックをすればAEL NiTiによる拡張力を要する部位、つまり叢生がある部位に集中的に適用させることができる（図1-21）。非抜歯症例（Chapter1）でのレースバックは、主に歯を動かないように押さえる目的であり、抜歯症例（Chapter2）でのレースバックは歯を動かすのが目的という大きな違いがある。

### ＜レースバックするAEL NiTiワイヤーの例＞

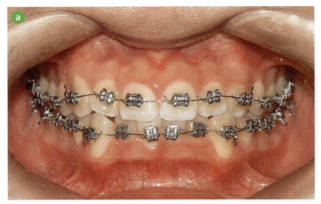
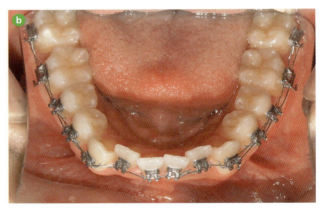

図1-21a、b　イニシャルワイヤーとして.012 AEL NiTiを入れる。下顎4前歯だけ叢生があったため、叢生がない左右犬歯から左右第二大臼歯までレースバックを行うことによって、叢生のある部位（ターゲット）だけ改善することができる。

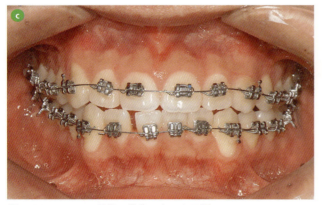
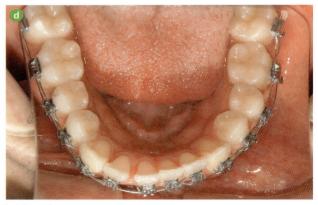

図1-21c、d　2ヵ月後。叢生のあった下顎のレースバックされていない前歯部分だけ、スペースができるほどオーバーコレクションされている。このスペースはAEL NiTiを外して一般のNiTiに替えると、自然に解消される。

SECTION1 生体にやさしい戦略的矯正歯科臨床

Let's Study! 8|8 を抜歯した直後に AEL NiTi を使用すると、RAP によって 7|7 が遠心に移動し、空隙の確保が可能である

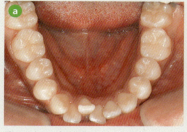
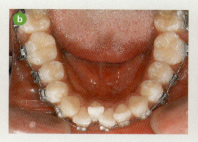
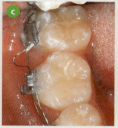
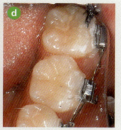

図 1-22a　初診時。
図 1-22b　イニシャルワイヤーとして 7|7 の前にストッパーを設置し拡大された .010 NiTi を結紮した。7―3、3―7 にレースバックを設置することによって、狭くてブラケットを装着できない歯にはミニチューブを装着し、下顎前歯の空隙の確保とレベリングを図る。

図 1-22c、d　両側ともに 2〜3mm のたわみが見える。この症例はたまたま拡大量が大きく両側にたわみができたが、通常は片側 2〜3mm だけで十分である。RAP の概念を利用するために 8|8 抜歯を行った直後に AEL NiTi を装着する。

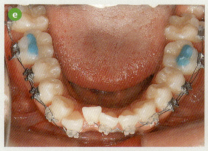
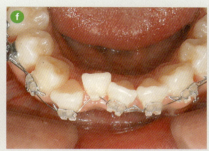
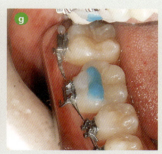

図 1-22e〜g　2 ヵ月後の変化。e、f 同じ .010NiTi で 1| 周囲に空隙ができたことがわかる。g その分、ワイヤーのたわみがなくなっている。

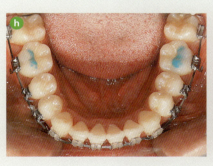
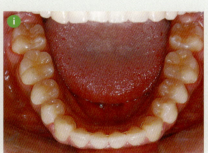

図 1-22h　治療後。
図 1-22i　治療開始 9 ヵ月後。前歯部の叢生がすべて解消された。

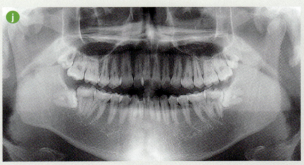
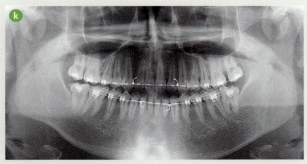

図 1-22j、k　治療前後のパノラマエックス線像。8|8 が抜歯されたスペースに 7|7 が遠心移動された。このような臼歯の遠心移動は前歯の叢生の改善の際、現れる前歯部の一時的な唇側傾斜を最小限にとどめることができ、ラウンドトリッピング（ジグリング）を減らす。

23

**Let's Study!** 下顎前歯の放射線状の叢生を効率よく改善するためには？

一般的に下顎前歯の歯冠が放射状に広がる叢生の場合、改善するためには期間が長くかかる。しかし、この時AEL NiTiワイヤーを使用すると、ターゲットである4前歯周辺にスペースをつくりながらレベリングが同時に行われ、効率よく叢生を改善することができる。

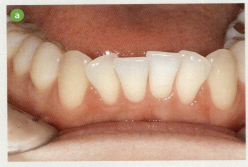
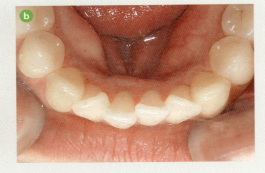

図1-23a、b 初診時。

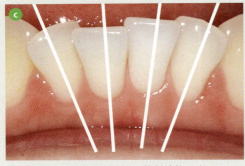
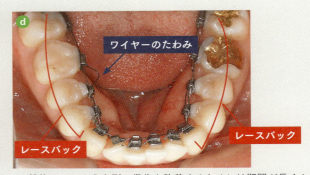

図1-23c 下顎前歯の歯冠が放射線状に広がっている。一般的にこのような形の叢生を改善するためには期間が長くかかる。
図1-23d 効率がよい叢生の改善のためにAEL NiTiを装着した。

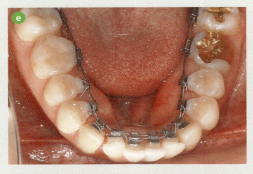

図1-23e AEL NiTi装着1ヵ月後。叢生の改善がかなり進み、歯間に叢生の改善による空隙（3|2間、|2 3間）が生じた。

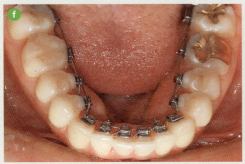

図1-23f、g 6ヵ月後。下顎の叢生が効率よく解消された。

## 1-B Activated extra-length（AEL）NiTi ワイヤーとレースバックを利用した臼歯部レベリング

臼歯部に叢生がある非抜歯症例で、前歯部のフレアリングを最小にしながら臼歯部の叢生の改善が必要な場合がある（図1-24）。この場合、上下顎第三大臼歯を抜歯して.012 NiTiを使用すると効果的である。2〜3mm程度のたわみは、大臼歯間や大臼歯と小臼歯の間に置く。次の症例はストッパーは 7|7 の近心に設置し、7|7 から近心回転している 5|5 までレースバックした（図1-25）。大臼歯は 8|8 の空隙に移動しながら、5|5 の回転も同時に解決して、レベリングが進行した。

図1-24a　初診時から 8|8 が水平埋伏しており、前歯部と臼歯部に全般的に叢生があった患者である。AEL NiTi とストッパー、7―5|、|5―7 にレースバックを設置した。8|8 を抜歯して、7|7 の遠心移動を妨げないようにした。
図1-24b　2ヵ月後。叢生がほとんど解消された。特に 3 2|間、|3 4 間にオーバーコレクションによるスペースができたことに注目。

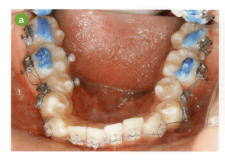
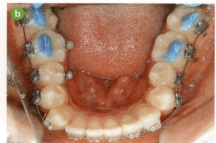

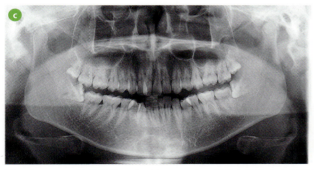
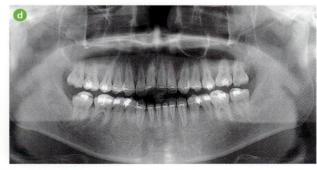

図1-24c、d　治療前後のパノラマエックス線像を比較すると 7|7 が直立し、叢生が解消されたことが確認できた。これにより、前歯部のフレアリングをあまり起こさずにレベリングできたことがわかる。

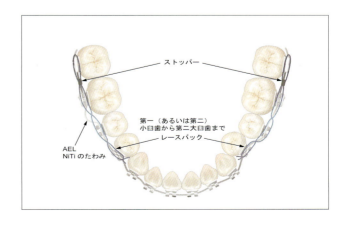

図1-25　上記の症例で使用された戦略的レベリングの模式図。

## 1. AEL NiTi ワイヤーとレースバックを使用した臼歯のアップライト

.012 NiTi のような弱いワイヤーでも臼歯アップライトは可能だろうか？ 最初は誰もが不可能だと思い信じようとしなかった。しかし、可能なのである！

図 1-26 は 13 歳の女性で、.012 AEL NiTi を利用して臼歯アップライトを行った症例である。レベリングを行った後、オープンコイルスプリングを用いて臼歯アップライトするのが一般的であったが、.012 AEL NiTi を利用すれば最初からレベリングと遠心移動が同時にでき、迅速で効果的な臼歯アップライトが可能である。方法は大きく分けて 2 つあり、6̄と7̄ の間に AEL NiTi を入れる方法と、3̄と7̄ の間に AEL NiTi を入れて3̄と6̄ にレースバックを設置する方法である。前者をショートスパン AEL NiTi といい、後者を片側ロングスパン AEL NiTi という。ショートスパンの場合は 2 本の歯に力が集中して回転が起こりやすく、与える力もロングスパンより大きい。ショートスパンよりロングスパンのほうが複数の歯に力が分散されるため、弱い力で反作用が少なく、より生体にやさしい。

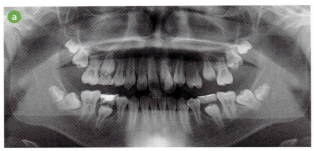

図 1-26a　初診時。7̄は半埋伏しており、遠心移動力を加えながらレベリングする必要がある。ロングスパン AEL NiTi を装着した。レースバックされており、たわみは5̄と6̄の間にある。

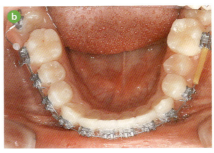

図 1-26b　ショートスパン .012 AEL NiTi を装着してから 3 ヵ月間の変化。7̄の近心にストッパーがあり、6̄の遠心にはレジンボールがある。ショートスパン AEL NiTi では空隙を得ようとする部分のみにたわみをおくことができる。

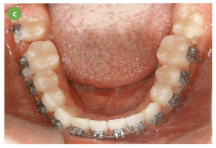

図 1-26c　4 ヵ月後。迅速に臼歯アップライトとレベリングが行えた。

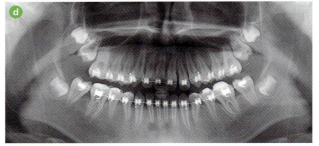

図 1-26d　9 ヵ月後。レベリング完了。7̄|7̄ の歯軸が完全に改善された。

### ＜臼歯アップライトのためのロングスパン AEL NiTi とショートスパン AEL NiTi＞

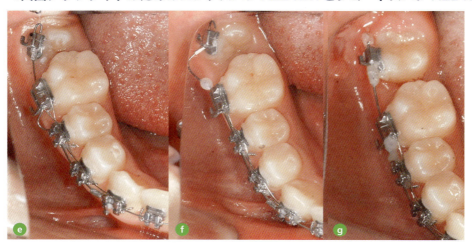

図 1-26e〜g　当初ロングスパン AEL NiTi で始めたが、途中ショートスパンに切り替えた。ロングスパン AEL NiTi をずっと使用したとしても、結果は同じだったであろう。ロングスパン AEL NiTi の場合のほうが、より生体にやさしい。ショートスパン AEL NiTi はロングスパン AEL NiTi より大きな力が加わり、隣在歯をローテーションさせる可能性が高いので、著者はロングスパンを推奨する。

この症例では、図1-26eのように最初はロングスパン .012にAEL NiTiを入れて臼歯アップライトを行った。3|から|7の間に2〜3mm長くなるようにストッパーを設置し、3|から|6までレースバックした。途中ショートスパン.012 AEL NiTiに切り替えた（図1-26b、f）。4ヵ月後、臼歯アップライトがほぼ完了した。この方法の長所は、力が多くの歯に分散することにより、生体親和性がありレベリングと遠心移動の力を同時に与えることができるので、歯の移動が速いということである。

### AEL NiTiの設置方法のQ&A

**Q** AEL NiTiのアクチベーション量を簡単に把握しながら、ストッパーを設置できる方法はありませんか？

**A** 叢生が顕著な場合、結紮によってアーチレングスが変わるために、正確にアクチベーション量を決定するのが難しい。ストッパーを使用したAEL NiTiで利用できる方法がある。ワイヤーが入っている片側の最後方歯（ストッパーが近心に位置する歯：第一大臼歯または第二大臼歯）は意図的にワイヤーをチューブ外に位置させ、すべての歯に結紮する。意図的にチューブの外側に外したワイヤーの先からストッパーを入れる（図1-27a）。2〜3mmアクチベーションできるように、ストッパーを強くかしめて固定する（図1-27b）。使用するワイヤーが.010か.012程度の細いNiTiワイヤーで柔軟性があり、狭い空間でも曲げてチューブに挿入することができる（図1-27c）。

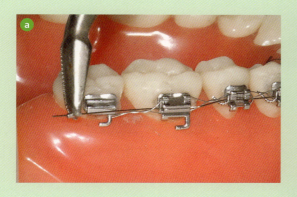

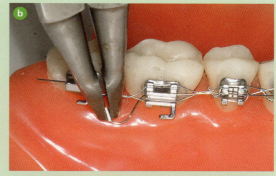

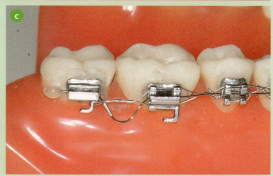

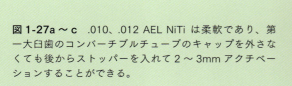

図1-27a〜c .010、.012 AEL NiTiは柔軟であり、第一大臼歯のコンバーチブルチューブのキャップを外さなくても後からストッパーを入れて2〜3mmアクチベーションすることができる。

## 2．.012 AEL NiTi ワイヤーを使用してブロックアウトされた 5| をレベリングした症例

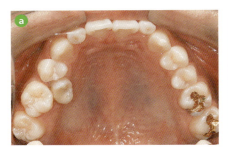
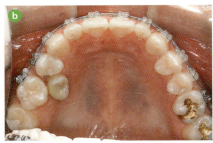

図 1-28a　初診時口腔内。5|の歯がブロックアウトされている。
図 1-28b　3 ヵ月後。.012 AEL NiTi を挿入した。ストッパーは 6| と 7| の前に設置して、4| から 7| にかけてレースバックを設置した。

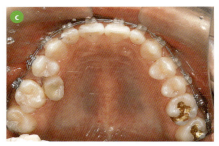
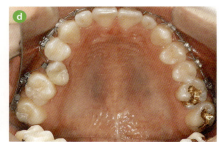
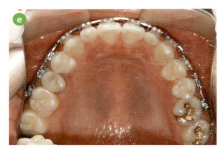

図 1-28c　5 ヵ月後。4| と 6| の回転が改善されて、5| の空間が徐々にできている。

図 1-28d　10 ヵ月後。空間がある程度できて、5| にミニチューブを付けてレベリングを行った。AEL NiTi は続けて使用している。

図 1-28e　1 年 5 ヵ月後。ブロックアウトされた 5| のレベリングが終了した。

　以上、Chapter 1-A で前歯部、1-B で臼歯部の AEL（activated extra-length）NiTi ワイヤーを用いたレベリングについて紹介してきた。本項の最後に、生体にやさしい .010 AEL NiTi ワイヤーだけで上顎 6 ヵ月、下顎 8 ヵ月間で、重度の叢生を改善した症例を提示する（図 1-29）。

　第三大臼歯の抜歯後イニシャルワイヤーとして入れた .010 AEL NiTi ワイヤーを上顎は 6 ヵ月、下顎は 8 ヵ月間使用し、重度の叢生を最も細い .010 NiTi でほとんど改善した症例である。

## 3．.010 AEL NiTi ワイヤーを用いた全歯列レベリングにより重度の叢生を解消した症例

　23 歳の女性。重度の叢生であったが、.010 AEL NiTi を用いて全歯列のレベリングを 6 ヵ月間行った。水平埋伏した第三大臼歯を抜歯した直後にイニシャルワイヤーから AEL NiTi を入れることで、RAP を最大限に生かし、臼歯の遠心移動も円滑に行われた。

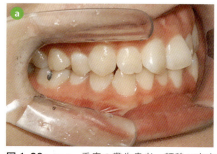
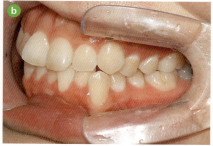
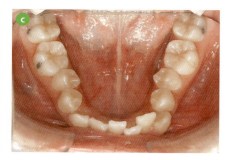

図 1-29a〜c　重度の叢生患者。顔貌の突出はなく、非抜歯で治療することにした。

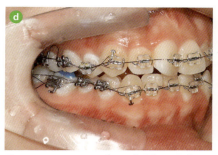 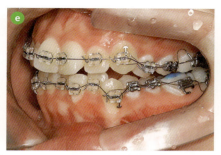 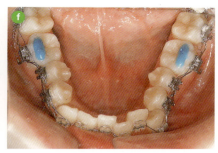

図 1-29d〜f　RAP（P. 6 参照）を最大限に生かすために、第三大臼歯抜歯後ただちに、.010 AEL NiTi をイニシャルワイヤーとして入れる。叢生が著しい 4 前歯をターゲットにするために、上下左右の犬歯から第二大臼歯までレースバックを行った。ただ、拡大量が大きすぎる。拡大量が大きすぎると、かえって拡大の力が弱くなるので全歯列で 3mm 程度の拡大が適当である。

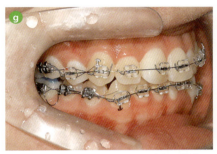 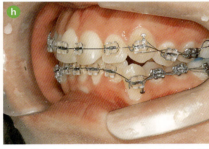 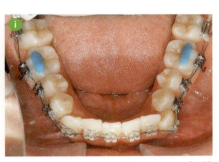

図 1-29g〜i　3 ヵ月後。下顎前歯の叢生がかなり改善されたことがわかる。.010 AEL NiTi イニシャルワイヤーでそのままレベリングを続ける。

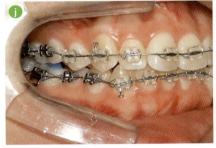 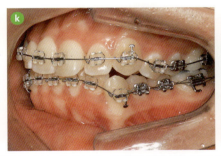 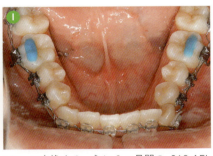

図 1-29j〜l　治療開始 6 ヵ月後。.010 AEL NiTi ワイヤーを外して、下顎は .012 AEL NiTi ワイヤーに交換する。主に 6 ヵ月間の .010 AEL NiTi だけで叢生のほとんどが解消されたことがわかる。特に .010 AEL NiTi は生体にやさしい力でゆっくり動くので、我慢づよく待つのが成功のポイントである。上顎は拡大を終え通常の .016 NiTi ワイヤーに交換する。

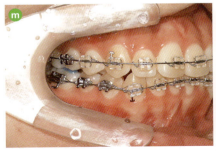 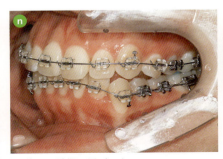 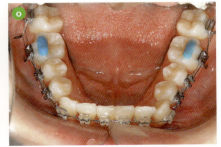

図 1-29m〜o　治療開始 7 ヵ月後。下顎も拡大を終える時期に近づいた。

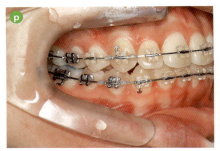 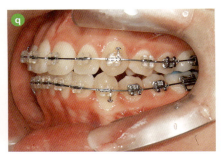 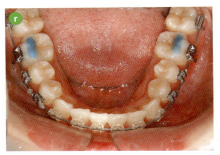

図1-29p〜r　治療開始11ヵ月後。.017×.025 NiTiが装着されている。これから治療の仕上げに入る。

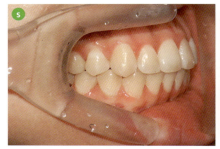 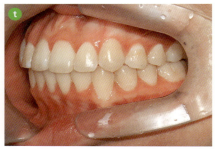 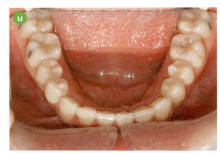

図1-29s〜u　1年11ヵ月後。第三大臼歯の抜歯直後、イニシャルワイヤーから.010 AEL NiTiを入れてレベリングを行った結果、前歯部の唇側傾斜を最小限にとどめながら非抜歯で治療を終えることができた。

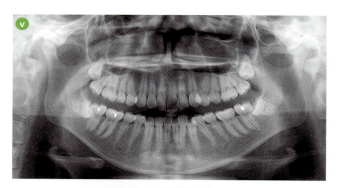

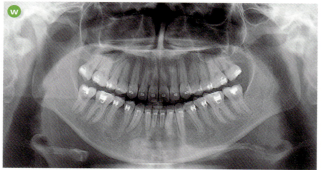

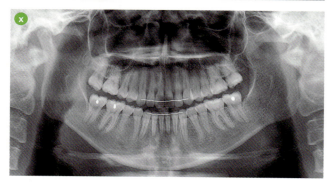

図1-29v〜x　治療前（v）と1年後（w）のパノラマエックス線像。拡張するAEL NiTiの働きで第三大臼歯があった位置まで、歯列全体が遠心移動されたことがわかる。治療後1年11ヵ月のパノラマエックス線像（x）で、臼歯の位置はAEL NiTiの使用を終えた1年後（w）とあまり変わっていないことがわかる。

# 1-C レベリング前のストリッピング

次の場合、ハンドピースが使用される。
❶隣接面間のストリッピング
❷上顎前歯舌側の辺縁隆線の咬合調整
❸エステティックグラインディング（審美的削合）
❹ラテラリゼーション（lateralization：犬歯の側切歯化）とカスピダイゼーション（cuspidization：第一小臼歯の犬歯化）

"ハンドピースを使用できるように練習しておくことが必要である"

矯正歯科医も歯科医師である。必ず保存治療の技術を身につけなければならない。

## 1. レベリング前の戦略的ストリッピングの概念

マタイによる福音書に、あまりにも有名な次の句節がある。"狭きより入れ……いのちに至る門は狭く、その路は細く、それを見いだす者少なし"と。レベリングの後に行うストリッピングは容易だが、レベリングの前のストリッピングという狭き門をくぐってみよう。難しいが、より多くのことが得られるだろう（図1-30）。

戦略的ストリッピングは、従来レベリング後にストリッピングを行うという既存の概念に正面から対峙するように、レベリング前に行う。既存のストリッピング方法では叢生があるとき、歯を正しい形に削合しにくいために、歯をアライメントした後に行った。しかしこの場合、歯がレベリングされる過程で一度唇側傾斜してから、ストリッピングの後に再び舌側に入ってくるようになり、ラウンドトリッピング（ジグリング）を避けることができず、矯正治療期間も長くなる。なぜ簡単な方法を選ばず難しい道を行くのかと聞かれたら、この道が近道、さらに健康を得られる道だからと答えるであろう。大変だが価値がある。技術的に難しいことではあるが、レベリング前にストリッピングを行うと利点が多い。❶歯の移動の効率性の増加、❷組織親和性がある（ジグリングの防止）である。

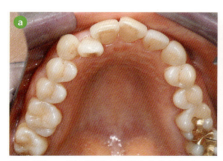
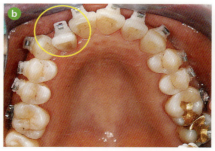
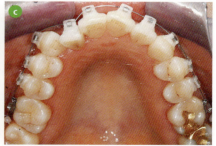

図1-30a ②の歯冠の幅がかなり大きく、このままレベリングした後にストリッピングを行う、つまり一度上顎前歯部が唇側傾斜してからストリッピングを行うと、また舌側に入ることになり、ラウンドトリッピング（ジグリング）を避けることはできない。

図1-30b、c そのため、レベリング前に②のストリッピングを行うことによりレベリングも円滑にでき、ラウンドトリッピングも最小限にとどめることができる。

31

注意すべき点は、レベリング前のストリッピングは術者の技術によってかなり仕上がりが異なるテクニックであり、熟練を要する作業であるということである。ストリッピングは歯を削るので不可逆的な治療であるということに留意しなければならず、技術向上のためにあらかじめ練習を繰り返すのがよい。

では、レベリング前にストリッピングを行うにはどのような方法がよいだろうか？　どうすれば狭い空間内で目的の歯だけを削合することができるのだろうか？その秘密は、片面のメタルストリップスのような"one-sided tool"（片面だけ削ることができる器具）である（**図1-38**）。また、叢生で露出されている隣接面を削ることができるのも、レベリング前のストリッピングの大きいメリットの1つである（**図1-39**）。

レベリング前のストリッピングは困難ではあるが、十分に価値があるものである。**図1-31**を見てみよう。叢生が存在するが、慎重にストリッピングを行った。図ではよく見えないが、叢生が著しい部分は片面メタルストリップスで隣接歯の隣接面（特に唇面）を保護しながら1枚、2枚、3枚と重ねながらストリッピングを行った。

3ヵ月半でレベリングが完了した（**図1-32**）。矯正治療期間が短くジグリングがないので、より組織親和性がある。

レベリング前のストリッピングとは、最初からすべてのストリッピングを完了するという意味ではない。あらかじめストリッピングを行う量を計算し、叢生が小さいところは1回のストリッピングで、叢生が大きいところはアクセスが容易な部分まで、可能な限りストリッピングを行う。叢生の改善が進み、ストリッピングしやすい位置に歯が並んだら、再びストリッピングを行う。ステップバイステップストリッピングの長所は、レベリング前のストリッピングの長所を生かしながら、難しいストリッピングを避けることができるということである。

下顎4前歯をストリッピングするときは、大きさを均一にすることを考えてストリッピングを行うと、審美的である。多くの場合、下顎側切歯が大きいので、側切歯を主にストリッピングすると、前歯の大きさが均一になり審美的である。

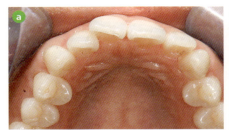
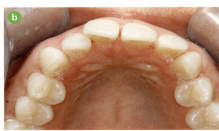

図 1-31a　叢生が存在している上顎前歯部。
図 1-31b　レベリング前のストリッピング。最初は片面メタルストリップス1枚から始め、#12〜#11のように叢生がある部位は隣接歯の隣接面（特に唇面）を保護しながらすすめる。

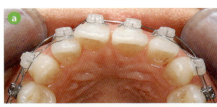
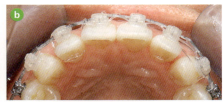
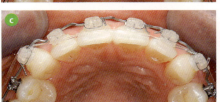
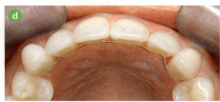

図 1-32a〜d　レベリング前のストリッピングを利用した前歯部の叢生の改善。レベリング前にストリッピングを行うことで治療の効率がよく、ジグリングが少なく組織親和的性がある。3ヵ月半で叢生が改善された。

## 2．隣接面間のストリッピングの実践

　歯のレベリングに必要なスペースを獲得したり、歯間のブラックトライアングルを減少させるため、歯間を削合することをストリッピングという。歯の形態によってストリッピングに有利な場合と不利な場合がある。最も適しているのは三角形の歯で、深刻なブラックトライアングルが現れた場合である。ストリッピングによりブラックトライアングルをある程度解消することができる。樽状歯は、切端側が開いていて歯の間が開いているように見える、と患者が訴える場合が多い。この場合にもストリッピングを通じて切歯間の空隙を除去することができる。最も適していないのは、長方形の歯である。なぜならストリッピングが困難であり、また空隙を閉鎖するとき、歯根が近接しやすいためである（図1-33）。

　レベリング終了後の歯間のストリッピングは比較的容易である。有用な道具としてKomet 8934A diamond coated meshed discがある。このディスクは無数の穴が開いていて柔軟であるし、縁の部分がプラスチックコーティングされていて軟組織の損傷を減らすことができ、ハンドストリップスに比べて短時間で多数の歯のストリッピングが可能である。このバーは歯のレベリングを終えてからの使用が可能で、使用する前にメタルストリップスでコンタクトを少し開けておけばバーのアクセスがはるかに容易になる（図1-34、35）。

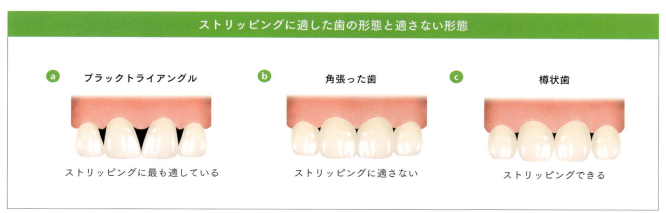

図1-33　ⓐは三角形の歯でブラックトライアングルが大きく、ストリッピングしやすい歯である。ⓒは樽状歯で、ストリッピングを通じて切歯側と歯頸部側のブラックトライアングルを同時に除去することができる。ⓑは長方形の歯でストリッピングが困難である。

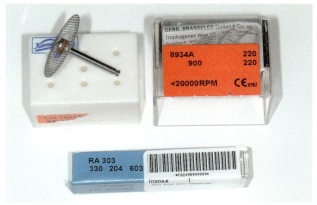

図1-34　Komet 8934A diamond coated meshed disc．このディスクは無数の穴が開いていて柔軟で、縁の部分がプラスチックコーティングされており、一般的なディスクより軟組織損傷の危険が少なく、短時間で多数の歯のストリッピングが可能である。推奨するハンドピースのRPMは5,000で、最大30,000回転まで使用可能である。

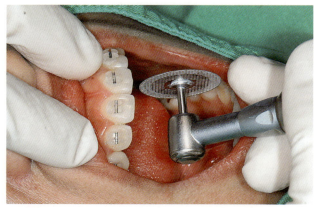

図1-35　ストリッピングするときは、軟組織や隣在歯を傷つけないように、特に留意しなければならない。

レベリング前のストリッピングには、もう1つメリットがある。それは、叢生の場合、隣接面が露出しているためレベリングの前に自由に削ることが可能であることで、叢生が重度であるほど大きなメリットとなる。そのため5倍速エンジンでのダイヤモンドポイントバーの使用が最も推奨される（図1-36、37）。

　メタルストリップスは量が少ないストリッピングに使用されるが、隣接面をきれいに整えておくためにも使用される。両面になっているものと、片面になっているものがある。DENTAURUM社の製品は両面になっているものは粗く、片面のものはやや細かい。厚さは両面が0.3mm、片面が0.2mmである（図1-38）。

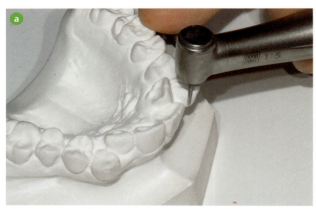
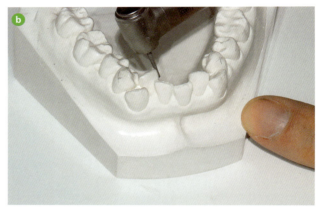

**図1-36a、b**　5倍速エンジンでMANI社のTR-25Fダイヤモンドポイントバーを回し、露出している隣接面を削る。叢生の場合、隣接面が露出され自由に削ることができることが、レベリング前のストリッピングのもう1つのメリットである。

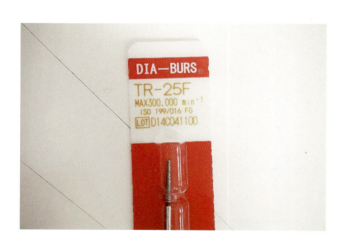

**図1-37**　露出している隣接面を削るとき、5倍速のハンドピースで使用するMANI社のTR-25Fダイヤモンドポイント。

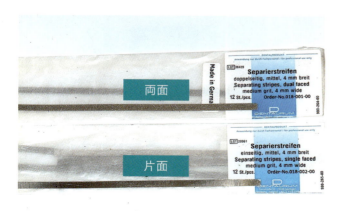

**図1-38a**　DENTAURUM社のメタルストリップス。両面のものは片面のものより粗い。

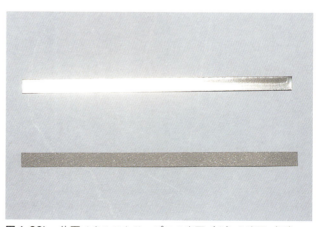

**図1-38b**　片面メタルストリップスの表面（上）と裏面（下）。

メタルストリップスで片面だけ整えたければ、まず片面メタルストリップスで少し削合し、次に2枚を重ねて使用する。1枚は両面、もう1枚は片面のものである。この2枚を重ねて使用すれば保護が必要な歯の隣接面は削合されず、必要な側だけを削合することができる。これは、片面メタルストリップスの粗さが不足を補い、片面は両面メタルストリップスの粗さを利用して片側だけ削合するアイディアである（図1-39）。

ストリッピングを行うとき犯しやすい一般的なミスがある。1つは歯頸部を削合する時にできる段差である。歯頸部を削合する際、十分に注意しないと歯の端の部分が残り段差が生じることがある。2つ目は切端のほうが歯頸部より多く削合され、空隙閉鎖後にも切端が開いているように見えることである（図1-40）。

歯頸部にメタルストリップスを使用する際、一般的なメタルストリップスは大きすぎて正しい歯頸部の曲線を付与しにくい。1/2サイズにカットして、歯頸部を整えるのに使用することができる。既製のメタルストリップスを長軸方向に半分にカットして使用する（図1-41）。

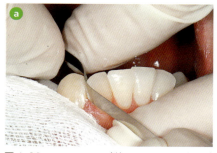

図1-39a　レベリング前のストリッピングの際は隣接面が一律に削れないので、片面のメタルストリップスを用いて、隣接面は保護しながら一面だけを削っていく。ストリッピングが進んだら、2、3枚重ねて使うとよい。

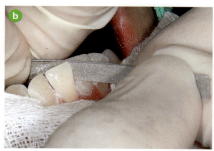

図1-39b、c　粗い両面のメタルストリップスを使用する際も、必ず片面のメタルストリップスを重ねて、片側面を保護しながら使用しなければならない。

図1-40a、b　ストリッピングを不用意に行うと、段差をつくったり、歯肉が腫れたりして歯頸部を十分に削合できず、切端よりの歯冠部だけ多く削合しやすい。このとき、歯頸部で隣接歯と接触し空隙が完全に閉じないことがある。ⓑのように歯頸部だけ1/2サイズのメタルストリップスで整えると改善できる。

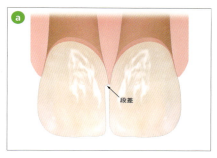

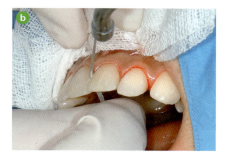

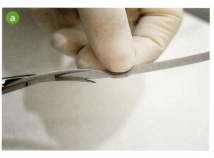

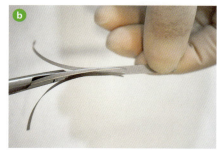

図1-41a、b　1/2サイズのメタルストリップスの作成。メタルストリップスを長軸方向に半分にカットする。

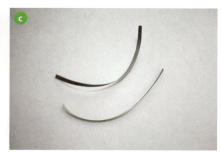

図1-41c　完成された1/2サイズメタルストリップス。DENTAURUM社のメタルストリップスの幅は4mmで、半分にカットすると2mmになる。

ストリッピング時、注意すべき点はアーチの唇側の半径が舌側面半径よりも大きいため、舌側面隣接面を十分に削合しなければ、唇側で空隙が生じる場合があるということである。これは歯の厚みが厚い上顎で、より起こりうる。ローマンアーチ（roman arch）で見るとアーチのレンガの内側半径が小さいことと同じである（図1-42）。つまり、ストリッピングを行うときは、ボックス型にするのではなく、舌側面のほうが狭くなる台形にしなければならない。歯は長方形のレンガではないことを肝に銘じること！

　ストリッピングの最後の段階で隣接面の舌側コーナーを修整する方法には大きく3つある。

❶ メタルストリップスでコーナーを修整（図1-43）
❷ オーソファイルでコーナーを修整（図1-44）
❸ Zachrisson burでコーナーを修整（図1-45）

　舌側面のコーナーの修整がうまくできていないため、空隙閉鎖が完全に起こっていない症例を見てみよう。

　実際のストリッピング前後の歯を示す。中切歯の空隙がすべて閉じたにもかかわらず、患者が"歯がくっついていない"と言うので見てみると、舌側面だけ接触していた。そこで舌側面のコーナーを修整して空隙閉鎖した（図1-46、47）。回転方式のハンドピースではなく、前後方向運動のハンドピースを使用したのがオーソファイルである（図1-48）。

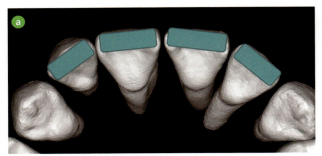
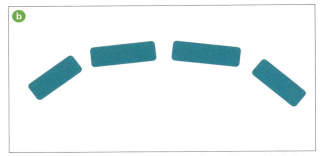

図1-42a、b　ストリッピングを頬側と舌側同じ量行うと、唇側と舌側面の円の半径が一致しないために舌側面だけで接触する場合がある。この現象は歯列弓が広く、歯のサイズが大きい上顎前歯で主に起こる。

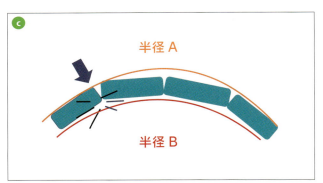
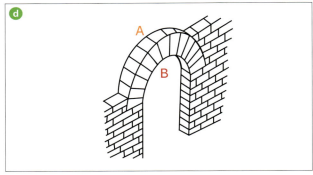

図1-42c、d　唇側面の半径Aより舌側面の半径Bのほうが短い（c）。ローマンアーチの形態である（d）

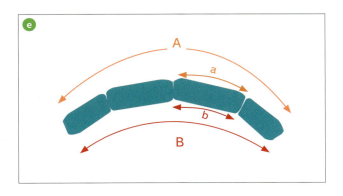

図1-42e　正しいストリッピング。4前歯の半径Aが半径Bより大きく、中切歯1本でも唇側歯冠幅aが舌側歯冠幅bより大きくなるように近心舌側と、遠心舌側コーナーを十分に削除する。

SECTION1 生体にやさしい戦略的矯正歯科臨床

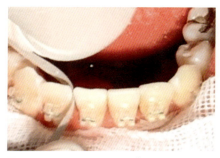

図1-43 メタルストリップスでコーナーを修整。

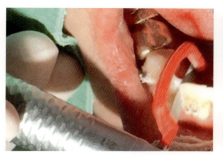

図1-44 オーソファイルでコーナーを修整。

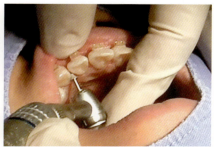

図1-45 Zachrisson burでコーナーを修整。

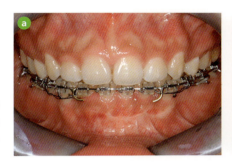
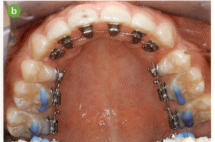

図1-46a、b 唇側と舌側面の半径の差を考慮せずにストリッピングした場合、舌側面は閉じていても、唇側で空隙があるように見える。

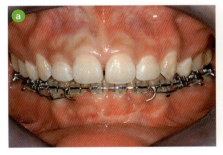
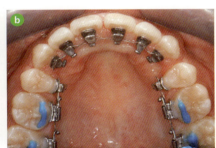

図1-47a、b 舌側面をさらに修整して空隙の閉鎖を進めていくことにした。

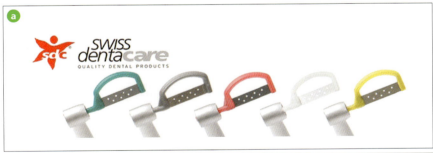

図1-48a、b オーソファイル（Forest-one）。さまざまな粗さのファイルがある。

37

## 3. 辺縁隆線の咬合調整

上顎前歯部の辺縁隆線が厚い場合（シャベル状切歯）、下顎前歯の唇側に接触し、正常なオーバージェットを獲得しにくい場合がしばしばある。そこで咬合調整して適切なオーバージェットを獲得する（図1-49、50）。

図1-51は辺縁隆線を整えるのに使用するバーである。洋梨形とテーパー形のバーを使用する。ダイヤモンド粒子の粗さによって異なる色で表示されているが、著者は赤色を主に使用する。タービンは歯を大量に削合する心配があるので、5倍速のエンジンを使用する（図1-52a）。5倍速エンジンは一般的なエンジンの速度を5倍にしたものである。

グラインディングに使用されるエンジン用ハンドピースについて考察してみよう。過去に主に使用したラッチタイプハンドピースはバーとハンドピースの間にあそびが多くて振動がひどく、不正確である。ラッチタイプの振動が激しい理由は、以下の図のようにバーをはさむ丸い部分が半月のようになっているが、その部分にあそびがあり、振動が発生するようになる。フリクショングリップはこのようなあそびがないので振動が少ない（図1-52b、c）。

フリクショングリップは文字どおりバーの中央をしっかりつかむのでより安定的である。グラインディングのほかにも、ディボンディング時の余剰レジンを除去する場合も、振動が少なく、患者の不快感を減少させるのに有用である（図1-53）。

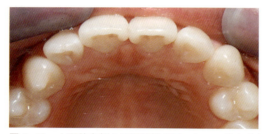

図1-49 上顎前歯部の辺縁隆線が厚いケースはよくある。その場合、下顎前歯部の唇側面との咬合干渉により正常なオーバージェットを獲得することが難しく（オーバージェットが大きくなる）、咬合調整が必要となる。

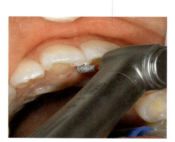

図1-50 辺縁隆線を削っている。

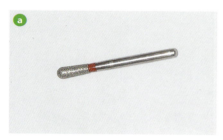

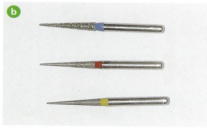

図1-51a、b 辺縁隆線を整えるのに使用するバー（MANI）。
ⓐ：辺縁隆線の咬合調整に主に使用する洋梨形バー。
ⓑ：ダイヤモンドの粗さによって色が異なる。緑→青→赤→黄の順で粗→密である。著者は赤、黄色の2種類を主に使用する。

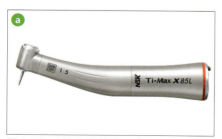

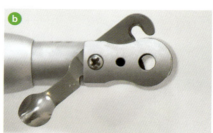

図1-52a 矯正歯科医に有用な5倍速用ハンドピース（ナカニシ）。矯正歯科では水が出るタービンはあまり使用されない。Maximum Speedは200,000 RPMである。

図1-52b、c ラッチタイプハンドピースは、バーをはさむ半月部分であそびがあるため、振動が発生するようになる。

SECTION1 生体にやさしい戦略的矯正歯科臨床

　ロースピードのバーを回す push button タイプのハンドピースも 2 種類ある。形は異なってもラッチタイプとほとんど変わらない push button タイプ（バーを回して入れながら差し込むタイプ；内部に半月模様と合う溝のような部分がある。図 1-53a の左）とバーを入れると中間をつかむ形、いわゆるフリクションリップタイプ（どの方向でもバーがよく入る。図 1-53a の右）がある。後者がより振動が少ない。

　また、ストリッピング後のコーナーを修整する Komet 8833 はハイスピードタービン用バーで、3 種類のハンドピースで回転させることができる。このバーを紹介した Dr. Zachrisson はハイスピードタービンで使用するが、著者は歯を損傷させる可能性を減らすため、5 倍速エンジンで使用する。1 倍速ロースピードエンジンを使うこともできるが、パワーが弱く時間がかかる。

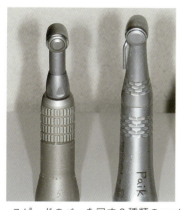

図 1-53a　ロースピードのバーを回す 2 種類の push button タイプのコントラアングルハンドピース。左：内部はラッチタイプとほとんど変わらない通常のロースピードエンジン。／右：ロースピードバーの中間をつかむフリクションリップタイプ。

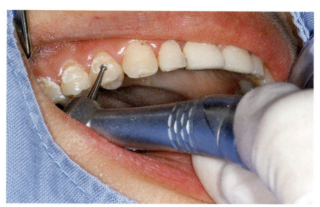

図 1-53b　ディボンディングの際、フリクションリップエンジンを使用すると振動が少なく、患者の不快感が少ない。

図 1-54a　Zachrisson bur（Komet 8833）。ストリッピング後にコーナーを修整するときに使用する。
図 1-54b　もともとタービン用バーである Zachrisson bur をタービン用バーが使えるロースピードエンジンで回す図。5 倍速エンジンを使用することも可能。
図 1-54c　5 倍速エンジンを使用して Zachrisson bur でストリッピングしてできるコーナーを修整している図。著者は 5 倍速エンジンを最も好んで使用している。
図 1-54d　参考までに、ハイスピードタービン用の Zachrisson bur を回せる 3 つのハンドピースの最大出力は次のとおりである。エンジン用ハンドピース（A）：max 40,000 RPM、5 倍速用ハンドピース。（B）：max 200,000 RPM、タービン用ハンドピース。（C）：350,000 〜 450,000 RPM。

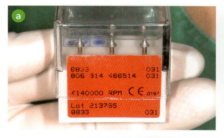
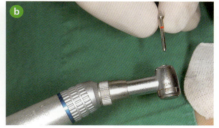
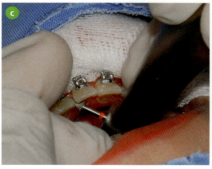
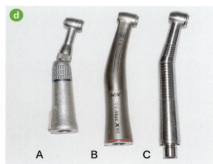

表 1-1　著者が使用するハンドピースの種類と使い分け

| A | ロースピード | ボンディング時、残りのレジン除去時、Sof-rex 使用時 | 40,000 RPM |
|---|---|---|---|
| B | 5 倍速ロースピード | Zachrisson bur 使用時、辺縁隆線の咬合調整、露出した隣接面の削除 | 200,000 RPM |
| C | ハイスピード | 硬い歯の大量の形態修正（ラテラリゼーションあるいはカスピダイゼーション） | 400,000 RPM |

## 4．エステティックグラインディング（Esthetic grinding：審美的削合）

エステティックグラインディング（エステティックリシェイピング）は、アナトミックカントゥアリング（anatomic contouring）、エナメロプラスティ（enameloplasty）ともいう。

パノラマエックス線像を参考にして歯軸に合わせて削合する。パノラマエックス線像を見ないで、ただ口腔内で歯だけを見て削合すると歯軸が合わないので注意する。削合する前に黒いペンで塗ると、あらかじめ削合量を患者と相談することもできるし、正確な量を削合するのに役立つ。

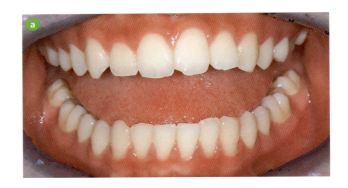

図1-55a　エステティックグラインディングを実施する前。1┘が破折しており、下顎前歯の切端面が不規則である。

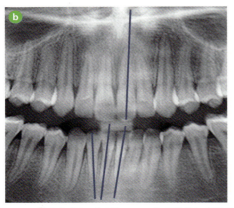

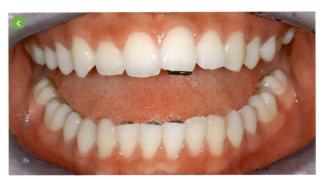

図1-55b、c　bのようにパノラマエックス線像に歯軸を記入し、その歯軸に直角になるように、前歯部の切端面をエステティックグラインディング（黒いマーク部分：c）すると、治療後に歯根の歯軸を平行にすることができる。

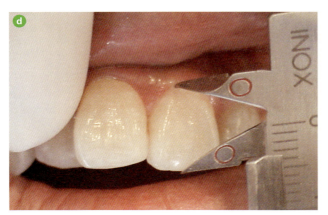

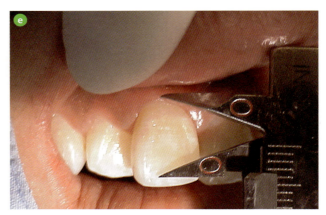

図1-55d、e　ノギスを使用すると、隣在歯と同じ長さで正確に削合することができる。歯冠長が長い場合には、臨床歯冠の正常平均の大きさを考慮して削合する。男性は10.5mm、女性は9.6mmである。

SECTION1 生体にやさしい戦略的矯正歯科臨床

## Let's Study! エステティックグラインディング

前歯部のエステティックグラインディングに、著者はもともとポリッシング材料であるSof-Lex™ disc（3M）を好んで使用している。図1-56a（左）の中で最も粗いものを用いて丁寧に行う。最も粗いもの以外のSof-Lex™ discは細かすぎて歯は削れない。ただ、グラインディングの量が多い場合は図1-56cのように5倍速エンジンでダイヤモンドポイントバーを使用する。

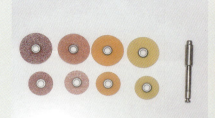
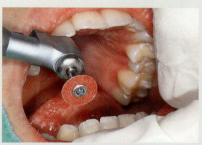
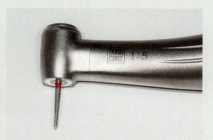

図1-56a　Sof-Lex™ disc(3M)を粗さによって4種類、大きさによって2種類に分ける。色が濃くなるほど荒くなる。最も粗いもの以外のSof-Lex™ discは細かすぎて歯は削れない。

図1-56b　最も粗いSof-Lex™ discを使用してエステティックグラインディングする様子。

図1-56c　エステティックグラインディングの量が多い場合、歯が硬い場合は、5倍速エンジンでダイヤモンドポイントバーを用いて行う。

## 5．ラテラリゼーション（Lateralization：犬歯の側切歯化）とカスピダイゼーション（Cuspidization：第一小臼歯の犬歯化）

側切歯が欠損の場合、犬歯を側切歯の形にするラテラリゼーションと第一小臼歯を犬歯の形にするカスピダイゼーションを行う。ラテラリゼーションは犬歯を側切歯の形に形態修正することで、切端を削り唇側面を平らにする（図1-57）。抜髄治療するほど形態修正することは望ましくない。クラウンラビアルトルクを付与して歯根をやや舌側に位置するようにする。また、犬歯は切歯に比べて黄色みがかっているので、歯の色が異なることを患者にあらかじめ説明しておかなければならない。必要なら犬歯にラミネートベニアを施したり、その歯だけ漂白すればカラーマッチングに役立つ。

カスピダイゼーションは小臼歯を犬歯の形に削合することである。側方滑走運動をするとき、干渉しないように舌側咬頭を削合する。

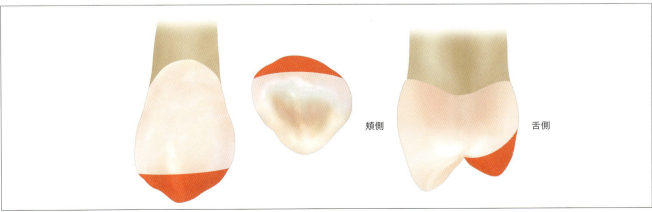

図1-57　ラテラリゼーションとカスピダイゼーションで形態修整される部分。

# Chapter 2

生体にやさしい
# 戦略的矯正歯科臨床；
# 抜歯症例

### 2-A. 抜歯空隙の戦略的なレースバック

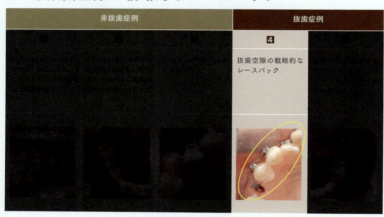

### 2-B. 抜歯空隙を閉鎖するためのローフリクションスライディングメカニクス

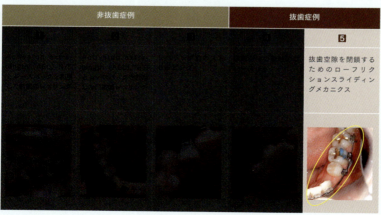

# 2-A 抜歯空隙の戦略的なレースバック

組織親和性のある（生体にやさしい）矯正治療法で、著者がよく利用するレースバックについて考察してみよう（**図 2-1、2**）。Dr.McLaughlin[1-3, 4] が利用した方法を応用して行う。抜歯空隙の前・後方歯に.008inch（0.2mm）SS リガチャーワイヤーを利用して締める。締めた瞬間、歯根膜腔（PDL space）のスペースは圧縮されはじめる。その後は患者が咀嚼することによりトランポリン効果（trampoline effect：体操選手がトントン飛ぶように、咀嚼時、食べ物によって引っ張られてピンと張っている.008inch リガチャーワイヤーが叩かれたり弾かれたりする）が働き、間欠的に力を受けることになり歯が動く（**図 2-3**）。NiTi ワイヤーと同じフレキシブルワイヤーではパワーチェーンなどのエラストマー（elastomer）を使用すると、制御不能の傾斜移動（ティッピング：uncontrolled tipping）、回転（rotation）、たわみ（bowing）などの副作用が現れやすい。これに対して、レースバックを使用すれば細いリガチャーワイヤーを用いて歯根膜腔の厚み分だけアクチベーション（activation）し、トランポリン効果だけで少しずつ歯を動かすので、組織親和性があり副作用もほとんどない。

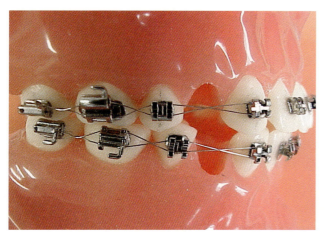

**図 2-1** レースバックを利用すると、レベリングと空隙閉鎖を同時に行うことができる。抜歯空隙にあらかじめ歯を移動させることによって、レベリングの途中に起こりやすい前歯のフレアリングも減少する。

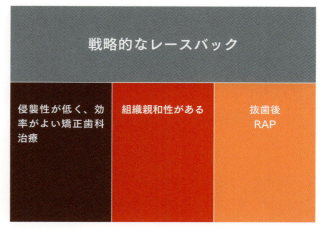

**図 2-2** 戦略的なレースバックにより侵襲性が低く、組織親和性があり、RAP を利用した矯正歯科治療が可能である。

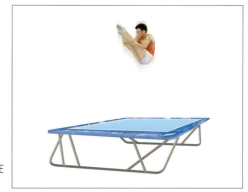

**図 2-3** トランポリンで体操選手がトントン飛ぶように、レースバックによって咀嚼圧が間欠的にかかり、歯が移動する。

矯正治療のイニシャルアーチワイヤーは主に回転と叢生を改善するために使用する。特に.010、.012 NiTi のイニシャルワイヤーは快適で痛みが少なく、歯根吸収が起こらないので、なるべく細いイニシャルワイヤーで十分なレベリングができれば、真の生体にやさしい治療ができたと言える。細い.010、.012 NiTi を使用しても、抜歯空隙を挟んでレースバックをすることで、効率よくレベリングを進めることができる。NiTi ワイヤーは超弾性であり、アクションレンジが広く、イニシャルワイヤーとして適している。

著者はイニシャルアーチワイヤーを選択するとき、かつては主に.014 NiTi を使用したが、最近は.012 NiTi、さらには.010 NiTi を使用することもある。弱い力で歯を動かせば歯周靱帯に強い力を加えないので、組織親和性があるとも言える。Berger JL と Waram T [1-5] によると.012 NiTi を3mm変形させる荷重が70〜140gであった。これより細い.010 NiTi ワイヤーはどんなに牽引しても10〜20gの弱い力である（Biostarter：.010 NiTi）（図2-4、5）。

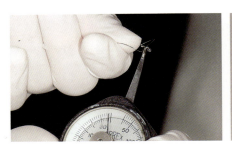
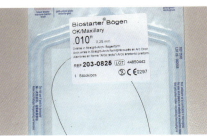

図2-4　.010 NiTi はどんなに牽引してみても10〜20gの弱い力しかかからない。しかし、このような弱い力でも歯を動かすことができる。

図2-5　Biostarter：.010 NiTi ワイヤー（FORESTADENT）。

　本来のレースバックは通常抜歯後に犬歯と第一大臼歯を連結するが、著者の戦略的レースバックでは、状況によってレースバックする歯が異なる。そしてMcLaughlin のレースバックと異なり、戦略的レースバックは歯を動かすための目的が大きい。戦略的レースバックの長所は低侵襲で、組織親和性があるということである。

　レースバックにはステンレススチールリガチャーワイヤーを使用する。ステンレススチールリガチャーワイヤーは、使い道によって3種類使い分けているが、.008 inch（0.20mm）ワイヤーはレースバックに使用し、.010 inch（0.25mm）ワイヤーは一般的にメインアーチワイヤーをブラケットに結紮するときに使用する。.012 inch（0.30mm）ワイヤーはパッシブタイバック（歯間空隙が生じないようにする）に使用したり、コバヤシフックや、ピッグテールを作ったり、スクリューヘッドにエクステンションをかけるのに使用する。

　レースバックにどうしてこんなに細いワイヤーを使用するのか？　細い.008 inch のリガチャーワイヤーの弾性力を利用し、ピンと張るようにレースバックをしておくと、前述したトランポリン効果で歯を生体にやさしく動かすことができる。図2-6〜8 は太さによる inch と mm の変換の関係である。

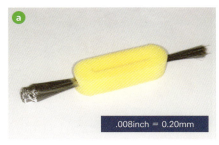
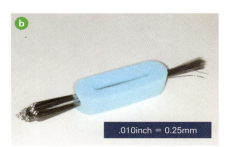
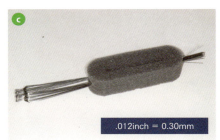

図2-6a〜c　.008 inch、.010 inch、.012 inch の3種類のリガチャーワイヤー（TOMY）のうち、レースバックには弾性力が良い.008 inch リガチャーワイヤーを使用する。

| inches | mm |
|---|---|
| .008<br>（図 2-6a） | 0.20 |
| .010<br>（図 2-6b） | 0.25 |
| .012<br>（図 2-6c） | 0.30 |

図 2-7　inch と mm の変換関係を示す表。

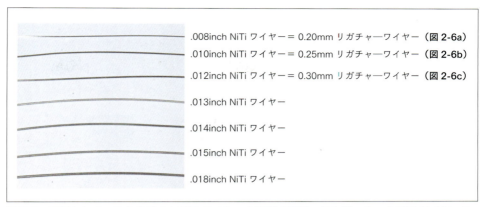

図 2-8　市販されているさまざまな NiTi ワイヤーの実際の写真。最も細い 3 つの NiTi ワイヤーは、それぞれ図 2-6 ⓐ、ⓑ、ⓒのリガチャーワイヤーと同じ太さである。

　レースバックを行うとき、著者が最も好むインスツルメント（TOMY、ligature Tying/Tucking Instrument 813-1042）は別名"風車"と呼ぶインスツルメントである。適度に牽引しながらリガチャーワイヤーがピンと張るようにレースバックできる。歯が少し引かれる瞬間に患者は痛みを感じるので、あらかじめ伝えておくのがよい。また、リガチャータッカー本体部分にボタンをろう付けして使うと、リガチャーワイヤーを巻いて使用できて使いやすくなる。

　一般的な結紮時に使うマシュータイプニードルホルダーやストレートモスキートを使用することも可能である（図 2-9、10）。

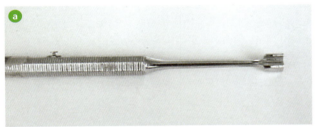
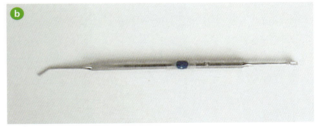

図 2-9a、b　レースバックに使用される TOMY、ligature Tying/Tucking. 本体部分にボタンをろう付けして、リガチャーワイヤーを巻いて使うとより便利である。メーカーによっては、ボタン付きのものを販売しているところもある。

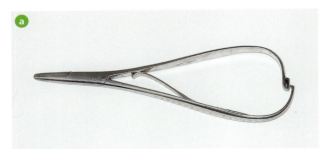
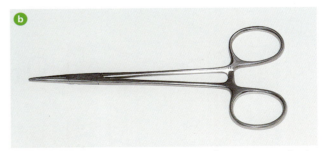

図 2-10a、b　レースバックには TOMY、ligature Tying/Tucking 以外に、一般的な結紮時に使用するマシュータイプニードルホルダーや、モスキート（DENTAURUM）を使用することも可能である。

## 臨床テクニック 3  レースバック

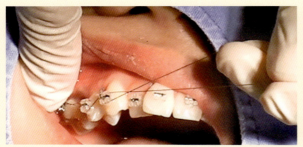

図2-11a  6̲と3̲をレースバックする。6̲と小臼歯の間は比較的距離が長く、3〜4回巻いて外れないようにする。小臼歯と犬歯部分は1回交差させて結紮するだけで十分である。

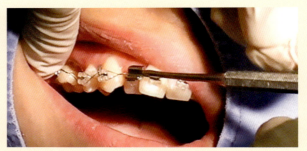

図2-11b  ligature tying/tucking instrument（or マシュータイプニードルホルダー）で結紮する。

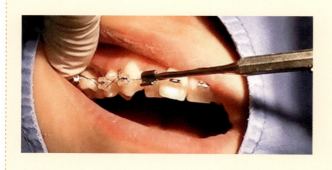

図2-11c  リガチャータッカーで牽引しながら回す。

レースバックワイヤーはブラケットの間で1回ねじって使用するのが基本である。ブラケットの間で何度もねじって使うこともできるが、注意すべきことがある。レースバックはいつも"ピン"としていなければならないことである。図2-11dのように中間で1度だけねじって使用したり、中間で3〜4回ねじっても、前後でピンと引っ張られれば大丈夫である。しかし、ブラケットから次のブラケットまでねじりすぎると弛んで"ピン"と引っ張れないのでよくない。緊張していないレースバックは何の意味もないのである。まるでトランポリンの床がピンと張っていなくて、うまく跳ぶことができないのと同じである。

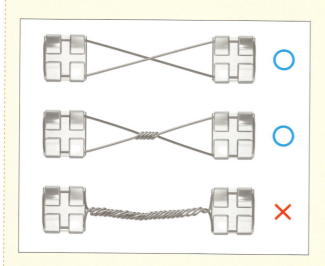

図2-11d  1回ねじったり、2〜4回ねじるのは有効であるが、長くねじりすぎるとリガチャーワイヤーをピンと張ることができない。

## レースバックのQ&A

 レースバックを設置するとき、強く引っ張らなければいけませんか？

 レースバックによる歯の動きは主にトランポリン効果によって現れるものであって、歯肉が白くなるまで強く締める必要はない。強く締めて歯を牽引する目的ではないため、レースバックを締めるときは歯根膜に若干の圧力が感じられるくらい、ピンと張っていればよい。

レースバックはアーチワイヤーが入る前に行うことが原則である。しかし、例外としてブラケットを付けられないような重度の叢生の場合、ボンディングするチューブからレースバックを行う場合、アーチワイヤーを入れた後に行うこともある（図2-19参照）。

レースバックを行って1ヵ月後に患者が来院したとき、レースバックが緩くなっているのがわかる。これはレースバックによって歯がよく動いたということを示す。力が弱くなったレースバックをアクチベートするためには、いったん緩くなったレースバックをワインガードプライヤーで後から前まで引き出しながら、モスキートプライヤーなどで軽く締め直せばよい。

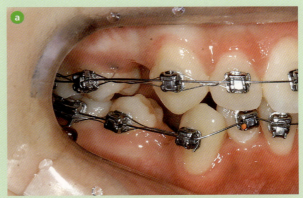

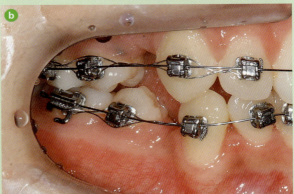

図2-12a、b　レースバックを設置した直後（a）と1ヵ月後（b）。ピンと張っていたレースバックワイヤーが緩んできているのがわかる（[5|5]周囲のレースバックが緩んでいることに注目！）。

## 臨床テクニック 4　レースバックのリアクチベート

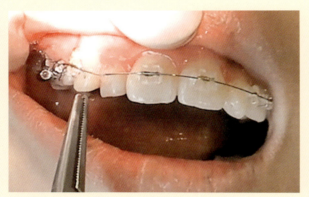

図2-13a　レースバックのリアクチベートにはストレートモスキートを使用する。

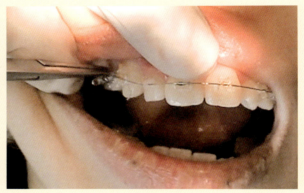

図2-13b　大臼歯の間で、レースバックワイヤーを前にそっと引きつける。

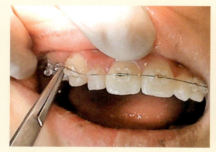

図2-13c　小臼歯の間で、レースバックワイヤーを前にそっと引きつける。

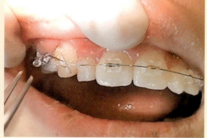

図2-13d　緩んだリガチャーワイヤーが犬歯ブラケットの前に集まっているのがわかる。

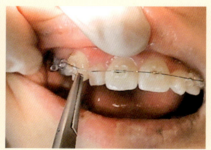

図2-13e　ストレートモスキートで締める。

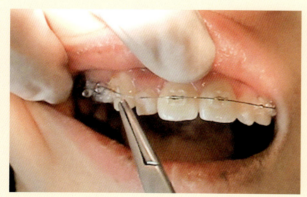

図2-13f　ピンと張るように少し引きながら締めなければならない。あまり引っ張りすぎるとレースバックワイヤーが切れる可能性があるので注意する。

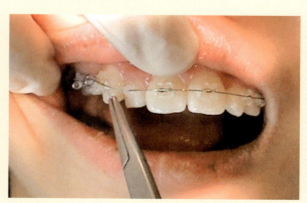

図2-13g　うまくアクチベートできれば、患者は少し痛みを感じる。レースバックワイヤーを適量切って終了する。

SECTION1 生体にやさしい戦略的矯正歯科臨床

## Q&A

**Q** レースバックをリアクチベートするとき、リガチャーワイヤーがよく切れるのですが。

**A** レースバックをリアクチベートするとき、リガチャーワイヤーを後方から前方まで少しずつ引きながらピンと張るようにする。第二大臼歯と第一大臼歯の間で引き、第一大臼歯と第二小臼歯の間で引いて、だんだん前方へとスムースに引く。前方のみでレースバックワイヤーを引くと摩擦によって切れやすい。また、締めるときも力を入れすぎるとレースバックワイヤーが切れやすいので、スムースに引きながらゆっくりと締める。

---

**Q** .010inch（0.25mm）リガチャーワイヤーほど細いワイヤーで、歯の移動が本当に可能なのですか？

**A** Schwartz[1-6]は毛細血管の圧力は20〜26gm/cm²で、この程度の力を歯の歯周靭帯の血管に加えると、歯を移動させるぐらいの生化学的変化が誘発されると報告している。この数値をRicketts[1-7]の文献にある各歯の根面によって計算すると、上顎中切歯1本を前後的に移動させるために必要な最小力は（20〜26）×0.5=10〜13gmにすぎない。したがってレースバックによる歯牙移動は可能である（図2-14）。

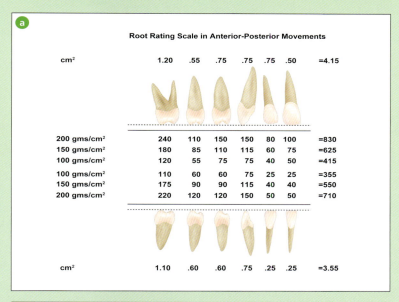

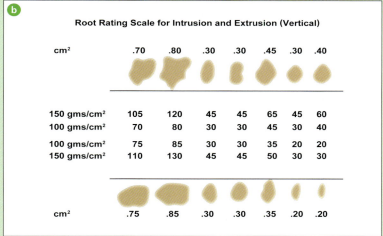

図2-14a、b　Ricketts[1-7]の歯根の面積と歯の前後的垂直的移動のための力。
　Schwartz[1-6]の論文にある歯を動かすために必要な最小限の力20〜26gm/cm²を、このRickettsの歯根の面積表に当てはめると、上顎中切歯1本を前後的に動かすために必要な最小力は10〜13gmということがわかる（Ricketts RM, et al. Bioprogressive Therapy. Rocky Mountain Orthodontics, 1979. より引用改変）。

図2-15は細い.010 NiTiでもレースバックと一緒に使用することで、早くレベリングを行えた症例である。抜歯直後、叢生量が多い側にレースバックを設置し、比較的早いレベリングを進めることができた（この程度の叢生では.012 NiTiを利用しても差し支えない）。.010 NiTiなどの細いワイヤーを挿入するときはワイヤーがブラケット上で滑りやすいので、ワイヤーが出ている部分を180°ベンドバックやレジンボール処理して、患者の頬粘膜が傷つかないようにするだけでなく、噛む力で細い.010ワイヤーがチューブから抜けるのを防ぐ。

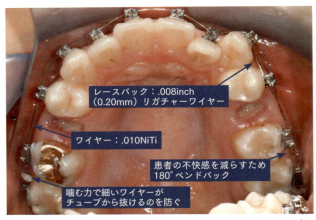

図2-15a　.010 NiTi上でレースバックを使用した。チューブの後方は180°ベンドバックかレジンボールで処理することで、頬粘膜が傷つかないようにするだけでなく、噛む力で細い.010ワイヤーがチューブから抜けるのを防ぐ。

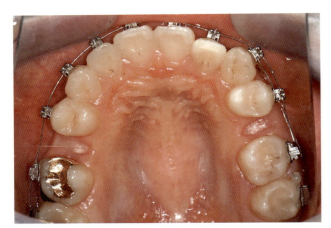

図2-15b　49日後、急速に歯が移動したことが確認できる。

### 臨床テクニック5　ワイヤーの最遠心部分のレジンボールはどのようにして作るか？

まずメインアーチワイヤーを患者のアーチレングスよりやや長めにする。先端を熱処理する。.010 NiTiの場合、熱処理が長すぎると切れやすいため少しだけ加熱し、加熱した部分を90°以上に曲げた後、レジンボールを作る。加熱された部分と加熱されていない部分を一緒にレジンで固定する。加熱せずにレジンボールを作る場合もあるが、ワイヤーの最後の部分にサンドブラストを使用するとレジンボールの維持に役立つ。このときワイヤーの乾燥を行わないと、レジンボールが脱落しやすいので注意する（図2-16）。

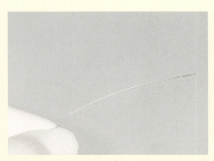

図2-16a　ワイヤーを挿入する前、先を熱処理する。ワイヤーが赤くなるまで加熱してしまうと切れやすいので注意する。少し加熱されたNiTiワイヤー。

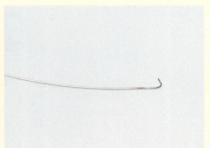

図2-16b　先を90°に曲げる（この過程は口腔内でワイヤーをチューブに挿入してから行う）。

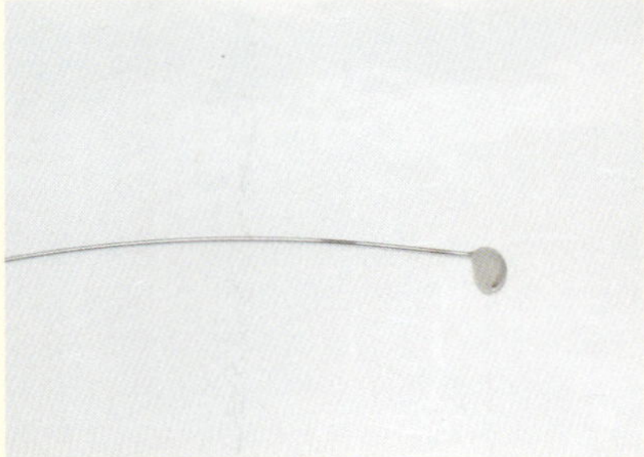

図2-16c　レジンボールで固定すれば完了。

図2-15の症例のように、生体にやさしい.010 NiTiワイヤーと戦略的レースバックを利用してレベリングを行った症例である（**図2-17、18**）。バイトが深く、上顎の歯が下顎のブラケットに当たるので下顎臼歯に暫間的にバイトブロックを添加して、咬合干渉を除去した。通常、レースバックは犬歯に使用する場合が多いが、3|の代わりに4|にレースバックをした理由は、3|はすでに遠心回転されており、4|は近心回転しているため、レースバックすると改善される方向に働くので効率的である。レースバックを行うとき、回転を効率的に改善するための方法については、**P.52～54**でさらに詳しく解説する。

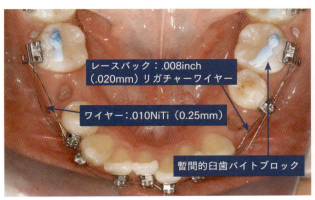

図2-17 上顎と同じく下顎でも.010 NiTiをメインアーチワイヤーとして、レースバックを行った。上顎の歯と下顎のブラケットが当たったので、臼歯部でバイトブロックを添加してバイトを上げた。

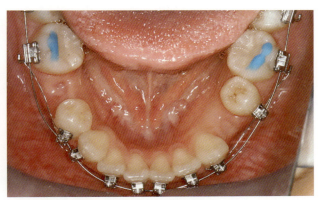

図2-18 49日後、若干の抜歯空隙の閉鎖とともに、叢生の改善が迅速に行われた。

## アンカレッジロス／RAPのQ&A

 レースバックによってアンカレッジロスは起こらないのですか？

 レースバックの設置に関して、最もよく聞かれる質問である。既存のレベリング方法では前歯のフレアリングが発生し、これを再び太いワイヤーで引くときに臼歯から引くので結果的には同じ量のアンカレッジロスが起こる。レースバックを行うと、レベリング時から前歯のフレアリングが最小になるので、初期のアンカレッジロスはあるものの後半のアンカレッジロスは少なく、著者は最終的なアンカレッジロスはレースバックの有無と関係なく同じであると考えている。このことより、診断時アンカレッジバリューをあらかじめ考慮して治療計画を立てることが重要である。治療初期から第二大臼歯からレースバックをすれば固定源に役立つ。

一方、現代の歯科矯正学では、歯科矯正用アンカースクリューなどで効率的な固定源の補強が可能である。また他の方法として、最初から第二大臼歯までブラケティングし、エクスパンションNiTiワイヤーを1mm程度アクチベートして挿入すると、第二大臼歯がやや後方に押される力が作用して固定源の補強に役立つ。

 RAP（regional acceleratory phenomenon）とは何ですか？

 抜歯直後にレースバックを行うと、RAP（**P.6参照**）によって歯の迅速な移動が可能である。

典型的なRAPは骨膜刺激によって起こる。歯の矯正治療では特に抜歯した場合、抜歯空隙でRAPが発生し、抜歯窩の治癒過程でその周囲の歯の移動が促進されるケースが代表的である。ときどき意図的に歯を迅速に動かすため、歯槽骨に硬いサージカルブレード（surgical blade）で皮質骨を貫通するコーティシジョン[1-8]（corticision）や皮質骨周辺に歯科矯正用アンカースクリューの埋入と除去を繰り返すコーティカルパンクチュア[1-9, 10]（cortical puncture **図3-48**）を行ったりもする。

抜歯窩がまだふさがっていない時期に歯を動かせば、代謝が最も活発となり歯を迅速に動かすことができる。.010、.012、.014 NiTi のような細いイニシャルワイヤー上でエラストマー（elastomer）を使用すると、歯の回転とティッピングを起こす反面、抜歯直後に戦略的なレースバックを行う場合、レベリングと同時に抜歯空隙の急速な閉鎖と歯の回転の改善が可能である。抜歯後、できれば 2～3 日以内にレースバックを設置すれば、抜歯によって得られる RAP を最大限に活用することができる。図 2-19 では、抜歯窩がまだ治癒していない状態でレースバックを設置しているのがわかる。細いワイヤーでレースバックを利用してレベリングと同時に若干の空隙閉鎖と 2| の遠心回転が得られた。レースバックすることにより前歯のフレアリングを減らし、叢生を解消することになる。

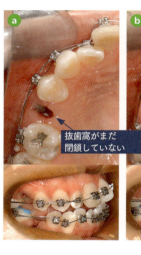
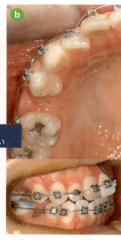
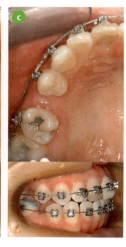

図 2-19a～c　レースバックを 2| と 6| に設置して初診（a）、1ヵ月後（b）、4ヵ月後（c）。抜歯直後から抜歯窩が治癒していない状態（a）でレースバックを行うことで RAP を最大限に活用できる。

図 2-20 は抜歯してから 2～3 日以内にボンディングおよびレースバックを行い、RAP を利用して矯正治療期間を短縮させた症例である。前歯部の叢生が解消されるまでレースバックを行い、1ヵ月に一度、来院するたびにレースバックをリアクチベートした。短期間で犬歯が抜歯空隙に移動し、前歯部の叢生が解消された。

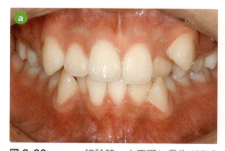
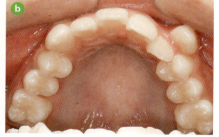
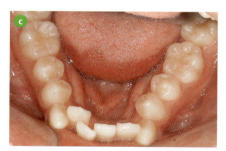

図 2-20a～c　初診時。上下顎に叢生があり、4|4、4|4 を抜歯することとした。

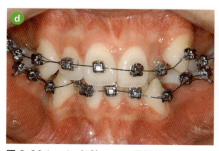
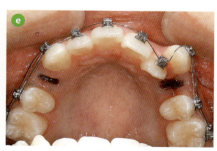
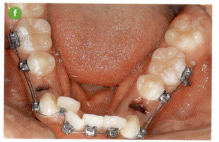

図 2-20d～f　初診から 1 週間後、抜歯してから 2～3 日以内にブラケットとワイヤーを装着した。RAP を最大限利用するためである。

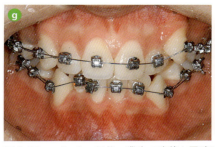 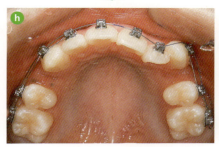 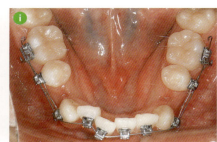

図2-20g〜i　1ヵ月後。叢生の改善と同時に抜歯空隙の閉鎖が起こっている。

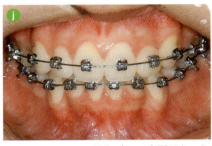 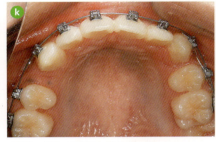 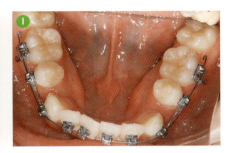

図2-20j〜l　2ヵ月後。3̲が歯列弓上に入り、下顎の叢生の改善も進んでいる。

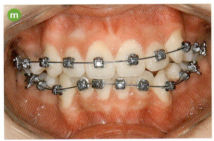 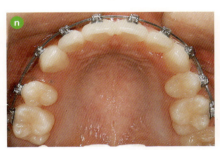 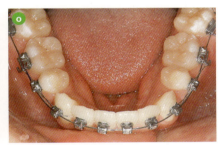

図2-20m〜o　4ヵ月後。前歯部の叢生はすべて改善され、太いワイヤーに変更しながら抜歯空隙を閉鎖する計画を立てた。

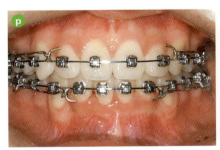 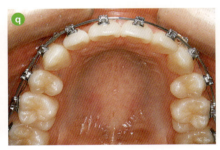 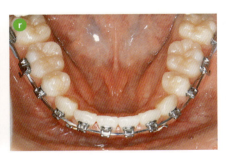

図2-20p〜r　12ヵ月後。ほぼすべての抜歯空隙が閉鎖された。

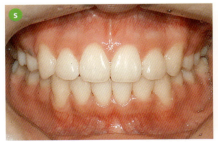 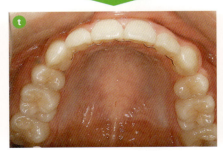 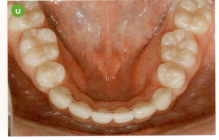

図2-20s〜u　1年2ヵ月後。矯正治療が終了した。

図2-21の症例はカプリングフォース（coupling force）を考慮してレースバックすることにより、歯の回転が改善されながら効率よくレベリングを進めることができた。すでに遠心回転した3̲にレースバックをかけないで、近心回転になった4̲にレースバックをかけると、後方に引っ張られながら遠心回転になる力が適用される。前述したように、既存のレースバックは通常犬歯と第一大臼歯を連結するが、著者は状況によって多様に使用している。

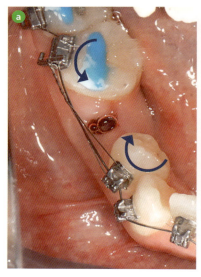
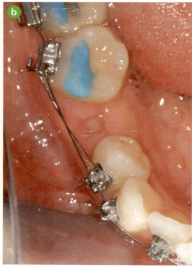

図2-21a、b　カプリングフォース（coupling force）を利用したレースバック。回転を考慮してレースバックを設置する。4̲は遠心回転、6̲は近心回転が必要で、2本の歯をレースバックすると、回転の改善もしながら抜歯空隙を減らすこともできる。レースバックの設置時（ⓐ）と1ヵ月後（ⓑ）。

### レースバックのQ&A

**Q** レースバックの代わりにパワーチェーンのようなゴム類を使ってはいけませんか？

**A** 細い.010と.012NiTiワイヤー上でパワーチェーンを使うと、歯がコントロールできないほど回転してしまう。そのため.010とか.012NiTiのような細いワイヤーでは、レースバックを行っている間にNiTiワイヤーの弾性で無理なくレベリングを進める。

### 犬歯移動のQ&A

**Q** 犬歯の単独遠心移動と6前歯のエンマスリトラクション（一塊移動）を比較するとどうなりますか？

**A** ソウル大学（Seoul National University：SNU）の研究によると、アンカーバリューでの2つの方法で差がなかった。そのため、著者は以下の4つの理由で6前歯のエンマスリトラクションで治療している。
❶固定源の利点がない。
❷さらに、現代の歯科矯正学には歯科矯正用アンカースクリューという絶対的固定源がある。
❸エンマスリトラクションは一度に移動するので治療期間を短縮できる。
❹6前歯とその歯槽骨を分割しないでリトラクション（retraction）するので、その周辺の歯周組織の連続性が保たれる。

## 1. 連続結紮の他の活用法：グループどうしでの early sliding で重度の叢生の改善

ライトワイヤー上でも、連続結紮したグループどうしでエラスティックスレッドを引っ張ると、歯の回転なしにうまくグループごとに動かすことができる。

**図 2-22a** は .016 SS 上で抜歯空隙とブロックされた $\overline{1|}$ の境に 4 つの部分、$\overline{7-5|}$、$\overline{3-1|}$、$\overline{|2\ 3}$、$\overline{|5-7}$ を連続結紮を利用してグループ化してエラスティックスレッドやパワーチェーンでグループごとに動かした症例である。このグループどうしでの early sliding は、歯の回転を最小限にしながら叢生の改善ができるので、.012、.014、.016 NiTi を用いた治療初期のレベリングに有効に使用することができる。

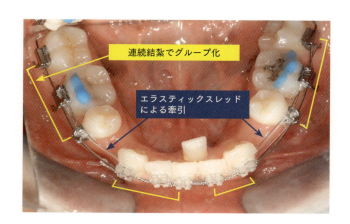

**図 2-22a** 連続結紮することによって仕切られたグループどうしで引っ張ると、弱いワイヤー上でも歯を回転することなくうまく叢生の改善ができた。

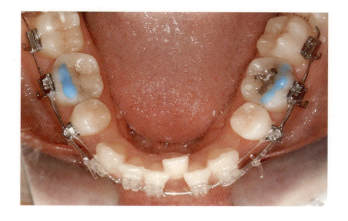

**図 2-22b** 2ヵ月後。ブロックされた $\overline{1|}$ が見えてきた。.016 という弱いワイヤー上でもグループ化させることによって、エラスティックスレッドかパワーチェーンを引っ掛ける歯の回転や、ティッピングなしに歯を動かすことができる。

# 2-B 抜歯空隙を閉鎖するためのローフリクションスライディングメカニクス

　スライディングメカニクスの長所を最大限活かすためには、正確なブラケットとチューブの位置が最も重要である。過去には最も良い結果は最善のワイヤーベンディングによって得られたが、現代では最も良い結果は最善のブラケットポジションによって得られるであろう。摩擦を減らし、より迅速に抜歯空隙を閉鎖することがローフリクションスライディングメカニクスである[1-11]。

　抜歯空隙の後方はワイヤーがブラケット（チューブ）に沿って流れるスライディングゾーンで、抜歯空隙の前方はワイヤーによって固定されたノンスライディングゾーンである。その抜歯空隙の後方部分は、すなわちスライディングゾーンの装置をすべてチューブ状にしたので、ローフリクションスライディングメカニクスと言える（図2-23a、b）。

　抜歯空隙を迅速に閉鎖するためには、鉄道のように列車が線路に沿ってスムースに滑らなければならないので、後方には摩擦が高い結紮を行わず、チューブによって摩擦を減らすことがポイントである。スライディングゾーンのチューブ化に向けて第二小臼歯はデイモン3MXか、デイモンQのようなパッシブセルフライゲーション（passive self-ligation）ブラケットを使用し、第一大臼歯はコンバーティブルチューブのキャップをク

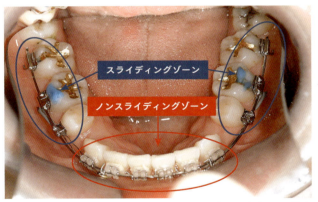

**図2-23a**　抜歯空隙を境に前方のノンスライディングゾーン、抜歯空隙の後方のスライディングゾーンに分けて考えることができる。スライディングゾーンにはオフセットベンドを入れると摩擦が増加するので、抜歯空隙が閉鎖するまでオフセットベンドを入れないことを推奨する。

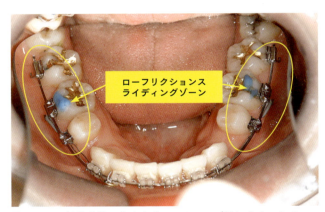

**図2-23b**　抜歯空隙の後方をすべてチューブ状にすることでローフリクションスライディングができる。

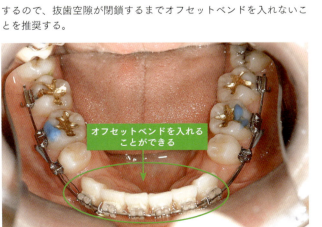

**図2-23c**　前歯部は滑らなくてよいので、必要ならベンディングを入れることができる。

ローズされた状態で使用する（第一大臼歯のコンバーティブルチューブのキャップを外した場合、結紮が必要となり摩擦が増加する）。そして、抜歯空隙の前方部ではワイヤーにベンディングが入ってもよいが、抜歯空隙の後方部ではスライディングしていくのでワイヤーにベンディングが入ってはならない（図2-23a、c）。

ワイヤーにリバースカーブオブスピーを付与すると摩擦が増加する。それでも入れなければならない場合、抜歯空隙の前に入れたほうが摩擦の増加を最小化することができる。ワイヤーにリバースカーブオブスピーを付与して牽引するとき、通常のアクティブタイバック（active tie-back）では力が足りず、強いパワーチェーンで引っ張らなければならない（直線のワイヤーを装着したときより牽引力を増加させなければならない）。

従来のMcLaughlinスライディングメカニクスでは.019×.025 SSワイヤーを装着してから、ブラケットとワイヤーのバインディング（binding）による摩擦を減らすためにパッシブタイバック（passive tie-back）を必要としたが、ローフリクションスライディングメカニクスでは第二小臼歯にセルフライゲーションブラケットを使用することにより、抜歯空隙の後方をすべてチューブ状にすることでワイヤーとブラケットの間の摩擦を減少させることができ、パッシブタイバックを必要としない（図2-24、25）。

第二小臼歯抜歯症例はコンバーティブルチューブのキャップを外さないと、自動的にローフリクションシステムが適用される。歯科矯正用アンカースクリューの登場で固定源に対する負担が減り、第二小臼歯抜歯症例が増加している。

ワイヤーがブラケットスロットで滑りにくくなるのは摩擦が大きい場合で、ワイヤーが曲がっている場合が代表的である。そのほかにプラーク、歯石、食物残渣の影響による場合がある。図2-26は摩擦によって抜歯空隙が閉じにくい場合である。最悪の状況を想定してみた。

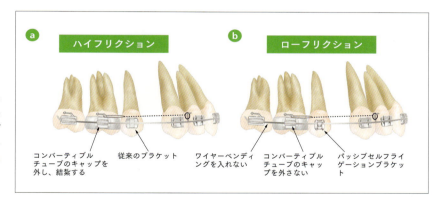

図2-24　コンベンショナルスライディングメカニクス（a）とローフリクションスライディングメカニクス（b）の比較図[1-11]。第二小臼歯のブラケットをパッシブセルフライゲーションブラケットとするかどうかが最も大きな違い。ローフリクションでは抜歯空隙が閉じるまで後方にワイヤーのベンドを入れず、チューブのキャップを外さない。

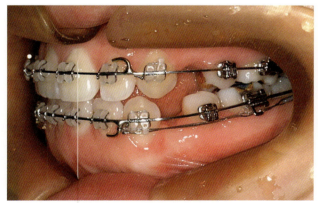

図2-25　下顎に.019×.025 SSワイヤーが入った日にアクティブタイバック（active tie-back）を開始する。従来のMcLaughlinシステムでは、ブラケットとワイヤーのバインディングを減らすためにパッシブタイバックを必要としたが、ローフリクションスライディングメカニクスでは抜歯空隙の後方をすべてチューブ状にすることでパッシブタイバックを必要としない。

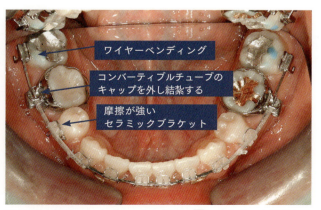

図2-26　避けなければならない状況。5̲にセラミックブラケットを使用、6̲はキャップを外して結紮し、後方にベンディングを入れた。摩擦も強くてベンディングされた部分に当たって抜歯空隙が閉じない。

■参考文献

Ⅰ-1. Paik CH, Kim HH, Park YG, Ahn HW. Strategic tooth movement with a light nickel titanium expansion wire. J Clin Orthod 2014 May;48(5):295-302.

Ⅰ-2. Frost S. The regional acceleratory phenomenon: a review. Henry Ford Hosp Med J 1983; 31(1): 3-9.

Ⅰ-3. McLaughlin RP and Bennett JC. The transition from standard edgewise to preadjusted appliance systems. J Clin Orthod 1989; 23(3):142-153.

Ⅰ-4. McLaughlin RP, Bennett JC, Trevisi HJ. Systemized Orthodontic Treatment Mechanics. Edinburgh: Mosby, 2001.

Ⅰ-5. Berger J and Waram T. Force levels of nickel titanium initial archwires. J Clin Orthod 2007; 41(5): 286-292.

Ⅰ-6. Schwartz AM. Tissue changes incidental to orthodontic tooth movement. Int J Orthod 1932; 18: 331-352.

Ⅰ-7. Ricketts RM, et al. Bioprogressive Therapy. Denver: Rocky Mountain Orthodontics, 1979.

Ⅰ-8. Kim SJ, Park YG, Kang SG. Effects of Corticision on paradental remodeling in orthodontic tooth movement. Angle Orthod 2009 Mar; 79(2): 284-291.

Ⅰ-9. Alikhani M, Raptis M, et al. Effect of micro-osteoperforations on the rate of tooth movement. Am J Orthod Dentofacial Orthop 2013 Nov; 144(5): 639-648.

Ⅰ-10. KimYS, Kim SJ, Yoon HJ, Lee PJ, Moon W, Park YG. Effect of piezopuncture on tooth movement and bone remodeling in dogs. Am J Orthod Dentofacial Orthop 2013; 144(1): 23-31.

Ⅰ-11. Paik CH, Ahn HW, Yang IH, Baek SH. Low-friction space closure with a hybrid bracket-tube system. J Clin Orthod 2010 Oct; 44(10): 623-627.

## SECTION II

# 矯正歯科臨床一般

## Chapter3

# McLaughlin システム スライディング メカニクス

## 1．McLaughlinシステムのトルク

　本書でMcLaughlin（マクローフリン）システムのプリスクリプション（prescription）の詳細について語る必要はないだろう。しかし、前歯部と臼歯部に分けて簡単に触れたい。

　McLaughlinシステムの前歯部のトルクはオリジナルストレートワイヤーシステム（Straight Wire Appliance™：SWA）と比較して、上顎はラビアルクラウントルクが増加、下顎はリンガルクラウントルクが増加された。

　著者はメタルブラケットおよびセラミックブラケットは3M UnitekのMBT™、セルフライゲーションブラケットはOrmcoのデイモン®（Damon®）を使用してきたが、いずれもオリジナルのトルクと、ときどき使用するハイトルクを持っている。

　MaLaughlinシステムの上顎大臼歯トルクはリンガルクラウントルクが増加され、大臼歯口蓋咬頭の咬頭干渉の可能性を減らしてくれる（図3-1）。下顎大臼歯はオリジナルSWAシステムに比べてリンガルクラウントルクの減少、下顎大臼歯の過度な舌側傾斜を防ぐことができる（図3-2）。

　オリジナルSWAシステムとMcLaughlinシステムとの下顎大臼歯での最も大きな違いは、下顎第二大臼歯のトルクである。オリジナルSWAシステムの場合は-35°で、McLaughlinシステムの場合は-10°である。オリジナルSWAシステムの場合、下顎第二大臼歯が過度に舌側に傾斜することに注意しなければならない。逆にMcLaughlinシステムではリンガルクラウントルクが（SWAシステムに対して）相対的に小さく、十分な臼歯部のオーバージェットが獲得しにくいため、注意しなければならない。咬合安定のために臼歯部の十分なオーバージェットが確保できるように努めるべきである（図3-3～5）。

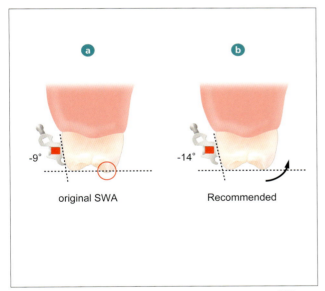

**図3-1a、b** McLaughlinシステムの上顎大臼歯トルク（b）。リンガルクラウントルクが増加し、口蓋咬頭の咬頭干渉を減らしてくれる。

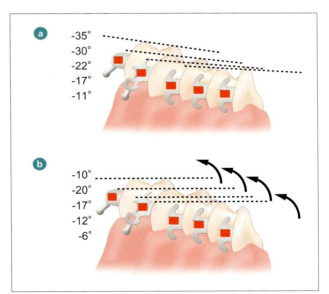

**図3-2a、b** McLaughlinシステムの下顎大臼歯トルク（b）は、オリジナルSWAシステムの場合（a）に比べて臼歯が頬側傾斜を示す。特に第二大臼歯のトルク値の差が最も大きいことに留意する。

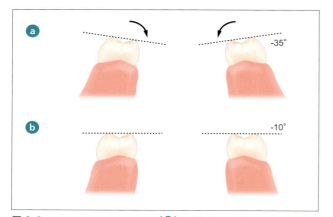

図 3-3 McLaughlin システム（b）の場合、オリジナル SWA システム（a）より下顎第二大臼歯のトルクが 25°小さく、下顎のウィルソンカーブが平坦になる。

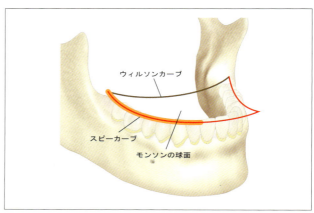

図 3-4 McLaughlin システムは、モンソン球面の一部であるウィルソンカーブが平坦になる。

著者は下顎臼歯のリンガルクラウントルクがオリジナル SWA システムに比べて少ないため、下顎臼歯が直立されて、臼歯のバッカルオーバージェットが十分でないときは、下顎臼歯に若干のリンガルクラウントルクやトーインベンドを付与することがある（図 3-5）。

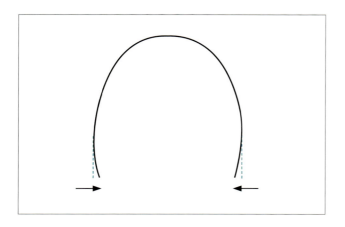

図 3-5 下顎臼歯部でバッカルオーバージェットが十分でないとき、トーインベンドを付与することがある。

## 2．スライディングメカニクス[*1]の特徴

スライディングメカニクスの特徴として、以下の点が挙げられる。

❶ ブラケットは .022 スロット（.022 × .028）を使用する
❷ ワイヤーは主に .019 × .025 ステンレススチールワイヤー（フック付き）を使用する（図 3-6）
❸ 簡便で再現可能な空隙閉鎖法である（リガチャーワイヤーと O- リングによるアクティブタイバック）
❹ 歯科矯正用アンカースクリューとの組み合わせが容易である

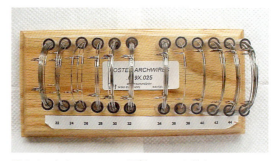

図 3-6 主なワイヤー：既製のフック付きステンレススチールワイヤー（.019 × .025 SS）。

## 3. スライディングメカニクスの長所

スライディングメカニクスの長所として、以下の点が挙げられる。
❶相対的にクロージングループメカニクスに比べてメカニクスがシンプルである
❷術者の技術差の影響が比較的少ない
❸歯列全体がレクタンギュラー NiTi ワイヤーが入る時期から、.019 × .025 SS ワーキングワイヤーで治療が終了するまで同じトルクの影響を受けるため、歯のジグリングが最小となる。またアイデアルアーチ上で抜歯空隙の閉鎖が行われ、アーチの連続性が保たれる
❹歯科矯正用アンカースクリューとの組み合わせが容易である

## 4. エラスティックタイバック

抜歯空隙の閉鎖に主に使用するエラスティックタイバックについて紹介する[II-1]。エラスティックタイバックにはエラスティックモジュール（図3-7）と P. 44、図 2-6a 〜 c に紹介した3つのリガチャーワイヤーのうちで最も太い .012 inch（0.30mm）リガチャーワイヤー（結紮線）を用いる。エラスティックモジュールは色によって矯正力の強さが異なるので、注意しなければならない。著者はグレーを使用する。

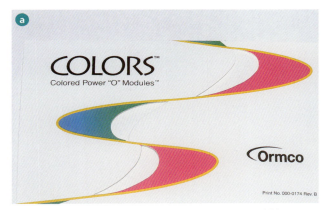 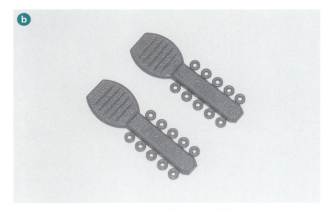

図 3-7a、b　Ormco 社のエラスティックモジュール（ⓐ）。色により矯正力の強さが異なる。グレーを主に使用する（ⓑ）。

---

＊1：Preadjusted Appliance の普及により、抜歯治療に用いられるようになった抜歯空隙閉鎖法で、遠心へワイヤーがスライドすることにより、前歯部を遠心へ一塊歯牙移動させる。1970 年代に Andrews によりエッジワイズ法に導入され（Straight Wire Appliance™ : SWA）、2000 年代にかけて McLaughlin、Bennett、Trevisi により改良が加えられた。

## 臨床テクニック6　エラスティックタイバックの製作

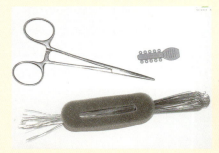

図3-8　モスキートとグレーO-リング、.012 inch（0.30mm）リガチャーワイヤーを準備する。

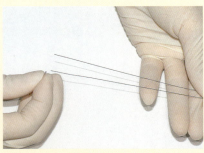

図3-9　O-リングをリガチャーワイヤーに挿入する。

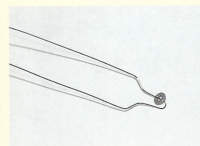

図3-10　O-リングをリガチャーワイヤーの先に移す。

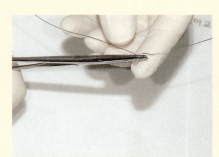

図3-11　モスキートでO-リングの先を少しだけ離し、リガチャーワイヤーを広げる。

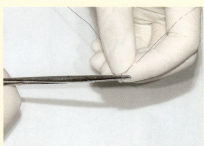

図3-12　2～3回転させて結び目を作れば完成である。

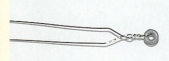

図3-13　結び目部分が軽くO-リングの先を結んでいればよい。あまり強くO-リングを締めすぎると、アクチベートの際O-リングが切れてしまい、弱く締めればO-リングがワイヤーの先で回転してしまうので、フックにかけるのが容易でない。

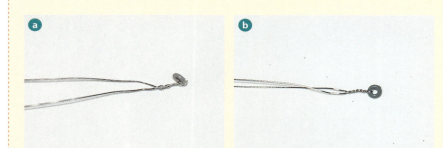

図3-14a、b　誤って作られた例。ⓐは結び目を軽く結びすぎていて、O-リングがリガチャーワイヤーの先で固定されずに回転している。ⓑは強く結びすぎていて、アクチベート時、O-リングが切れやすい。

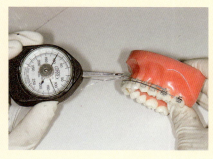

図3-15　アクチベーションの量は、O-リングが2倍程度になるくらい伸ばす。その力は200～300gである。

64

O-リングアクチベーションは、グレーのO-リングが約2倍程度になるくらい伸長する長さにする。その力は、約200〜300gである。O-リングアクチベート時、最も良いモジュールの位置はブラケットの歯頸部側である（図3-16）。この部位は食べ物が貯留されやすいために、口腔衛生管理が重要である。またO-リングアクチベート時、歯肉に食い込む場合がある。この場合にはO-リングモジュールの代わりにエラスティックスレッドを使用してワイヤー上を通るようにし、歯肉に食い込まないようにする（図3-17）。また、アジア人は臨床歯冠が短いため、咬合時、上顎の歯と下顎の歯が当たるのを防ぐためには下顎では歯冠の中心より下にボンディングしなければならない。この場合、歯肉が腫れていることがある。アクチベートすると歯肉が押されるようになるため、このときはエラスティックタイバックのリガチャーワイヤー部分を.019×.025ワーキングワイヤーの上に乗せたり、ワイヤーの下をくぐらせたりして歯肉から離れてアクチベーションすることができる。

アクチベート時、パワーチェーンを使用せずO-リングを用いる理由は、パワーチェーンの場合、持続的な牽引力が発生し、前歯がアップライティング（舌側傾斜）しすぎるからである。アクティブO-リングの場合には1週間ほどは力が加わり、残りの時間にブラケットに付与されたトルク、アンギュレーションなどが作用するようになる。

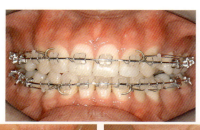
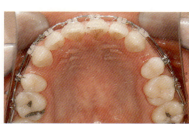
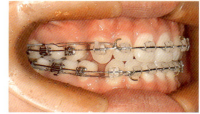
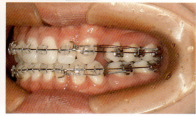
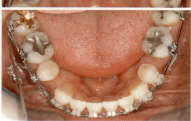

**図3-16** 実際の矯正治療で空隙を閉鎖するために、O-リングをアクチベートした状態。下顎の正中線が左に偏位しており、左下だけミニマムアンカレッジで、⌊5を抜歯した。エラスティックタイバックをかける歯も左下だけ第一大臼歯で、他の部位は第二大臼歯より牽引した。

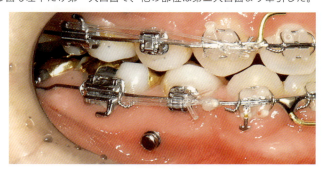

**図3-17** 歯肉が腫れた患者に使用するスライディングメカニクス。エラスティックスレッドを使用し、歯肉に干渉する場合、図のようにワイヤー上にエラスティックを通すことによって歯肉にエラスティックが食い込むのを防げる。このケースでは、上顎はエラスティックスレッドが.019×.025ワーキングワイヤーのフックを下からまたぐようにして結ばれており、下顎はレジンボールを利用して腫れた歯肉を押さずにアクチベーションできる。

## 5．バインディングテスト（binding test）

スライディングメカニクスでワイヤーがうまく滑るかテストする方法を"バインディングテスト（binding test）"という。前歯部のリガチャーワイヤーを取り外した状態でワイヤーをワインガードプライヤーで持って左右に動かしてみるとよい（図3-18）。

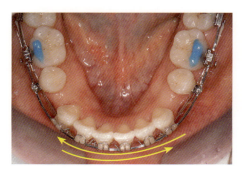

**図3-18** バインディングテスト。前歯部だけリガチャーワイヤーを除去してメインアーチワイヤーを動かしてみるとよい。

## 6. スライディングメカニクスのワーキングワイヤー

スライディングメカニクスで使用するワーキングワイヤーは上顎の場合、.019×.025 SS、下顎の場合 .017×.025 SS を主に用いる。上顎の場合には、トルクの維持が重要であるために太いワイヤーを用いるが、下顎の場合は意図的に前歯を傾斜移動させるために少し細いワイヤーを用いる。下顎に少し細いワイヤーを入れることで、下顎の歯根を下顎結合部（symphysis）の細い歯槽骨の中に収める確率が高くなる。

歯は常に矯正期間中、歯根が歯槽骨内にある状態で移動させるべきである。スライディングメカニクスで最も歯根が歯槽骨から出る可能性が高い 2 つの部位がある（図 3-19）。一つは上顎の犬歯唇側骨、もう一つは下顎前歯部舌側部の骨である。治療中に 2 つの部位を頻繁にチェックして確認しなければならない。また、歯のトルクの調節を積極的に行って、歯根を歯槽骨内に位置させるよう努力しなければならない。

図 3-19　歯槽骨から歯根が出やすい 2 ヵ所

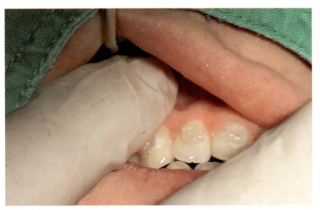

図 3-19a　上顎犬歯唇側骨。

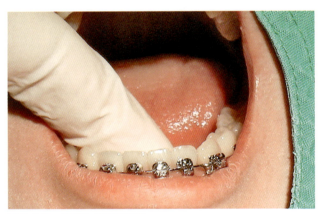

図 3-19b　下顎前歯部舌側骨。

## 7. レクタンギュラー NiTi ワイヤーを入れるときに必要なパワーレベリング

レベリング途中、レクタンギュラー NiTi を入れて、次回に患者が来院したとき"前歯に隙間ができました！"と言われたことがあるだろうか？ あるいは抜歯空隙をレベリング後、さらに空隙が増えて慌てたことはないだろうか？ 前者はレクタンギュラーワイヤーのトルクの発現によって歯が前方に押し出され空間ができたためであり、後者は患者の舌突出の力が強くて起こるのである。このような現象を防ぐためには"パワーレベリング"が役立つと考えられる（図 3-20）。

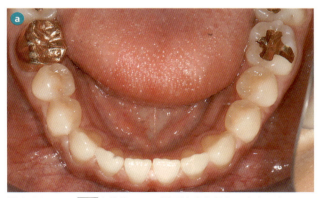

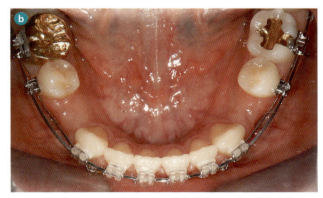

図 3-20a、b　4|4 を抜歯して、矯正治療を行うこととした。.017×.025 ワーキングワイヤーが装着され、空隙閉鎖の直前。抜歯空隙が小臼歯の大きさよりも増加している。この患者は、舌突出癖によって、このようになったと考えられる。パワーレベリングしていたなら、このような抜歯空隙の増加は発現しなかったであろう。

パワーレベリングはレクタンギュラー NiTi を用い、レベリング中のラウンドトリッピングを防止することが主な目的であり、図 3-21 のように行われる。6̅と7̅を連続結紮しながら、5̅の遠心にディスコペンダー（DISCO pender 2.8 short）*2 あるいはクリンパブルフック（crimpable hook）を装着し、6̅チューブのフックから弱いパワーチェーン（80〜100g）をかける。6̅と7̅を一緒に結紮することにより6̅だけが近心回転するのを防ぐ。ワイヤーのディスコペンダーによってワイヤーを遠心に引くことで、不必要な前歯部の空隙が生じたり抜歯スペースが広がるのを防ぐことができる。強い支えでワイヤーを前に出ないようにしっかりと握っているのである。

スライディングメカニクスでは上顎 .019 × .025 SS、下顎 .017 × .025 SS のワーキングワイヤーが入る前には必ず同じ太さの NiTi を装着する。必要な場合（**P. 68 の上段**）には、パワーレベリングを行う。

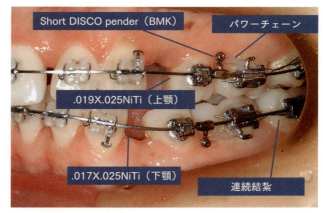

図 3-21　パワーレベリングの設置。6̅、7̅を連続結紮して5̅の遠心に short DISCO pender を装着する。エラストマーで弱い矯正力（80〜100g）を加える。

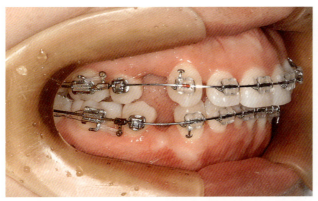
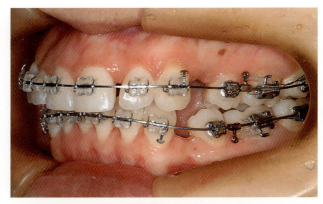
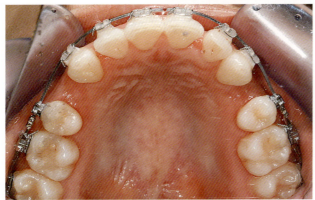
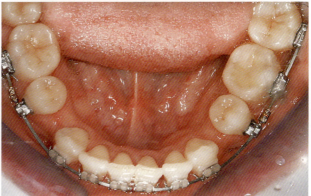

図 3-22　レクタンギュラー NiTi を用いる際、必要に応じてパワーレベリングを行う。

しかし、パワーレベリングをすべての矯正治療でルーティーンに使用するのは煩わしい。そのため著者はパワーレベリングが必須な場合にのみ使用するが、その場合は以下のとおりである。

❶ リバースカーブ付きレクタンギュラー NiTi を入れる場合
→前歯に圧下力が加わってフレアリングされ、空隙ができやすい（**図 3-23a**）

❷ 舌突出癖（舌を強く押し付ける：tongue-thrusting habit）の患者、低位舌の患者、巨大舌の患者は、舌の押し出す力によって抜歯空隙がさらに広くなりやすい

❸ 下顎前歯が舌側傾斜した場合（III 級患者によくみられる）
→レクタンギュラー NiTi を入れると歯根が舌側に移動するより歯冠が唇側に移動しやすい

❹ トルク NiTi を使用するとき
→トルク発現によって歯間に空隙ができやすい（**図 3-23b**）

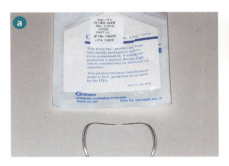
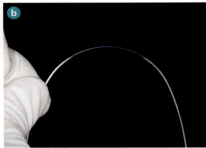

**図 3-23a** リバースレクタンギュラー NiTi. 前歯がフレアリングされ、レベリングの途中で空隙ができやすい。

**図 3-23b** トルク NiTi. 前歯部にクラウンラビアルトルクが入っているので、レベリング中、空隙ができやすい（Ormco 社の Damon .017 × .025、.019 × .025 Pretorqued NiTi）。

## 8．アンカレッジロスのためのデュアルディメンションワイヤー

デュアルディメンション（dual dimension：DD）ワイヤー[*2] は臼歯部の効率的なスライディングのために開発されたワイヤーである（**図 3-24**）。ワイヤーの 4 前歯の部分はレクタンギュラーで、後方部はラウンドのワイヤーである。一般的なスライディングメカニクスでこのワイヤーを使用すると、臼歯部が舌側にダンピングされたり近心傾斜されたりするという副作用が生じる可能性があるので注意しなければならない。戦略的に使用する場合の臼歯部のアンカレッジロスに役立つ。DD ワイヤーは太さや 6 前歯の幅によってさまざまな種類がある。

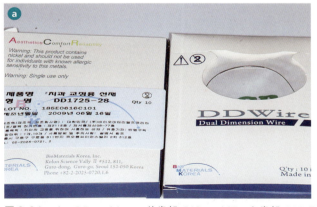
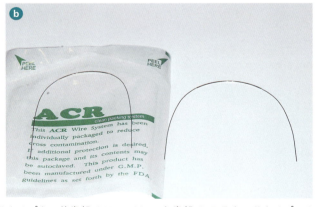

**図 3-24a、b** DD ワイヤー：前歯部 .019 × .025、臼歯部 .019 ラウンドタイプと、前歯部 .017 × .025、臼歯部 .017 ラウンドタイプの 2 種類がある。

---

[*2]: DISCO pender, DD ワイヤー；Biomaterials Korea Inc. www.biomaterialskorea.com

図3-25、26はDDワイヤーを使って下顎のアンカレッジロスを行った症例である。下顎にアンカレッジロスが必要であったためDDワイヤーを使用した。

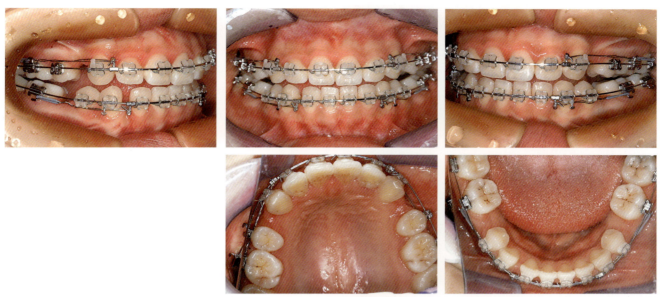

図3-25　下顎に残っているスペースが大きすぎるため、DDワイヤーを使用することで下顎臼歯の積極的なアンカレッジロス（近心移動）を図った。II級ゴムも同時に使用した。

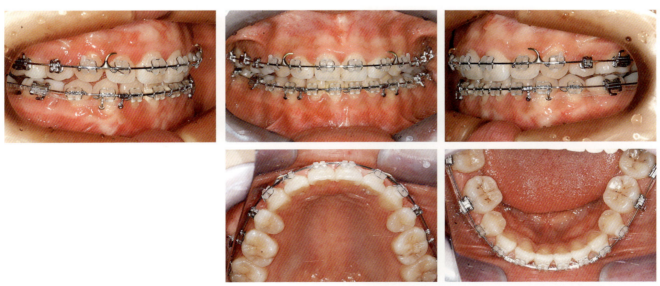

図3-26　上図（図3-25）から1年後、空隙閉鎖が順調にすすめられた。アンカレッジロスを積極的に行い、臼歯I級関係を達成した。

## 9. アーチワイヤーシークエンス

アーチワイヤーは大きく3つのグループに分けられる。SECTION I で紹介した生体にやさしいレベリングで使用されるイニシャルワイヤーと、スライディングシステムを支えるがっちりしたワーキングワイヤーをつなぐブリッジング（bridging）ワイヤーと、ワーキングワイヤーである。

❶ イニシャルワイヤー：治療開始時に使用するワイヤー、生体にやさしい、フレキシブルなワイヤー（.010NiTi、.012NiTi、.014 NiTi）

❷ ブリッジングワイヤー：ワーキングワイヤーに進むための中間段階のワイヤー（.016NiTi、.018NiTi、.016 × .022NiTi、.017 × .025NiTi、.019 × .025NiTi）

❸ ワーキングワイヤー：.019 × .025 SS、.017 × .025 SS

その他、咬合挙上のために .016 リバース NiTi、.018 リバース NiTi、.016 × .022 リバース NiTi、.017 × .025 リバース NiTi、.019 × .025 リバース NiTi と、セトリング時に用いられる .017 × .025TMA、.019 × .025TMA がある。

## 10. インダイレクトボンディングシステム

患者の口腔内でダイレクトボンディングした場合、技工作業の時間は節約できるが、臼歯部においては視野、防湿などの点で誤差が生じやすく、正確なボンディングができない。インダイレクトボンディングで行えば有利な場合がある。

著者が主に行うインダイレクトボンディング法は**表 3-1-❹**（Buccal segment IBS without set-up model）である。前歯部はダイレクトボンディングを行い、臼歯部はインダイレクトボンディングを行う。利便性や視野、歯の形態を考慮した場合、この方法が便利である。臼歯部の頬側面は形態が不規則で視野が狭いため、臼歯部はダイレクトボンディング法ではブラケットの正確なポジショニングが困難である。そこで、ブラケット内面にはカスタムベースを使用してインダイレクトボンディングで接着することを推奨する（**図 3-27**）。

著者が推奨する前歯部のブラケットポジションは**図 3-28** のとおりである。前歯部の場合、症例によって、この数値に±0.5〜±1.0mm 変更させる。臼歯の場合、咬頭の高さではなく Kalange ライン[*3] によってブラケットの位置を決定する[II-2]（**図 3-29**）。これは咬頭の摩耗による誤差を減らし、良好な咬頭嵌合を得るためである。

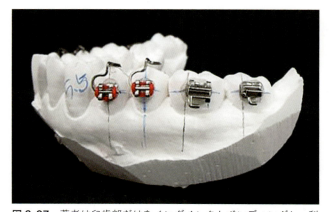

図 3-27　著者は臼歯部だけをインダイレクトボンディングし、利便性の面でセットアップしない模型を使用する。

|  | 1 | 2 | 3 | 4 | 5 | 6 | 7 |
|---|---|---|---|---|---|---|---|
| Upper | 4.5 | 4.0 | 4.5 | 4.0 | Kalange <u>3.5</u> 4.0 | Kalange <u>3.0</u> 3.5 | Kalange 2.5 <u>3.0</u> 3.5 |
| Lower | 4.5 | 4.5 | 5.0 | 4.5 | Kalange <u>4.0</u> 4.5 | Kalange <u>3.5</u> 4.0 | Kalange 3.0 <u>3.5</u> 4.0 |

図 3-28　著者が使用する代表的なブラケットポジションを示した表。小臼歯と大臼歯は Kalange ライン[*3] による。その臼歯部のポジションを数字で表してみた。そのなかで、下線を引いた数値が最も頻繁に使われているポジションである。また、この平均値から歯冠の長さによって±0.5〜1.0mm 調節する。

---

＊3: 小臼歯と大臼歯の近遠心のマージナルリッジを結んだ線。ブラケットを装着する際、Kalange ラインまでの距離が一致するということは、臼歯部のマージナルリッジの高さが一致するということになる[II-2]。

表3-1 ブラケットボンディングの4つの方法

| ボンディング法 | セットアップおよびインダイレクトボンディング範囲 | 特　徴 |
|---|---|---|
| ❶ Full IBS with set-up model | セットアップモデルによるフルインダイレクトボンディングシステム | フルセットアップした歯列にフルインダイレクトボンディングする方法：現在多くのメーカーがセットアップ後、IBSを製作している。しかし、費用がかかることと、技工物の納品まで時間が長くかかるという短所がある。現在 Ormco 社のインシグニア（Insignia）システム、Incognito、Suresmile などが紹介されている |
| ❷ Full IBS without set-up model | セットアップモデルを用いないフルインダイレクトボンディングシステム | セットアップモデルなしでフルインダイレクトボンディングする方法 |
| ❸ Buccal segment IBS with set-up model | セットアップモデルによるバッカルセグメントインダイレクトボンディングシステム | 臼歯部だけセットアップモデルを製作する方法は、臼歯の頬側面の形に沿って個別化（individualized）されたレジンベースをつくることによって臼歯部の最大限の咬頭嵌合を得たいときに行う |
| ❹ Buccal segment IBS without set-up model | セットアップモデルを用いないバッカルセグメントインダイレクトボンディングシステム | 大臼歯だけをインダイレクトボンディングする方法もある。前歯部の場合、インダイレクトボンディングを行うとき切端部分、つまりジグ（jig）を維持する部分が少ないために正確性に欠けるが、視野が良いため著者はダイレクトボンディングを好む。前歯部はポジショニングゲージを使用して直接ボンディングすればよい。臼歯部の場合、視界が悪く唾液汚染の可能性が高いため、インダイレクトボンディングが望ましい |

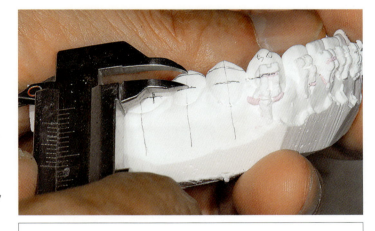

図3-29a　Kalange ラインから距離が一致する位置にブラケットスロットがくるようにする。

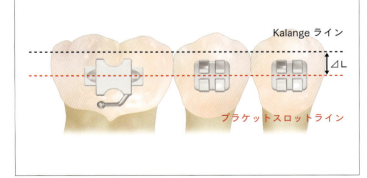

図3-29b　小臼歯、大臼歯では、それぞれのマージナルリッジ（辺縁隆線）に続いた線である Kalange ラインを描く。そのマージナルリッジから同じ距離（⊿L）だけ離れた位置にブラケットスロットがくるようにセットする。

インダイレクトボンディングシステムを行うために、パノラマエックス線写真とポジショニングゲージが必要である。必ずパノラマエックス線写真を参考にしながら、歯軸の方向を考慮して線を描いていかなければならない（図3-30）。

臼歯部のレベリングによって、隣在歯のマージナルリッジの高さが良好になる。Kalangeラインによって決定された距離によってブラケットが装着されれば、治療後、マージナルリッジの高さが合うようになる。著者が最も多く使用しているブラケットのポジションは上顎犬歯は4.5mmで、下顎犬歯は5.0mmである。6前歯はチェアサイドでDoughertyゲージを利用してダイレクトボンディングを行い、小臼歯と大臼歯はKalangeラインに準じてブラケットを位置付け、インダイレクトボンディングを行う（図3-28～31）。

模型上でマージナルリッジを結んだ線に平行にブラケットスロットを位置させなければならない。このときKalangeラインに平行にブラケットスロットラインを描くために使用するのがShirasukaゲージ*4である（図3-32）[II-3]。

著者は上顎ブラケットは臨床歯冠の高さの中央付近、すなわちDr. AndrewsのFA（Facial Axis）ポイントに装着するが、下顎ブラケットはFAポイントよりかなり歯頸部側に深く装着している。

その理由は下顎ブラケットが上顎の歯と干渉するのを避けるためである。McLaughlinシステムでは下顎臼歯部のリンガルクラウントルクが少ないため、ブラケットを深く装着しても臼歯部が舌側に傾斜しにくい（臼歯部のリンガルクラウントルクが大きくならない）からである。もちろん、ブラケットを深く装着させるほどブラケットと歯肉が近接し、口腔衛生的には問題が生じやすくなることに注意しなければならない。

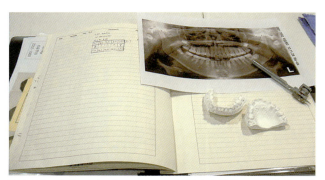

図3-30　事前にパノラマエックス線写真を準備して、歯軸を模型に描いていかなければならない。

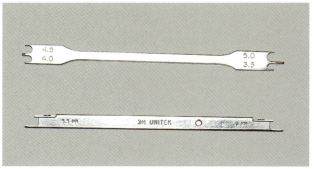

図3-31　上のDoughertyゲージは4 wingで3.5、4.0、4.5、5.0mmが計測可能である。下のものはユニテック™ブラケットポジショニングゲージで、Doughertyゲージに含まれていない3.0mm、5.5mmを計測するとき補助的に使用している。

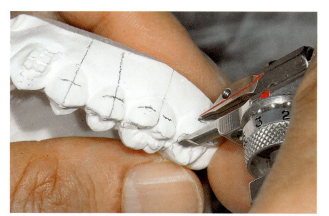

図3-32a　Shirasukaゲージ*4を使用して、Kalangeラインを考慮しながら図3-29のΔLが同じになるように合わせてブラケットポジションを表す線を表示する。歯の長軸と直角になるように線を引く[II-3]（白須賀直樹先生のご厚意による）。

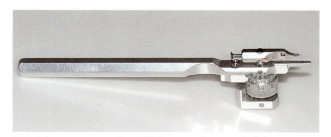

図3-32b　Shirasukaゲージ*4（オーソデントラム）[II-3]。

---

＊4：0.25mm単位までコントロールできるゲージ。先にシャープペンシルの芯が付いており、咬合面にガイドしながら線が引ける。芯の太さは0.4mmを使用する[II-3]。

## 11. アーチフォームとバッカルコリダー

アーチフォームはテーパー（taper）、スクエア（square）、オーボイド（ovoid）、の3つのタイプがあり、犬歯間幅径がアーチフォームを決定するうえで、最も重要な要素である（図3-33）。著者はこれまでスクエアを主に使用してきたが、最近顔の大きさが小さくなるにつれて、オーボイドのアーチフォームを使用する患者が増えている。

顔の形によってアーチフォームが異なる傾向がある。頭頂部から見た断面をみると簡単にアジア人と欧米人の違いを知ることができる。アジア人は、相対的に丸顔にスクエアの顎をしており、欧米人は相対的に楕円形の顔にテーパーの顎をしている（図3-34）。

既製のレクタンギュラー NiTi ワイヤーを切って作ったアーチフォームアダプターを利用して、簡単に歯列幅径をチェックできる。口腔内に直接入れて、患者の歯列弓が狭いのか広いのかを知ることができる。NiTi レクタンギュラーワイヤーにフックを連結してシリコンで取っ手を付与している（図3-35）。

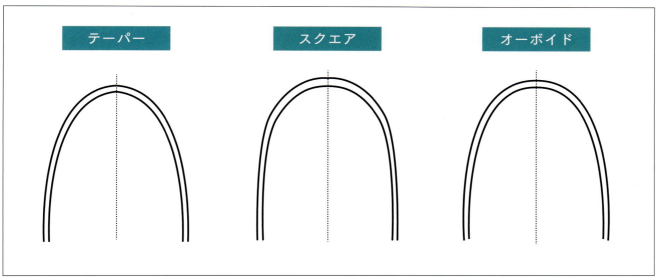

図3-33　左からテーパー、スクエア、オーボイドの3つのタイプのアーチフォーム。

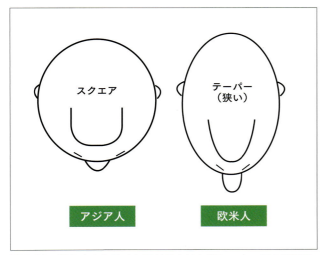

図3-34　頭を上から見るとアジア人は丸顔にスクエアの歯列弓、欧米人は楕円形の顔にテーパーの歯列弓を持っている。

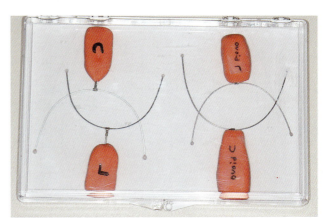

図3-35　アーチフォームアダプター。

次はMcLaughlin[II-1]が紹介したアーチフォームの幅径調整法である。McLaughlinシステムのアーチコーディネーションは、上顎と下顎のアーチフォームの大きさに3mmの差がつくようにする（**図3-36**）。

.022スロットはメインアーチワイヤーだけで、アーチの歯列幅径が.018スロットに比べて容易に調整できる。著者の経験を紹介すると、.022スロットで.019x.025 SSワイヤーをワーキングワイヤーとして使用する際、片側を3〜10mm程度幅を広くして入れることにより、2〜3ヵ月後には歯列幅径の拡大を得ることができる。それだけ.019x.025 SSワイヤーの歯列幅径のコントロール力は強力なのである。

Ⅲ級外科矯正患者の場合、歯列幅径を上顎は広げ、下顎は狭めなければならない場合が多いが、このときも.019x.025 SSワイヤーで歯列幅径を調節すればよい。

歯列幅径の拡大のためにワイヤーを広げる場合には、後方部のアーチワイヤーを広げる。アーチワイヤーの最遠心部分を再び狭めてみたとき、元のアーチーフォームにならなければならない（**図3-37、38**）。

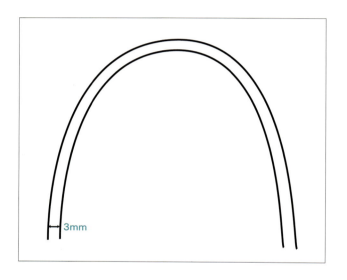

**図3-36** McLaughlinシステムのアーチコーディネーション。アーチフォームの大きさは上下顎の間に約3mm程度の差がある（McLaughlin RP, et al. Systemized orthodontic treatment mechanics. St. Louis: CV Mosby, 2001；P.79 より引用改変）。

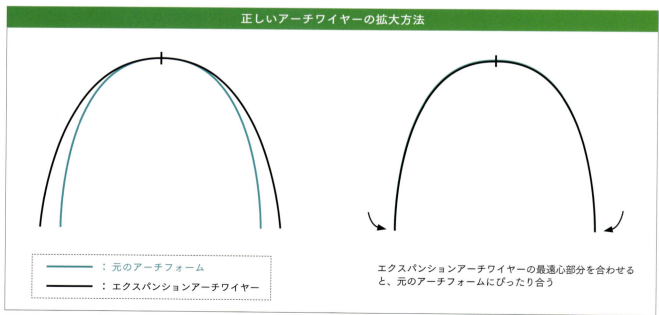

**図3-37** オーボイドアーチフォーム（青線）と比較したエクスパンションアーチワイヤー（黒線）。拡大したアーチワイヤーの最遠心を狭めたとき（矢印部）、元のアーチフォームにならなければならない（McLaughlin RP, et al. Systemized orthodontic treatment mechanics. St. Louis: CV Mosby, 2001；P.81 より引用改変）。

### 正しくないアーチワイヤーの拡大方法

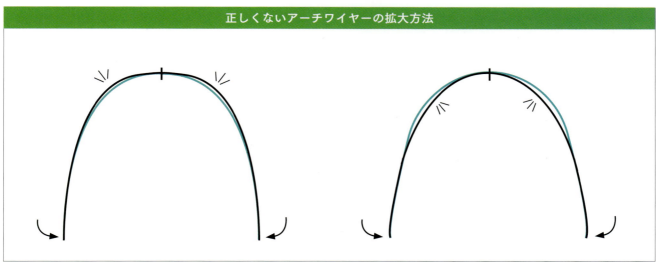

図 3-38　アーチワイヤーの最遠心部分を再度狭めてみたとき、元のアーチフォームにならなければならない（McLaughlin RP, et al. Systemized orthodontic treatment mechanics. St. Louis: CV Mosby, 2001, P.81 より引用改変）。

　アジア人には、一般的にアーチフォームの中ではスクエアが適している。最近は顔が小さくなり欧米的な外見を好む人が増えているので、この場合はオーボイドを使用する。顔が小さい患者の場合、スクエアアーチフォームにすると「前歯部が平面的に見える」「補綴物のようだ」「遠近感がない」といった不満を口にする人もいる。そのとき、オーボイドアーチフォームにすれば前歯部から臼歯部にかけて立体感のあるようにすることができる。テーパーはアーチがとても狭いため、アジア人では使用することはまれである。

　バッカルコリダー（buccal corridor）は、正面のスマイル写真で歯の両側の空いている空間（唇の端と犬歯で挟まれた三角形の影になる部分。小臼歯から大臼歯にかけて徐々に暗くなって消えていくのが審美歯科的に理想的と言われている）である。この空間が広すぎても、狭すぎても魅力的ではない。バッカルコリダーが大きすぎると老けて見え、フルスマイルが欠けたように見える。逆に、小さすぎると入れ歯のように人工的に見える。したがってバッカルコリダーを考慮して治療計画を立てるとき、コリダーの大きな患者は非抜歯で上顎の拡大によって治療するのが良く、小さな患者は抜歯をして減らせばよい（もちろんこれはバッカルコリダーについてだけの考え方であり、その他の要素も考慮しなければならないのは言うまでもない）。**図 3-39** に矯正治療後得られた理想的なバッカルコリダーを紹介する。

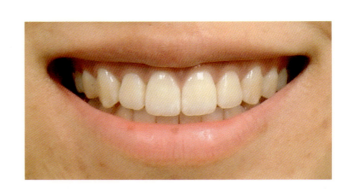

図 3-39　矯正治療後の審美的なバッカルコリダーの量。

## 12. "old bone"の対処法

　抜歯した直後、抜歯窩はヒーリング期間をおくことで治癒する。SECTION Iの図2-19で、レースバックを利用して抜歯直後のRAP（P. 51、Q&A参照）を最大限に活用するケースを紹介した。抜歯直後には抜歯窩の生化学的な活性が活発で、顕微鏡レベルでは細胞の新陳代謝（メタボリズム）が活発で、この部位に歯は移動しやすいが、時間が経過すると活性が落ちることになる。抜歯後1年が経過すると抜歯窩の骨は"old bone"に変わってしまい、抜歯空隙の閉鎖が難しくなる（図3-40）。

　よくあるold boneの例として、10年以上経った古いブリッジの下方の骨がある。患者がブリッジを除去して、5̄のスペースの閉鎖を望んでも、すでに"old bone"になった部位を閉鎖する計画は非常に難しい（図3-41）。

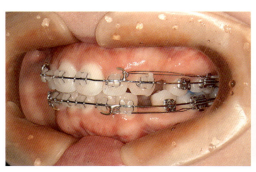 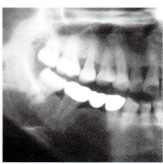

図3-40　1年を経過した抜歯窩はold boneになる。1年以内に最大限に空隙を閉鎖しなければならない。

図3-41　抜歯後10年経過したブリッジ下方のパノラマエックス線像。すでにold boneになっており、この空隙を閉鎖するのは、非常に難しい治療計画になるはずである。

## 13. スライディングメカニクスを利用した空隙閉鎖時、ブラケットが脱落して再レベリングが必要なときに、空隙閉鎖も継続する方法

　空隙閉鎖中にブラケットが脱落した場合、再装着後、より柔らかいTMAやNiTiレクタンギュラーワイヤーに代えなければならない場合がある。このときワイヤーを代えて矯正力をかけるのを中止すると、努力して閉じた空隙が再び広がる状況になる。また、あまり時間が経過しないうちに、抜歯窩がold boneに変わるのを避けるために、抜歯空隙は迅速に閉じなければならない状況である。このとき、どうしたらずっとスライディングメカニクスを持続できるか？

　そのためにはワイヤーをレクタンギュラーNiTiやレクタンギュラーTMAに代えたとき、6̄と7̄を8の字結紮し、抜歯空隙のアーチワイヤーにレジンボールあるいはクリンパブルフック（crimpable hook）を設置して、エラスティックスレッドでレジンボールあるいはクリンパブルフックの前方から結紮すれば、矯正力をつづけてかけることができる（図3-42、43）。空隙の閉鎖中、しばらくパワーレベリングの段階（P.66〜67参照）に戻ると考えてもよい。

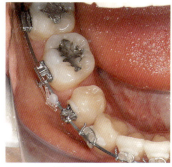 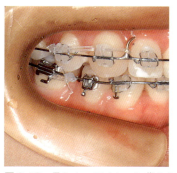

図3-42　6̄と7̄を8の字結紮して、6̄からレジンボールにスレッドをかける。

図3-43　柔らかいワイヤーに代えたとしても、抜歯空隙を継続的に閉鎖することができる。レベリングと空隙閉鎖を同時に行っている。

## 14. 最後に残った1〜2mmの抜歯空隙の閉鎖が困難な場合は

空隙閉鎖の際、最後に残った1〜2mmの空隙が閉じない場合がしばしばある。原因として以下の場合がある。
❶ 治療期間が長びいて抜歯した部分の骨が old bone になった場合
❷ 歯軸のアンギュレーションが、歯根の並行性（root parallelism）が良好ではなく、歯冠より歯根が先に接触して動かない場合

犬歯のアンチティッピングアンギュレーションにより歯根が接触して抜歯空隙が閉鎖しないことがある（図3-44）。歯根の平行性を確認しなければならない。

最後に残った抜歯空隙の閉鎖のためにできる方法は、次のとおりである。

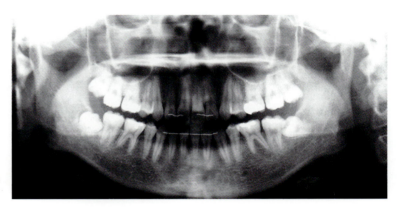

図3-44　|3と|5の歯根が接触して、抜歯空隙が閉鎖できない。

### 1）最後の1〜2mmの抜歯空隙の閉鎖が困難な場合はループメカニクスを使用する

著者はダブルキーホールループを主に使用する。ダブルキーホールループには2つのアクチベート方法がある。シンチバック（図3-45：下顎）とタイバック（図3-45：上顎）である。シンチバックはチューブの後方で、すぐにワイヤーを曲げアクチベートする。しかし、ボンディングされたチューブが脱落する可能性があるので、チューブの脱落が心配ならば最も太い.012 inch（0.30mm）リガチャーワイヤーを用いてタイバックを使用する。

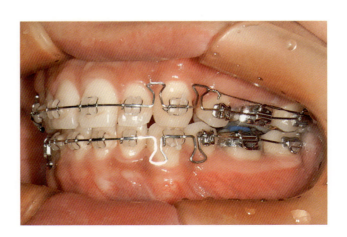

図3-45　ダブルキーホールループを下顎はシンチバックで、上顎はタイバックでアクチベートした。

## 2) 強い矯正力をかける（300〜400g）

強いエラストマー（強いパワーチェーン、.030 inch（0.8mm）パワーチューブ）を使用（図3-46）。
歯の移動に必要な力の閾値を超えて、抜歯空隙を閉鎖する（図3-47）。

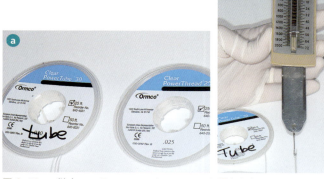

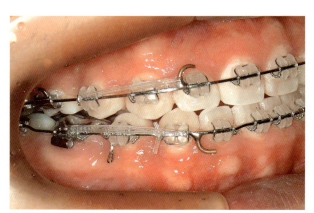

図3-46a　従来のエラスティックスレッドと異なり切れにくく、また強い力を発揮できるOrmco社の.025 inch（0.6mm）パワースレッドと.030 inch（0.8mm）パワーチューブ。
図3-46b　パワーチューブは1.0kg以上もの力を発揮できる。

図3-47　最後に少し残った抜歯空隙を閉鎖するため、パワーチューブを使用して強い矯正力をかける。

## 3) 単純RAP法

　歯の移動速度を早くするため、歯槽骨に傷をつけ、骨代謝を上げる方法である。いろいろな方法があるが、著者は簡単に歯科矯正用アンカースクリューを利用した方法を好む。アンカースクリューを移動させたい歯の周りの歯槽骨に（通常3〜6ヵ所）埋入したり除去したりする。つまり、その周囲の歯槽骨を抜歯直後の状態のようにするのである（図3-48a）。このときにRAP効果を最大限にするため、頬舌側の両側で行うことを勧める。
　歯槽骨が薄いときは長めのアンカースクリューを用いて頬側から入り、バイコーティカル（bicortical）で行

う（図3-48b）。
　歯槽骨が厚いときは頬舌側両側からアプローチしてバイコーティカルRAPを行う（図3-48c）。この方法で注意すべき点は、スクリューが破折しないように気をつけることで、著者は通常直径1.3mmのスクリューを使用するが、RAPのときは直径1.5mmのものを使用する。また施術6ヵ月くらい経過するとさらに硬いold boneになるため、可能なかぎり迅速に歯の移動を行わなければならない。

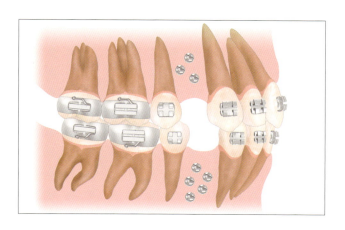

図3-48a　単純RAP法。抜歯空隙の頬舌側の歯槽骨の3〜6ヵ所にアンカースクリューを埋入したり除去したりして骨に刺激を与える。

SECTION2 矯正歯科臨床一般

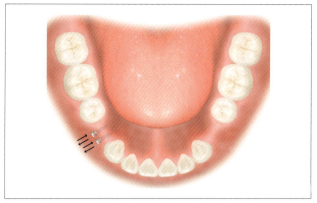

図 3-48b 抜歯空隙の歯槽骨が薄いときは、頬側アプローチだけでバイコーティカル RAP を行う。

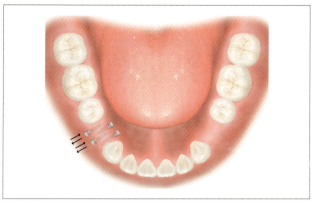

図 3-48c 抜歯空隙の歯槽骨が厚いときは、頬舌側からアプローチしてバイコーティカル RAP を行うこともできる。

### 臨床テクニック 7　単純 RAP 法

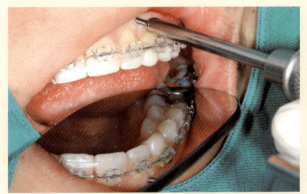

図 3-49a 歯の移動を促進させたい歯の周囲の歯槽骨に歯科矯正用アンカースクリューを埋入する。

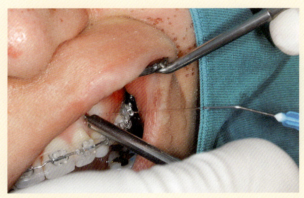

図 3-49b 注水下でアンカースクリューを埋入すると、摩擦熱による歯槽骨の損傷が少ない。

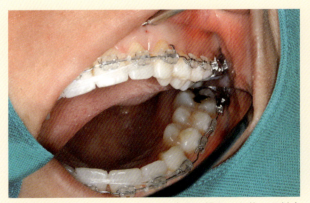

図 3-49c アンカースクリューを完全に埋入した後、反対方向に回転させてアンカースクリューを外す。

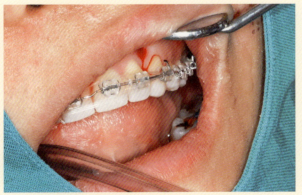

図 3-49d 単純 RAP 法では、このような方法でアンカースクリューの埋入と除去を繰り返す。

いくつかの埋入窩を作るために何本もアンカースクリューを用いる必要はない。1 本のアンカースクリューで可能である。

## Chapter 4

# より輝く笑顔に；
## incisor showing と smile arc

# より重要度が高まる incisor showing；美しい笑顔をつくるために

　スマイル時の上顎前歯の露出量（incisor showing）は、矯正医がスマイルデザイナーとして考慮しなければならない必須の要素である。Incisor showing は口元の突出の改善などで見られる横顔の前後的な変化よりも患者は大きく変化を感じるので、臨床的には重要である。特にⅢ級患者ではもともと上顎前歯の露出量が小さいので、治療後、上顎前歯の露出量が増えれば、まるでⅢ級がかなり改善されたかのように見え、incisor showing の概念はⅢ級患者では特に重要である。

　Zachrisson、Sarver、Ackerman が incisor showing に関する論文を発表している[Ⅱ-4〜6]。Zachrisson は、患者の顔を正面から評価することを重要視した。特に真正面から見たとき、上顎前歯の歯が下唇に沿ってカーブしたラインを示すのが最も美しく、これを"理想的な（調和した）スマイル（consonant smile）"とする。これとは異なり、上顎前歯の歯列が平らであったり、むしろ下唇のラインと逆向きに反っている場合、"フラットスマイル（flat smile）"あるいは"リバーススマイル（reverse smile）"とする（図4-1）[Ⅱ-7、8]。

　Vig RG and Brundo GC[Ⅱ-9] の論文によると、人は加齢とともに下顎安静位で上顎前歯部の露出量が減少して、下顎前歯部の露出量が増加する。上顎前歯の露出の減少量は10年につき約1mmである。つまり、子どもと老人の前歯の露出量は異なるものである（表4-1）。

　スマイルには2種あり、意識的なスマイル（posed、voluntary smile、social smile）と無意識的なスマイル（自然なスマイル。unposed involuntary and spontaneous smile）がある。矯正医が治療するとき、目標にするのは無意識に笑いがわき起こったときのスマイルではなく意識的な社交的なスマイルである（図4-2）。

　Sarver は、笑うとき若干の歯肉が露出するのは若くて健康に見える要素であるため、審美的に重要であると述べた[Ⅱ-10]。歯肉の露出量は、女性が男性より平均的に多い。

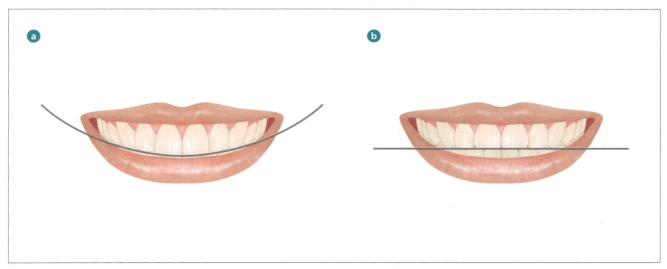

図4-1a、b　ⓐは理想的なスマイル、ⓑはフラットスマイル、下唇に沿ってカーブした形のほうが審美的である。

表 4-1　前歯部の露出量（Vig & Brundo の論文[II-9] より）

| 年齢（歳） | 上顎中切歯（mm） | 下顎中切歯（mm） |
|---|---|---|
| 〜 30 | 3.4 | 0.5 |
| 30 〜 40 | 1.6 | 0.8 |
| 40 〜 50 | 1.0 | 2.0 |
| 50 〜 60 | 0.5 | 2.5 |
| 60 〜 | 0.0 | 3.0 |

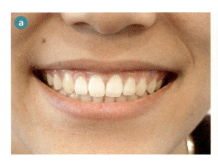
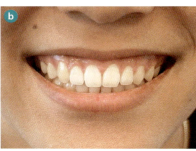

図 4-2a、b　ⓐは人前で意識的に笑うポーズ型のスマイル、いわゆるソーシャルスマイルで、ⓑは無意識に笑いがわき起こったときのスマイルである。無意識なスマイルのほうが歯肉の露出量が多い。

模型を用いて咬合平面の傾斜を考えてみると、図 4-3 〜 5 のとおりである。三次元的な模型により、正面でスマイルに変化（一定の動き）があることがわかる。

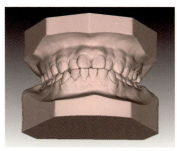
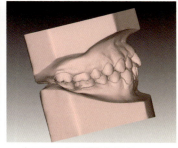

図 4-3　平坦化された咬合平面：リバーススマイル。

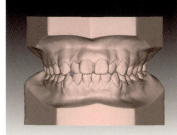
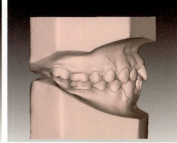

図 4-4　フラットスマイル。

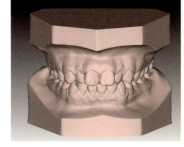
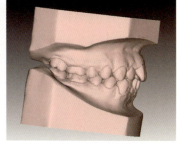

図 4-5　急峻な咬合平面：理想的なスマイル。

SECTION2 矯正歯科臨床一般

## ガミースマイルに関するQ&A

**Q** 10代半ばの少女の母親が、歯肉が見えるので見えないようにしてほしいと来院したとき、術者がしなければならないことは何でしょう？

**A** 教育である。10代半ばでは2〜3mmのガミースマイルは正常であり、10年に1mmずつ歯肉の露出量は減っていくことを教える。これを無理やり見せないようにすれば、かえって成人になると老けて見えるようになる。もちろん5mm以上の重度のガミースマイルは矯正治療を勧める。

図4-6は他院で治療し、相談に来院した20歳女性で、ガミースマイルを主訴として外科的矯正治療を行った症例である。上顎骨のオーバーインパクションによって、レストポジション（rest position）で上顎前歯がまったく見えなくなってしまい、かえってもっと老けて見えるようになり審美性を悪化させた症例である。レストポジションでの上顎前歯の露出量 U1 to stomion の平均値は＋2〜3mmであるが、図の患者はむしろマイナスの値を示している。笑っても歯が見えなくなり、まさにこのchapterのタイトル"より輝く笑顔に"に反する症例だと言える。

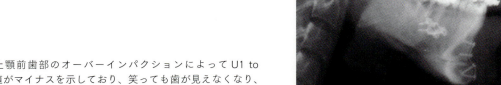

図4-6 上顎前歯部のオーバーインパクションによってU1 to stomion値がマイナスを示しており、笑っても歯が見えなくなり、審美的にはむしろ悪化した結果になった。

83

ガミースマイルの患者の場合、上顎前歯の遠心移動を行えば、ガミースマイルが減少する傾向にある。その理由はガミースマイルの患者は唇側傾斜している上顎前歯に沿って上唇が翻転している場合が多く、上顎前歯を牽引すると、上唇の翻転が減少しガミースマイルが改善するのである。

　非抜歯患者でガミースマイルの場合、咬合平面を平坦化させれば、ガミースマイルを改善することができる。Ⅲ級ゴムを長期間使用すると、咬合平面が平坦化される。

　Ⅲ級患者は一般的に、incisor showing が不足している傾向にある。このような状況で incisor showing についての考慮なしに臼歯部をⅠ級の咬合に改善しようとすると、Ⅲ級ゴムを使用することになる。Ⅲ級ゴムを使いすぎると、前後方向に歯の咬合はうまく合わせることができるかもしれないが、咬合平面が平坦化され（図4-8）incisor showing がさらに減少して、審美的にはむしろ悪化する場合が多い。図4-7、8は矯正治療でより良い咬合を得たが、スマイル時の審美性はかえって悪化した症例である。Ⅲ級ゴムを使用する際には、必ず incisor showing を考慮しなければならない。

図 4-7

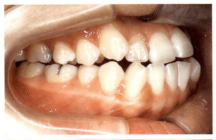
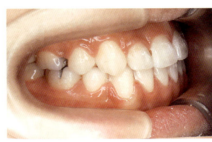

図 4-8

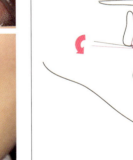

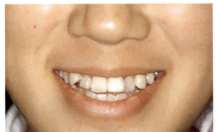
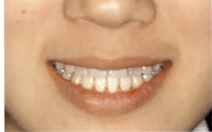

図 4-7、8　incisor showing の観点で失敗した症例。Ⅲ級患者で、Ⅲ級ゴムを積極的に使用して咬合を改善した。だが、長期間Ⅲ級ゴムを使用したため咬合平面が平坦化され、下顎前歯が挺出して前歯の露出量が減少した（リバーススマイル）。

　Ⅲ級患者では上顎前歯部が適度に露出すると、Ⅲ級の程度が減少して見えるので、このような患者にとっては上顎前歯の露出量の適切な調節が重要なポイントとなる。一般に矯正医は側貌の改善にのみ留意して下顎前歯をレベリングしようとするが、それよりも、正面で上顎前歯の露出量を増やすことで、よりⅢ級が改善して見える。このような概念でⅢ級メカニクスを適用し、スマイルエステティックを改善するために開発されたものが Paik 式改良型リップバンパーである[11-11]（図4-10、14、15）。

　次は19歳男性の骨格性Ⅲ級患者で、咬合面が平坦化し、上顎前歯の露出量が不足している症例である（図4-9）。U1 to stomion 値がほぼ0に近く、咬合平面が平坦化していた。歯を観察した結果、ほぼ下顎歯だけ見えることを確認した。Paik 式のリップバンパーを使用して治療を行った。

SECTION2 矯正歯科臨床一般

【初診時】

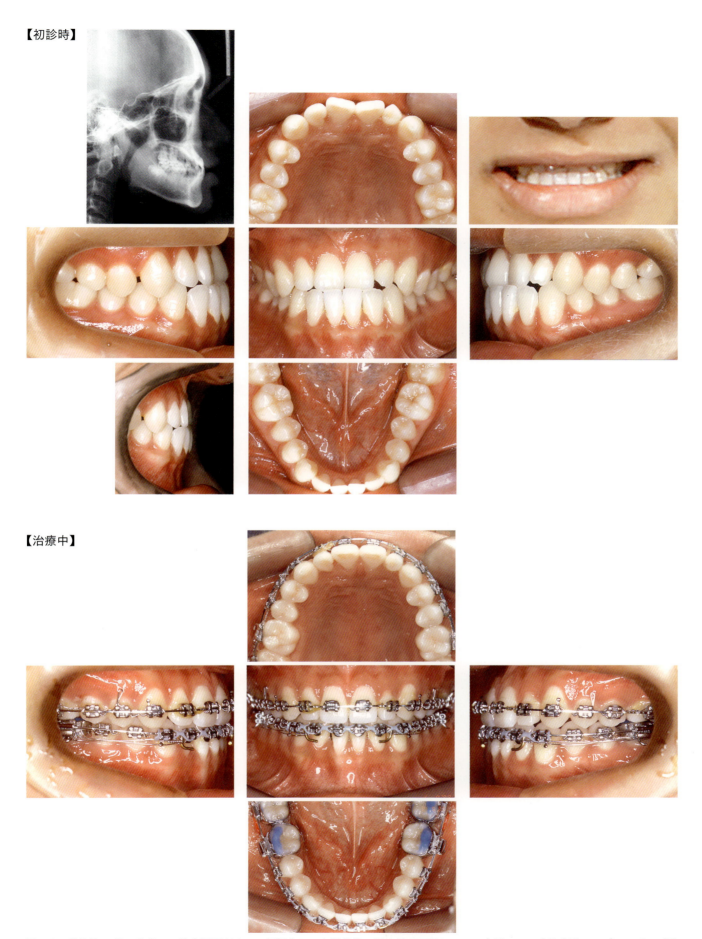

【治療中】

図4-9 骨格的Ⅲ級の患者で、咬合平面がすでに平坦化し、上顎前歯の露出量が不足している症例。Paik式改良型リップバンパー（図4-10）を使用することにより上顎前歯の露出量を増やした。

改良型リップバンパーを使用することにより、Ⅲ級用三角ゴムによる力で臼歯関係を改善しながら、上顎前歯の露出量を増やすことができる[11-11]。また、下顎前歯部に直接顎間ゴムがかからないため、下顎前歯の挺出を防止できる。リップバンパーは着脱が可能であり、顎間ゴムを使用する場合にのみ用いる（図4-10）。

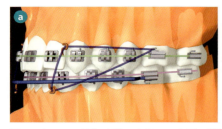
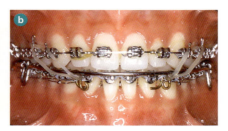

**図4-10a、b**　最初は ⓐ のように三角形に顎間ゴムをかけるが、臼歯関係が改善されれば垂直ゴムだけ使用するようにする（ⓑ）。また、Ⅲ級ゴムを使用しても、垂直ゴムを使用してもリップバンパーから使用することになり、下顎前歯が挺出されない。

　6|6 にはバンドにリップバンパーを装着することができるチューブを装着した。リップバンパーは1.0mm SSワイヤーで製作し、下顎側切歯と下顎犬歯あたりにフックがついている。治療後、下顎は時計回りに回転し、フラットな咬合平面も改善された。上顎前歯は挺出され露出量が増えた（図4-11〜13）。

【治療後】

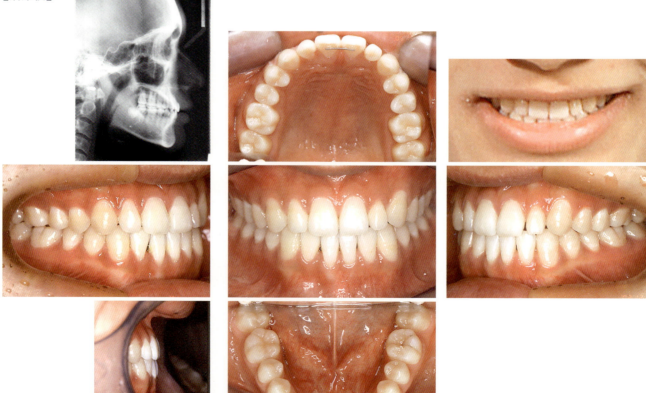

図4-11

SECTION2 矯正歯科臨床一般

【治療前後の比較】

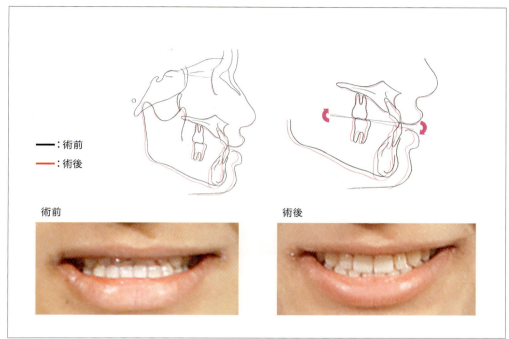

図4-12 上顎前歯が挺出されて露出量が増加するとともに、下顎が時計回りに回転した。したがってⅢ級傾向がかなり改善されているようにみえる。

【治療後2年9ヵ月】

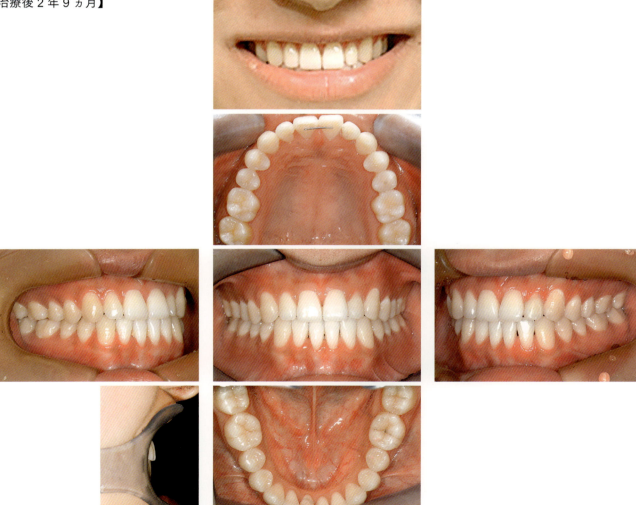

図4-13

87

次の症例も改良型のリップバンパーを利用して上顎前歯の露出量を増加させた症例である（図4-14）。軽度のⅢ級で、上顎の犬歯と第一小臼歯に顎間ゴムを掛けた。このように前後的な（anterior-posterior）力が弱くても済む場合は顎間ゴムを short class Ⅲ で使用する。

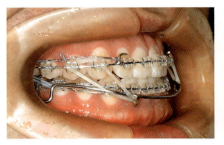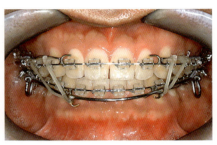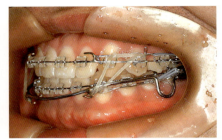

図4-14　上顎前歯の露出量を増加させるために、Paik 式リップバンパーを使用して、short class Ⅲ ゴムを使用した。

改良型リップバンパーを使用して上顎前歯の露出量を増加させる方法を説明する。$\overline{6|6}$ にリップバンパー用チューブにフックが付いた Paik 式リップバンパーを装着し、そのフックから三角ゴムを使って上顎前歯の挺出と同時にⅢ級関係の改善を図る。その間、下顎にはリバースカーブオブスピーを付与して下顎前歯を圧下させることができる（図4-15）。

しかし、三角ゴムは臼歯関係の改善能力は弱いため、症例によってⅢ級方向のベクトルがより必要な場合は、強めのⅢ級ゴムを用いればよい。リップバンパーからゴムをかけるので300g以上の強い力で掛けても下顎臼歯に力が加わるので問題ない。また、Ⅲ級ゴムを長く使ってもリップバンパーにゴムを掛けるので図4-7、8の症例のように下顎前歯を挺出させることはない。

Paik 式改良型リップバンパーのもう一つの使い方としてⅢ級患者の顎整形的な治療がある。夜間にはフェイスマスクを装着して治療が行われるが、日中は装着しにくいため、日中には Paik 式の改良型リップバンパーを装着して上顎の RPE との間で強めの顎間ゴムを使用すれば、一日中Ⅲ級の治療をすることができる（P.109、110 参照）。

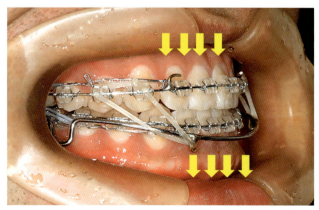

図4-15　上顎前歯は三角ゴムによって挺出され、下顎前歯は下顎ワイヤーのリバースカーブオブスピーによって圧下される。

## 1. フェイスマスクを利用した incisor showing の増加

フェイスマスクの前下方牽引は前歯の露出量を増加させる。顎外力（extra-oral force）であるため、反作用がない。下顎にリバースカーブを付与しながらフェイスマスクを使用すれば、上顎前歯の露出量が増加される（**図4-16、17**）。もしリバースカーブを付与しなければ、上顎前歯の挺出によって咬合性外傷が発現するので注意する。このとき、小臼歯部にバイトレジンを盛り、前歯部のバイトをオープンにしておくと効率よく上顎前歯を挺出させることができる。.019×.025 SS ワイヤー上で片側 300g 以内の力で牽引できる。

骨格性 III 級不正咬合で、顎整形的な目的で使う上顎急速拡大装置（rapid palatal expansion：RPE）でかける牽引力（600～800 g）より、この場合は弱い力をかける。歯の移動を目的とする矯正歯科治療に使用する場合には、矯正装置によって歯根膜腔（periodontal ligament space：PDL）が拡大されるので歯に弱い力をかけなければならない。

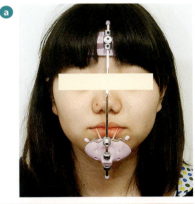

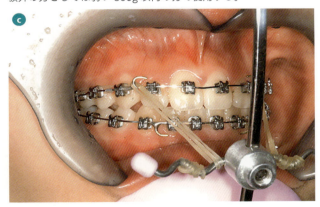

図 4-16a〜c　ワイヤーを装着している状態でも上顎前歯の露出量を増加させるために、フェイスマスクを使用することができる。顎外の力としては弱い 300g 以内の力で使用する。

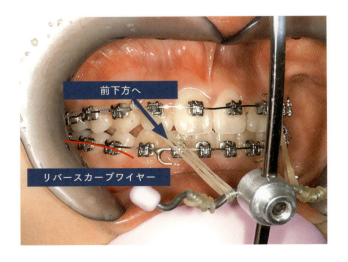

図 4-17　上顎前歯はフェイスマスクによって前下方に移動し、下顎前歯はリバースカーブワイヤーによって圧下する。

## 2. 非対称を確認する方法

非対称を確認するときはチェアを起こし、術者は患者と正面に向き合って座り非対称を確認する。このとき確認するのは正中線、咬合平面、口唇の非対称性、口角の下垂、スマイル時の口角部の非対称である。Incisor showing やスマイルアーク（smile arc）も観察する。正面から患者を観察するだけでなく、著者は患者を仰向けに寝かせておき、頭の上方からも非対称を観察するようにしている（図4-18）。正中線、オトガイは正面からも観察するが、患者の頭の上方からも観察する。正中線を合わせるための修正方法として、次のようなことがある。

＜正中線の不一致を修正する方法＞

❶ 顎間ゴムによる修正方法

少量の咬合平面のキャント（cant）は、顎間ゴムの多様な使用によって改善できる。顎間ゴムによる正中線の修正にはいろいろな方法があるが、正中線の偏位方向と咬合面のキャントの方向を考慮して適切な方法を選択しなければならない。場合により4つの方法が考えられる（図4-20～23）。

❷ 歯科矯正用アンカースクリューを使用する方法（図13-8～12参照）

キャントの度合いが大きいときは、アンカースクリューを利用して改善できる。

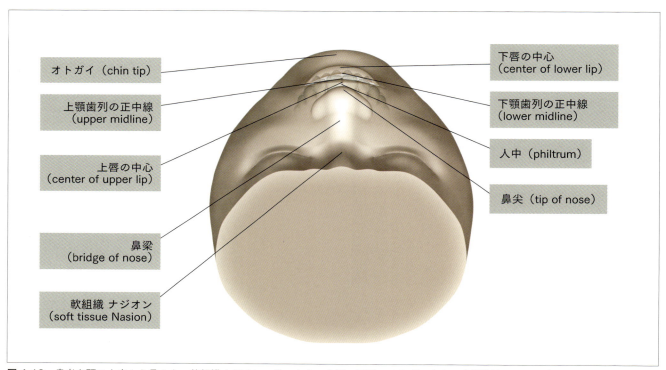

図4-18　患者を頭の上方から見ると、軟組織ナジオン、鼻、人中、上唇、下唇、オトガイなどの非対称性がもっと容易に観察できる。

## 3. 顎間ゴムによる正中線およびキャントの修正

正中線を修正するときは垂直方向への力を考慮して使用する。臼歯は咀嚼力があるため、垂直方向への力の影響が小さく、正面から見える前歯部が主に影響を受けることになるため、正面から見えるキャントを考慮し（図4-19）、顎間ゴムを用いるべきである。

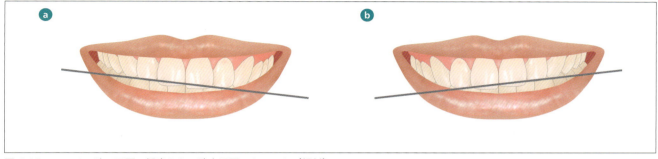

図4-19 スマイル時に正面で観察される咬合平面のキャント（傾斜）。

### 1) ULLR 正中線（upper left/lower right）－ RHLL キャント（right high/left low）

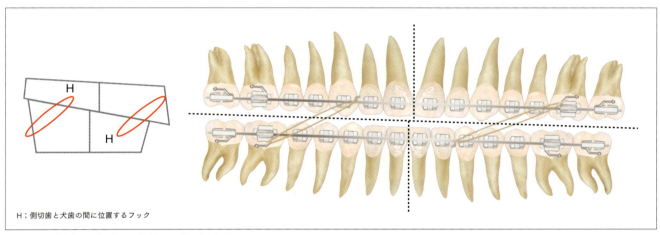

図4-20 右側はⅡ級ゴム、左側はⅢ級ゴムを用いている。

### 2) ULLR 正中線（upper left/lower right）－ RLLH キャント（right low /left high）

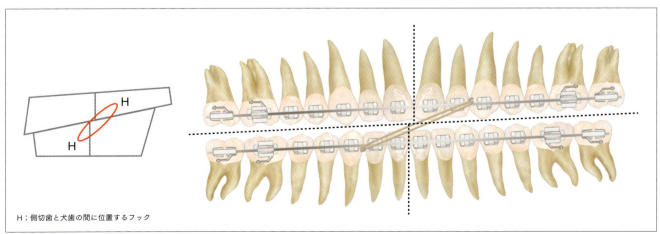

図4-21 正中線を通るゴムを用いている。

## 3）URLL 正中線（upper right/lower left）－ RHLL キャント（right high /left low）

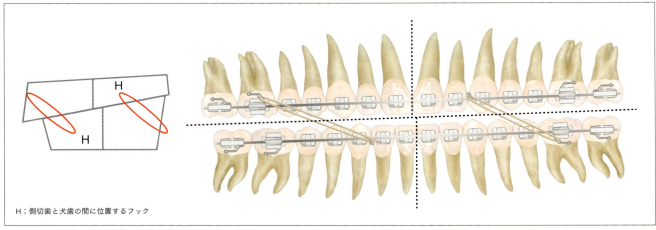

図 4-22　右側はⅢ級ゴム、左側はⅡ級ゴムを用いている。

## 4）URLL 正中線（upper right/lower left）－ RLLH キャント（right low/ left high）

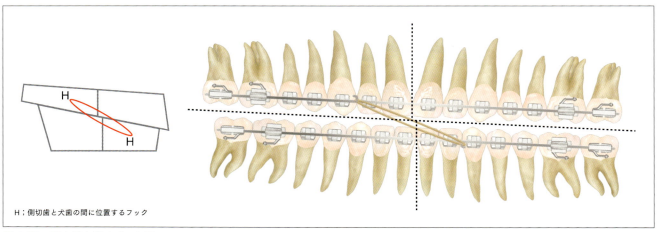

図 4-23　正中線を通るゴムを用いている。

　キャントが問題ない場合には 1）、2）または 3）、4）の順に顎間ゴムを交互に使用すれば、すべての臼歯部咬合面が傾いていない状態にすることができる。
　しかし、正中線やキャントの偏位が大きい場合は、顎間ゴムより歯科矯正用アンカースクリューを積極的に使用するほうが良い（図 13-7 ～ 13 参照）。顎間ゴムを使用する場合には相対的な動きが発生するので、正中線の問題を上顎または下顎部のみで改善させることはできない。アンカースクリューを使用すると、問題の原因そのものを改善して治療することができる。

## Chapter 5

# 咬合平面と下顎下縁平面の
# コントロール；
## 成長期の患者の顎整形的な治療と
## 同じ効果の治療

矯正歯科医は歯列の変化を通じて顔貌を変化させること（顎顔面整形的効果）ができると信じているだろうか？　著者の答えは「yes」である。「米国矯正歯科学会ジャーナル」も最初は"AJO（American Journal of Orthodontics）"だったが、時が経つにつれ"AJO-DO（American Journal of Orthodontics and Dentofacial Orthopedics）"に変わった（**図 5-1**）。それだけ歯列の矯正と顔貌は関連が深いということが認識されるようになったということである。しかし、皮肉にも現代になって顎整形的アプローチを行う矯正歯科医は減少している。矯正歯科医は歯のレベリングだけでなく、顎整形的見地からも考慮して治療計画を立てなければならない。Rickettsは、"矯正歯科医は歯列を道具として用いて顔貌の審美性を改善させる専門家である"と述べた。

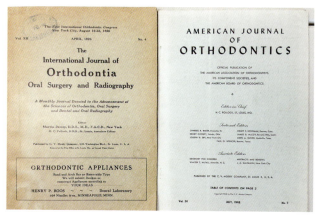 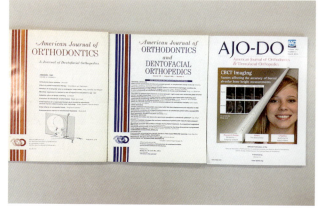

図5-1　米国矯正歯科学会ジャーナルの表紙タイトルの変遷。タイトルは顎顔面整形学を追加することに変わってきたものの、皮肉にも現代になって顎整形的アプローチを行う矯正歯科医は減少した。著者は矯正歯科医は歯列の矯正だけでなく、顔貌の審美性を考慮した治療をしなければならないと考える。

以下に典型的な顎整形的な治療を行った2症例を提示する。

### 症例A：口元の突出とオトガイ部の後退を伴うハイアングルⅡ級症例

通常ハイアングルの場合、下顎骨の時計方向の回転を伴い図5-2に示したようにオトガイ部が後退することになる。この症例では口元の突出とオトガイ部の後退がみられる（**図 5-3**）。一期治療として上顎骨の前方と下方の成長発育をコントロールするためにトイシャー装置（Teuscher appliance: Stöckli appliance）を使用した。この装置は上顎歯列全体に圧下の力が加わるように設計されたが、TPAとハイプルヘッドギア（high-pull headgear、以下HPHG）を使用してもさほど変わりはないだろう。約2年間、一期治療を続けた。

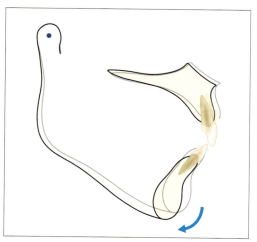

図5-2　ハイアングルの場合、下顎骨が時計回りに回転しながら下顔面高が長くなり、下顎骨が後退している。

【初診時】

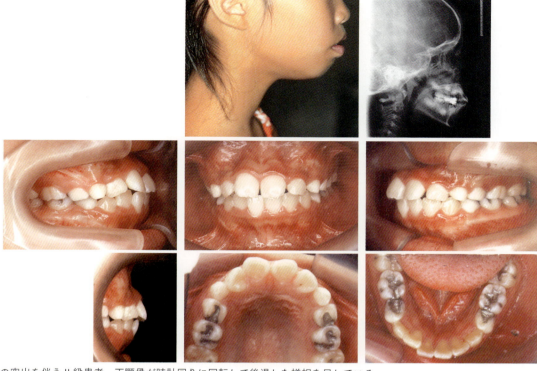

図5-3　9歳女性。口元の突出を伴うⅡ級患者。下顎骨が時計回りに回転して後退した様相を呈している。

　二期治療ではHPHGを使用し続けながら、抜歯後にダイレクトボンディングシステムで矯正治療を続けた。HPHGは必ずトランスパラタルアーチ（trans palatal arch、以下TPA）と併用する。その理由は、第一大臼歯の口蓋側咬頭の挺出を防止するためと、舌の力による圧下力を期待している。TPAはあらかじめ口蓋との間に2～3mm隙間を作って装着することにより、舌の押す力によって圧下を期待できる。しかし、あまり隙間を大きくすると違和感が強くなるので注意が必要である（図5-4、図6-5）。

　上顎の前下方の成長の抑制に成功し、矯正治療が終了した。しかし、装置を長い期間装着したにもかかわらず、下顎下縁平面角は小さくならなかった（図5-5、6）。

【二期治療】

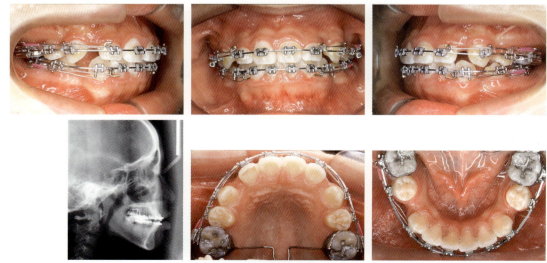

図5-4　二期治療；抜歯後、抜歯空隙を閉鎖している。TPAを装着してHPHGを使用した。

【治療後】

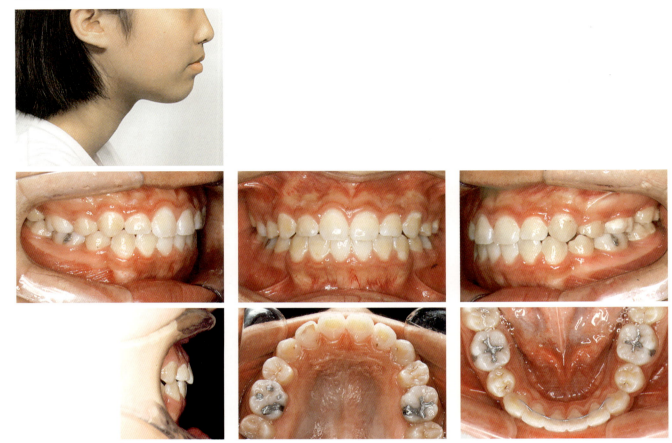

図 5-5　治療後；I 級咬合が得られた。

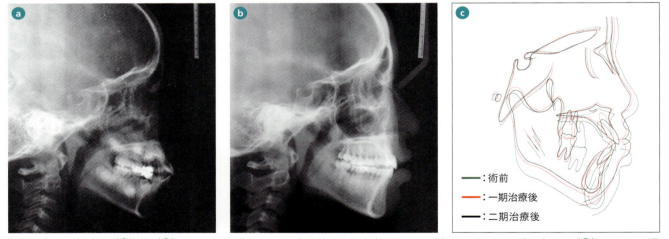

図 5-6a〜c　治療前（a）後（b）のセファログラムと、一期治療と二期治療のセファログラムトレースの重ね合わせ（c）。HPHG を長期間使用したにもかかわらず、下顎下縁平面角が減らなかった。

　ここでわれわれは、もし重度のハイアングル、バードフェイス（bird-face：鳥貌）の患者で、もし下顎下縁平面角を閉じることができたら、顔貌の変化を著しく起こすと考えることができる。これは以前から矯正歯科医たちが成し遂げたかった宿願だった！ HPHG では不十分であったが、歯科矯正用アンカースクリューの登場により、このような変化が可能になった。

### 症例 B：上顎骨の劣成長を伴う骨格性 III 級の反対咬合

次の症例は 11 歳 8 ヵ月、女性。骨格性 III 級の不正咬合である。前歯部の反対咬合と、咬頭嵌合位－中心位間のディスクレパンシー（ICP-CR discrepancy）を示す（図 5-7）。

【初診時】

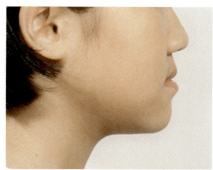
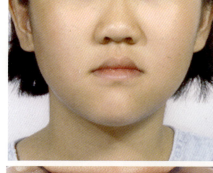
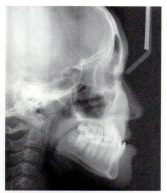
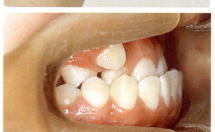
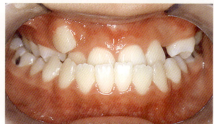
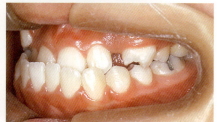

図 5-7　骨格性 III 級不正咬合。

　上顎急速拡大装置（rapid palatal expansion：RPE）とフェイスマスクを利用して治療した。牽引力は片側で 800g（1/4 4oz、1/4 6oz）とした。Turley PK[11-12] によると、口蓋拡大は口蓋正中縫合部の細胞反応を起こして、フェイスマスクによる上顎骨の前方牽引の反応を活性化するとしている。この現象も RAP 効果と関連がある。RPE から直接フェイスマスクで前方に牽引すれば、臼歯部が前方に出て前歯部に叢生を引き起こしかねないが、RPE から前方にアームを延長し、フェイスマスクで牽引すれば、前歯も一緒に前方に力を受けてフレアリングされるため、叢生を防止することができる。

　もしフェイスマスクの装着中に顎がすれたり、汗が気になる場合にはチンキャップのあたる部分にハンカチ等を当てて使うと、汗を吸収してキャップによる刺激を軽減できる。

著者は臼歯部のクロスバイトを改善するためにジャンピングプレートを使用した。しかし、最近はこの装置の代わりに、咬合面にバイトレジンを添加して咬合挙上している。クロスバイトが軽い場合には、特別な装置を用いなくても反対咬合を改善することができる。なぜなら、人間は一日のうち歯を咬合させている時間は長くないからである。6ヵ月間の一期治療直後（**図5-8**）、二期治療終了時（**図5-9**）、保定後1年（**図5-10**）の図を示す。

【一期治療終了時】

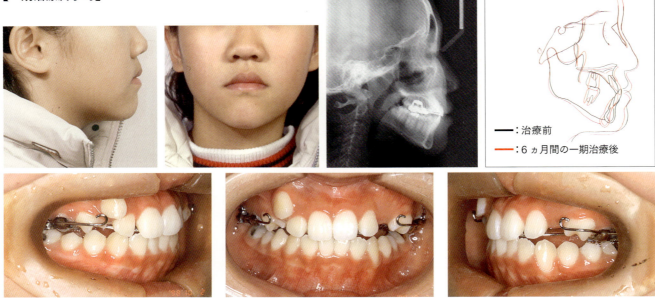

図5-8　6ヵ月間の一期治療の直後。治療前と一期治療直後のセファログラムトレースの重ね合わせを見ると、反対咬合の改善とともに下顎骨が時計方向に回転したことがわかる。

【二期治療終了時】

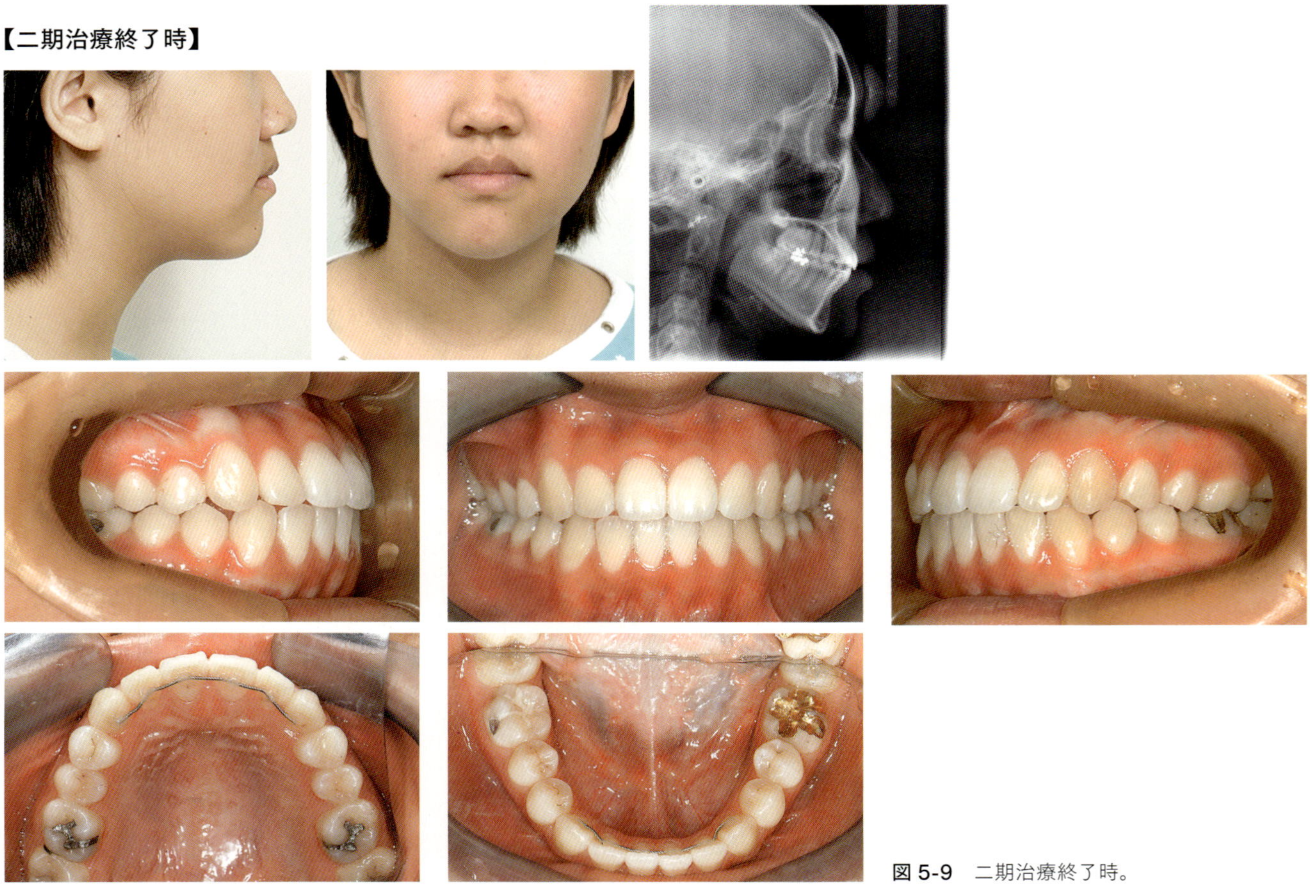

図5-9　二期治療終了時。

## SECTION2 矯正歯科臨床一般

【保定後】

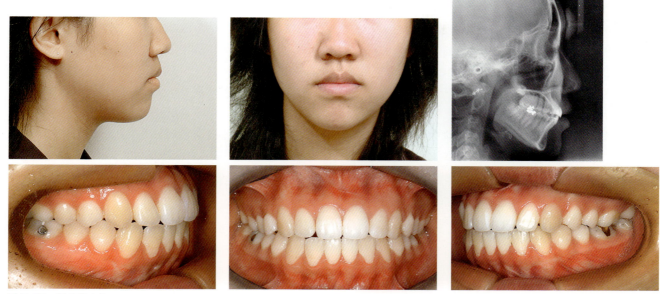

図 5-10 保定後 1 年。

　図 5-11 は、図 5-3、7 の 2 症例のそれぞれの動的治療後のセファログラムである。これら 2 症例（治療前）の一方はアングル II 級で、もう一方は III 級であった。どちらの症例が II 級であり、III 級であったのだろうか？

<症例 A>

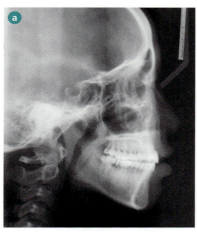

<症例 B>

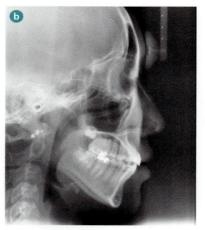

図 5-11a、b　図 5-3、7 の 2 症例の治療後のセファログラム。それぞれ治療前の骨格を想像してみていただきたい。顎整形的治療のおかげで、治療後のセファログラムだけでは治療前にはどちらが II 級だったのかわかりにくい。

治療終了後のセファログラム(図5-13)だけを見ると、症例AがⅢ級、症例BがⅡ級のようであるが、意外にも逆で、初診時は症例AがⅡ級、症例BがⅢ級であった。

つまり矯正治療を通じて歯列の移動だけでなく、顎骨自体に力が加わり顎整形的変化が起こったのである。まるで上顎骨に取っ手を付けて、前下方の成長を抑制する方向に引っ張るように顎整形力を加えたり（ⓐ～ⓒ）、上顎骨を前下方に引っ張るように顎整形的な力を加えながら（ⓓ～ⓕ）治療した（図5-12）。まさにこのchapterの冒頭に引用したDr. Rickettsの"歯列を道具として用いて顔貌の審美性を改善させる…"のとおりである。

そしてⅢ級症例では抜歯せず、上顎骨を最大限前方に牽引し、上顎骨と上顎歯列のボリュームを大きくした。Ⅱ級症例ではハイプルヘッドギアで上顎骨の下方成長を防ぎながら、二期治療では小臼歯を抜歯して上顎骨と上顎歯列のボリュームを減らし、調和のとれた顔貌になるようにした（図5-15、16）。図を見ると治療終了時、Ⅱ級症例はⅢ級症例より8本歯が少ない（小臼歯と第三大臼歯の抜歯により）。

＜症例A＞

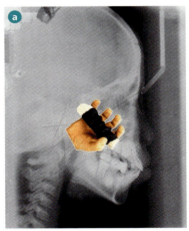 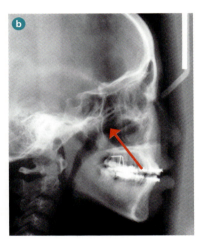 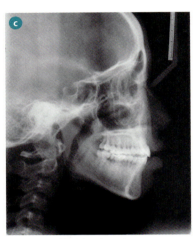

図5-12a～c　まるで上顎骨に取っ手を付けて、前下方の成長を抑制する方向に引っ張るように顎整形力を加えた。

＜症例B＞

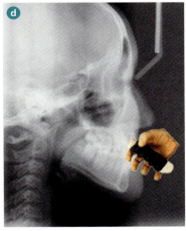 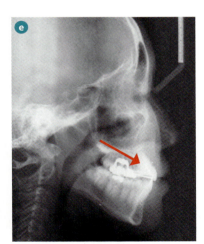 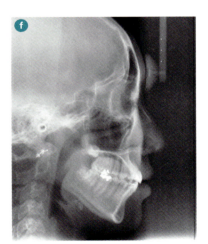

図5-12d～f　まるで上顎骨に取っ手を付けて、前下方に引っ張るように顎整形的な力を加えた。

SECTION2 矯正歯科臨床一般

＜症例 A＞

＜症例 B＞

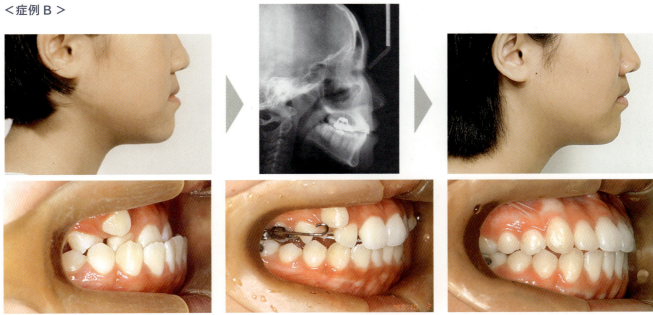

**図 5-13** 症例 A は上顎骨の前下方の成長を抑制する方向に顎整形力を加えながら治療を行い、症例 B は上顎骨を前下方に牽引する方向に顎整形力を加えて治療を行った。

<症例A>

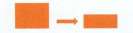

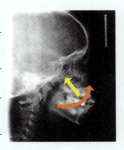

上顎骨のボリュームを減らす

上顎骨の前下方の成長を抑制する方向に顎整形力を加える

下顎骨の反時計方向の回転

咬合平面の平坦化／下顎角を閉じる／上顎前歯の露出量を減らす

小臼歯と第三大臼歯の抜歯

<症例B>

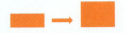

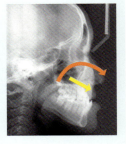

上顎骨のボリュームを増やす

上顎骨を前下方に牽引する方向に顎整形力を加える

下顎骨の時計方向の回転

咬合平面の急峻化／下顎角を開く／上顎前歯の露出量を増やす

非抜歯

図 5-14　症例A（9歳女性、ハイアングルのⅡ級患者）はハイプルヘッドギアで上顎骨の下方成長を防ぎ、抜歯治療を行い上顎骨と上顎歯列のボリュームを減少させ、顔面高も減少させた。症例B（11歳女性、Ⅲ級患者）は上顎骨の前下方への牽引と非抜歯治療を行い、上顎骨と上顎歯列のボリュームを大きくして顔面高も増加させた。

## 1. 成人の顎整形的変化を引きだす方法

　ここまで症例A、症例Bを通じて2種類の典型的な顎整形的治療を紹介したが、成人でもこのような顎整形的効果を引きだす可能性があるだろうか？　答えは「yes」である。成長期の患者のほうが有効であるが、成人でも可能である。ただし、成人は基本的に成長がなく、変化量が成長期の患者に比べて限界がある。

　成人で顎整形的変化を得るために

❶咬合平面と下顎平面を急峻にするか、または平坦にする。

❷歯科矯正用アンカースクリューを利用して、全歯列を前後的に移動させたり垂直的に圧下させたりする。

　ここで咬合平面と下顎平面を変化させ、成人でもある程度の顎整形的な変化を引きだすことができた2つの典型的な症例を提示する。

　第1症例は24歳女性。Ⅱ級ハイアングルの骨格性の上下顎前突で、上顎の顔面高を減らすために歯科矯正用アンカースクリューを使用して上顎歯列全体を圧下させ（slow impaction）、反時計回りにオトガイ部を回転するようにする。上顎歯列全体を圧下させると下顎角が減少する。それによって、後退したオトガイ部が前方に出るようになる。前歯の露出量も減少させる。このような症例は主に小臼歯と第三大臼歯の抜歯が必要である（**図5-15**）[Ⅱ-13]。

　第2症例は19歳男性。Ⅲ級ローアングルの骨格性の三日月様顔貌で、上顎の顔面高を増やすために上顎を前下方に牽引した。下顎は時計回りに回転することになる。上顎は前下方に移動される。咬合平面を急峻にし、下顎下縁平面角を大きくする。前歯の露出量も増加させる。このような症例は主に非抜歯で治療する（**図5-16**）[Ⅱ-11]。

SECTION2 矯正歯科臨床一般

<第1症例>

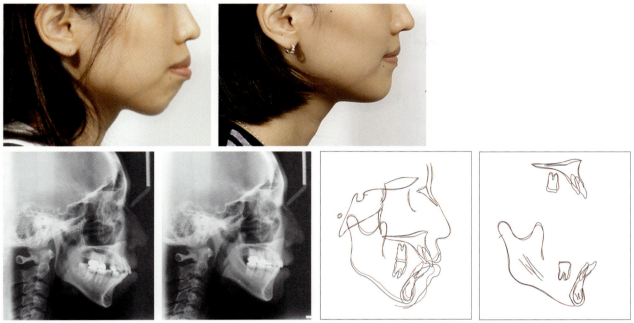

図 5-15　骨格性Ⅱ級不正咬合、ハイアングル；抜歯症例。正中口蓋のアンカースクリューによる上顎歯列の圧下により、下顎角が閉じてオトガイ部が前方に移動した[Ⅱ-13]。

<第2症例>

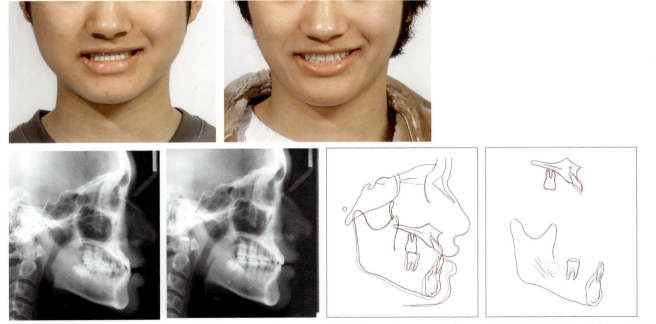

図 5-16　骨格性Ⅲ級不正咬合、ローアングル；非抜歯症例。Paik式改良型リップバンパーを利用して上顎歯列を前下方に牽引し、下顎角が開いて上顎前歯の露出量が増加した[Ⅱ-11]。

103

## Chapter 6

# 一期治療を含む
# 矯正歯科臨床一般

## 1．I級不正咬合の一期治療

**ドリフトドンティクス（driftodontics）**：自然な力だけで矯正治療が可能なドリフトドンティクスは、治療開始時期が治療計画と合致する場合のみ可能である。すなわち、第二乳臼歯が抜歯される直前にリンガルアーチを装着し、第二乳臼歯を早めに抜歯することにより近心の歯がドリフトする。すなわち第一・第二乳臼歯より第一・第二小臼歯（永久歯）の近遠心的幅径が大きい、いわゆるリーウェイスペースが叢生の解消に利用されるのである。このスペースを利用して叢生を解消する（図6-1）。

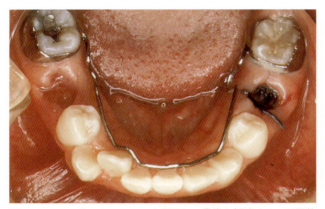

図6-1a　リーウェイスペースを利用して叢生を解消する。下顎第二乳臼歯が抜ける直前にリンガルアーチを装着する。

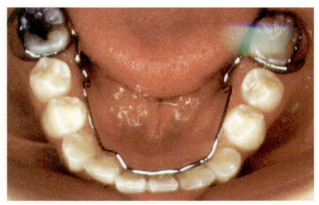

図6-1b　維持された空間で歯が広がり、レベリングされる。

**連続抜歯（serial extraction）**：著者は個人的にはまったく使用していない。その理由は、上下顎前突をともなう患者の場合、連続抜歯した空隙が周囲の歯の移動により閉鎖されてしまう可能性があり、前歯部のリトラクションができなくなる可能性があるからである。永久歯の萌出後、小臼歯を抜歯し、このとき固定源を調節しながら前歯部を牽引するほうが推奨できる。

**2×4システム**：まず第一大臼歯と4前歯だけブラケッティングしてレベリングする方法である。レベリングの途中に側切歯の歯根が萌出中の犬歯の歯冠に近接しないように注意する。エックス線写真で確認しながら、4前歯をレベリングしなければならない。

**Habit breaker**：唯一舌癖および低位舌を治すためにLewisブラケットもしくはタングクリブ（tongue crib）を下顎前歯に装着して使用する（図6-2）。Lewisブラケットはそのウイングの高さを調節することにより、舌への刺激の強弱をコントロールする（P.141参照）。

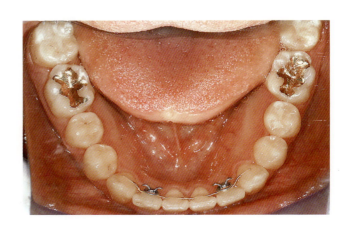

図6-2　下顎前歯の舌側にLewisブラケットを装着することで、簡単に舌癖をコントロールすることもできる。

## 2．II級不正咬合の一期治療

**サービカルヘッドギア**：最もよく使用する装置である。インナーボウを2〜3mm拡大して装着する。1片側当たり300〜400g、約14時間使用する。主に非抜歯を目指す混合歯列期の患者に一期治療として使用するが、永久歯列の場合、固定式装置と同時に使用することもできる（図6-3）。上顎臼歯を挺出する力が作用して咬合を挙上することができる。アングルI級の軽度の上下顎前突で下顎も後退させたいときには、サービカルヘッドギアを使用している間だけIII級ゴムを併用する。

**ハイプルヘッドギア（HPHG）**：サービカルヘッドギアよりは使用頻度が落ちるが、ハイアングル、ドリコフェイシャルタイプの患者で使用する装置である（図6-4a）。アウターボウの長さは上顎第一大臼歯の位置あたりに設定する。必ずトランスパラタルアーチ（transpalatal arch：TPA）とともに使用（3〜4mm程度、口蓋と離れたlow TPAがよい）。これは上顎第一大臼歯の頬側咬頭だけが圧下されることを防止してくれる）、約400〜500gの力で1日に12〜14時間程度装着させる。

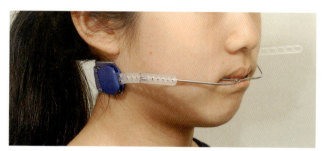

図6-3a　サービカルヘッドギアを装着した患者。

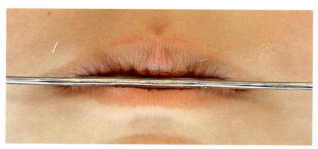

図6-3b　ヘッドギアのインナーボウは上下唇の中央に位置しなければならない。

**トランスパラタルアーチ（TPA）の種類**：主に臼歯を圧下させる目的でハイプルヘッドギアを併用する。TPAにはレジンパッド付きのものもある（図6-4b〜d）。

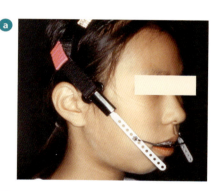

図6-4a　ハイプルヘッドギアを装着した患者。

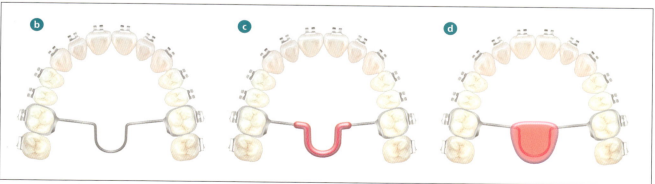

図6-4b〜d　TPAの3つの形態。bレジンなし、c部分的（少量）レジン付き、dUループ全体にレジン付き。レジン部分が大きいと圧下力が大きい。

バイオネーター：臼歯部を挺出させる目的で、バイトプレートのように使用する（図6-5）。ローアングル、ディープバイトに使用する。

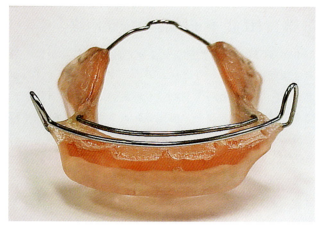

図6-5　臼歯挺出用のバイオネーター。

トイシャー装置（Teuscher appliance：Stöckli appliance）：まれに見られる重度のバードフェイス、ハイアングルの患者で使用する（図6-6）。上顎歯列全体に圧下させる力がはたらき、上顎歯列が下方に成長するのを防ぎ、その間に下顎が成長してくるのを待つ。

治療例としては一期治療中にトイシャー装置とハイプルヘッドギアを併用する。二期治療中に抜歯をして、TPAとハイプルヘッドギアを引き続き装着して、バーティカルコントロールを長期間行う。

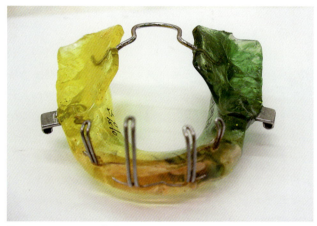

図6-6　トイシャー装置。

## TPAに関するQ&A

**Q** TPAのループは前方に向かうものがいいでしょうか？後方に向かうほうがいいでしょうか？

**A** 　ループが後方に位置された場合、舌によって押されると固定源の補強する方向に力が働くため、後方を推奨する。

## 3．III級不正咬合の一期治療

III級不正咬合の治療に先立って最も重要なのは、患者の保護者へのインフォームドコンセントである。なぜならば、成長が終わる前にいくら良い治療を行ったとしても、後期下顎成長期の成長量により手術の可能性や再治療の可能性があるためである。特にこういう傾向は成長のスピードが女性に比べて2年程度遅く、後期成長の量も大きい男性患者に多くみられる。また非対称が生じる可能性が高いため、事前に説明する必要があり、すべての患者は治療前に正面セファログラムを撮影しておかなければならない。ここで、著者がめったに使用しないが1つの選択肢として持っている装置❶、❷と、日ごろIII級不正咬合の一期治療の主な装置として使用している❸、❹を紹介する。

**❶チンキャップ**：満4～7歳の混合歯列期初期まで使用する。チンキャップの効果は、欧米では広く受け入れられてはいないのが現実であるが、装置の利便性の面で口腔内に複雑な装置を入れにくい低年齢患者の反対咬合の改善に、有効に使用することができる。バイトが深い反対咬合ではスライディングプレートを装着したり、臼歯にバイトレジンを盛って咬合挙上することによって、より順調に前歯のクロスバイトが解決される。

**❷フレンケル（Frankel：FR）III**：混合歯列期中期に反対咬合がある場合、軽度のIII級や機能的なIII級で使用する。下顎骨が十分後退した位置で構成咬合（construction bite）を採得できるように下顎をうまく誘導することが重要である。図6-7は良い位置で構成咬合が採得された結果、フレンケルIIIの装着日から下顎が十分に後方に位置した症例である。

**❸フェイスマスク（上顎牽引装置）**：III級で唯一エビデンスベースの顎整形力を利用できる装置といえるだろう。一日に歯科医師の指定時間（10～14時間）以上装着すれば、6ヵ月以内に効果がみられる。著者は永久歯の大臼歯にバンド型のハイラックス（hyrax）タイプの急速拡大装置とフェイスマスクを使用することを好む。集中的に短期間に片側600～800gの強力な力で牽引する（6-8a～c）。

**❹顎整形力的III級ゴム（上顎急速拡大装置と下顎リップバンパーの間に）**：フェイスマスクは夜間のみの使用となるので、日中にも顎整形力的効果を期待するために使用する。下顎にリンガルアーチを装着し、Paik式リップバンパーを使用して強力なIII級顎間ゴムを日中に使用し、夜間にはフェイスマスクを使用する（P.109、110参照）。

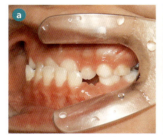 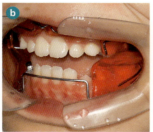 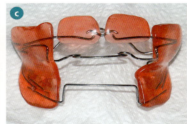 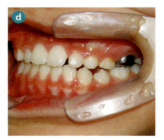

**図6-7a～d** 構成咬合を採得するとき、下顎を十分に後方移動させることができたので、フレンケルIIIの装着日（**b**）から下顎が後方に位置したことがわかる。その結果、4ヵ月で反対咬合が改善された（**d**）。

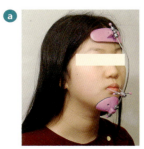 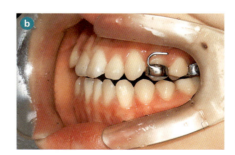 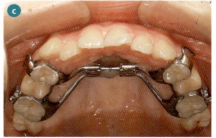

**図6-8a～c** ハイラックスタイプの急速拡大装置の、小臼歯のフックからフェイスマスクを用いて牽引した、典型的な上顎骨の前方牽引。

# 4. 上顎急速拡大装置と下顎リップバンパーの間に使用する顎整形力的Ⅲ級ゴム

骨格的なⅢ級患者に代表的に用いられているのが、上顎急速拡大装置とフェイスマスクからの上顎骨前方牽引であるが、日中は患者があまり使用しないため、顎整形的な効果が最大限に発揮されない。そこで考案したのがこの装置である。夜間にはフェイスマスクを使用し、日中は口腔内には取り外し式のPaik式リップバンパー（図4-10参照）を装着して上顎RPEとの間に強力な顎間ゴムを使用し、可能なかぎり長時間、顎整形的な力が作用するようにする。顎間ゴムの使用によって非対称の矯正力の適用も可能である（図6-9〜11）。

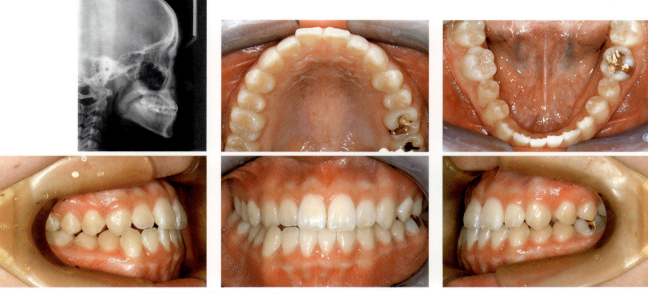

図6-9 13歳4ヵ月、女性。骨格性Ⅲ級の不正咬合、非対称を示している。

片側約300〜400gの強力な顎間ゴムを使用する（図6-10）。その強い顎間ゴムに抵抗させるために、下顎には第一大臼歯にリンガルアーチを使用する。図6-11cに見られるように、より強い固定源が必要なときは、ダブルリンガルアーチを使用することもある。

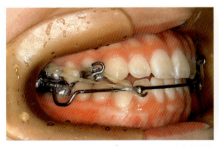
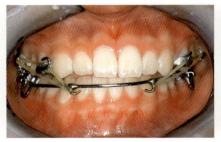
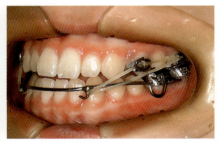

図6-10 Paik式リップバンパーで強力顎間ゴムを使用。

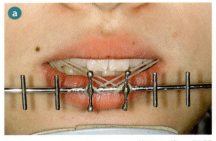
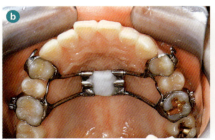
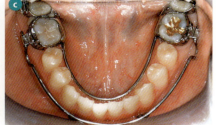

図6-11a フェイスマスク使用の際、顎間ゴムを斜めに用いると、ゴムが口角部を刺激するのを避けられる。

図6-11b、c 上顎にはRPE、下顎にはダブルリンガルアーチにPaik式リップバンパーが装着された。

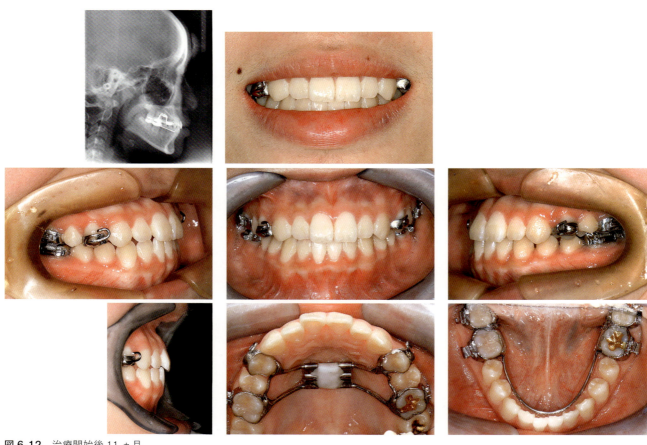

図 6-12 治療開始後 11 ヵ月。

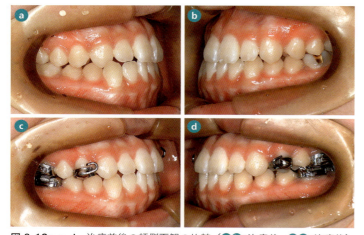

図 6-13a〜d 治療前後の頰側面観の比較（a b：治療前、c d：治療後）。

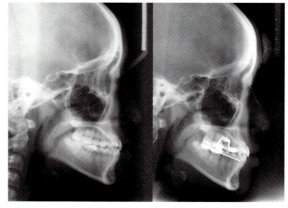

図 6-14 セファログラムにより、臼歯関係が改善されたことが確認できる。

## Q&A

**Q** 下顎第三大臼歯の歯根が下顎歯列の遠心移動を邪魔することはないですか？

**A** 　下顎第三大臼歯の歯根の形態が不完全な場合は、第二大臼歯と第三大臼歯はともに移動する。第三大臼歯の歯根が完全に形成されていて、第二大臼歯との間に空隙があれば、その空隙には遠心移動が起こる。しかし、第三大臼歯の歯根が完成されていて、第二大臼歯が第三大臼歯に密着していれば、第三大臼歯を抜歯しなければならない。抜歯直後、牽引するとRAP効果によってさらに後方に移動しやすい。

## 5．オープンバイトとディープバイト

**＜オープンバイトの原因とその解決方法＞**

ドリコフェイシャルタイプはオープンバイト（開咬）と関連があり、ブラキオフェイシャルタイプはディープバイト（過蓋咬合）と関連がある。

オープンバイトとディープバイトについて考えてみたい。オープンバイトは簡単に述べると咬合時に、上下顎前歯より上下顎臼歯が先に触れて起こるのである。

ここでオープンバイトの原因と解決策を示す。

**＜骨格性要因＞**

❶過度なドリコフェイシャルパターンの場合：過大な下顎高径、開大した下顎角
❷上顎の垂直的成長が過度な場合：上顎臼歯の過萌出
❸上顎が狭窄された場合：上下顎臼歯が咬頭‐窩（cusp-fossa）関係がなく咬頭‐咬頭（cups-cusp）関係のとき：ほとんどの場合、舌が低位にある（図6-15）。

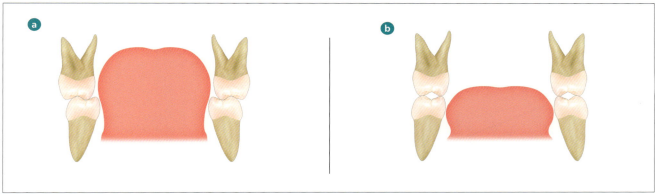

**図6-15a、b** ⓐ：咬頭―窩（cusp-fossa）関係を示す正常な咬合。舌は口蓋に接触している。ⓑ：上顎が狭窄され、咬頭―咬頭（cusp-cusp）関係になったことを示す。咬合干渉によってオープンバイト傾向を帯びるようになる。舌が低位にある。

**＜骨格性要因の解決策＞**

❶、❷ TPA（トランスパラタルアーチ）とHPHG（ハイプルヘッドギア）、歯科矯正用アンカースクリューで臼歯を圧下する。
❸上顎歯列弓を拡大する。舌訓練をすることにより幅径は維持できる。舌が口蓋にぴったり付いていれば上顎歯列弓が狭くならない。

**＜機能的要因＞**

❶吸指癖、母指吸引癖
❷口呼吸
❸舌突出癖、巨大舌

しかし、舌突出癖がオープンバイトの原因なのか、あるいはオープンバイトによって舌突出癖が出現したのかを鑑別することは難しい。

**＜機能的要因の解決策＞**

❶トレーニングを行い、指の吸啜痕をチェックしながら、次回来院時に吸啜痕がどう変わるのかチェックして患者に説明する。
❷耳鼻咽喉科に依頼する（蓄膿症治療、扁桃摘出術、アデノイド切除術など。しかし、治療の最終的な決定は耳鼻咽喉科医によってなされなければならない）。RPE（上顎急速拡大装置）が上気道を広げるのに役立つ場合もある。
❸舌運動、舌刺激（下顎前歯舌側にLewisブラケット）

オープンバイトの治療では大臼歯を圧下することがある。その後クレンチングエクササイズ（噛みしめ運動、**P.235、図12-45参照**）を指示する。まず大臼歯を圧下して、クレンチングエクササイズを並行して行えば、治療および維持に役立つ。そして小臼歯を抜歯して空間を閉鎖すれば、"draw bridge effect（跳ね橋効果）"によってオープンバイトが改善される。

<ディープバイトの解決方法>

ディープバイトはブラキオフェイシャルタイプを示しており、咀嚼力が強い。

A. 一期治療としてディープバイトの治療では

❶バイトプレート（咬合挙上板）によって臼歯を挺出させること

❷臼歯部挺出タイプのバイオネーター使用

→著者はバイオネーターの臼歯部のレジンをすべて削り取り、臼歯が挺出しやすいようにしている（図6-6）。

❸サービカルヘッドギア使用

→2つの効果によってバイトが開かれる。最初に臼歯の遠心移動によるくさび効果である（図6-16）。2番目はサービカルヘッドギアのフォースベクトルの方向による臼歯の挺出による。

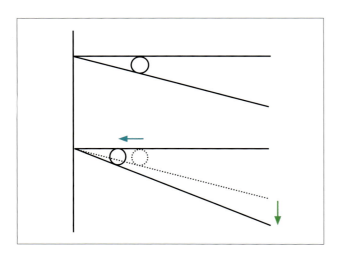

図6-16 臼歯が遠心に移動すれば、くさび効果によってバイトが開かれることになる。

B. 永久歯のディープバイトの解決策としては

❶下顎ではRCOS（reverse curve of Spee：リバースカーブオブスピー）アーチ使用、上顎ではACOS（accenturated curve of Spee）アーチを使用する。このとき、主に小臼歯の挺出によってバイトが開かれる。

- 著者は、下顎用リバースカーブ付きNiTiワイヤーを.016、.018、.016x.022、.017x.025、.019x.025など、さまざまな種類のものをサイズ別に用意している。なぜならレベリング前に強いスピーカーブ（curve of Spee：COS）がある場合、最初からレベリングをしながら同時にCOSを改善するためには、細いリバースカーブ付きNiTiから太いレクタンギュラーリバースカーブ付きNiTiまで順番に入れることができるからである。

- 下顎ではRCOSアーチを好んで使用するが、上顎では長期間ACOSアーチを使用しない。上顎にACOSアーチを長期間使用すると、リバーススマイルを誘発するためである（図6-17）。

- リバースカーブを入れるとき、最も強力なツールは.019×.025、.017×.025ステンレススチール（SS）ワイヤーである。しかし、長期間RCOS（リバースカーブオブスピー）を入れておくと臼歯に過度なクラウンバッカルトルクがかかるので、リバースカーブを入れるときは遠心側ほどクラウンリンガルトルクを入れることを推奨する（P.153の図9-8a〜e参照）。

❷歯列前方部にバイトレジンを付与することにより、臼歯部を挺出させることができる。

→歯列の前方といっても、著者は4前歯にはバイトレジンを盛らない。それは外傷性咬合の存在を表す前歯部のフレミタス（fremitus）をさけるために、治療前でも治療中でも治療後でも、上下の前歯の間には8μのクリアランスをおきたいからである。その代わりに著者は犬歯と第一小臼歯にバイトレジンを付与する。重度のディープバイト患者でもバイトレジンを盛ることで最初から下顎前歯にブラケットを装着することができる（P.155〜156、図9-12〜14）。

❸レベリングを通じて若干バイトが開かれる。

❹非抜歯治療が好まれる。

❺顎間ゴムを使用すれば、臼歯が挺出する。

❻アンカースクリューから直接前歯部の圧下を行う。上顎中切歯の歯根の間にアンカースクリューを埋入すると、リバーススマイルになる可能性が高く、著者はスマイルアーク（smile arc）をよく保つために、上顎側切歯と上顎犬歯の歯根の間にアンカースクリューを埋入する。下顎側切歯と犬歯の歯根の間に埋入することも可能である。

＜抜歯と非抜歯の基準＞

　抜歯と非抜歯の基準を1ページで語ることは不可能だが、1つの表にしてみた。従来の抜歯基準以外に、著者は口唇の厚さが抜歯／非抜歯の決定に非常に重要な役割を果たしていると考えている（**表6-1**）。口唇の薄い患者に抜歯を行うと、赤唇部がさらに薄くなり、口元が後退しすぎて老けて見えるようになる。逆に口唇が厚い患者を抜歯しても口元の後退する量が少ないため、多めに前歯部をリトラクション（retraction）しても問題ない。また抜歯治療の後、口唇が後退する量が少ないため、患者にあらかじめ補足説明が必要である。

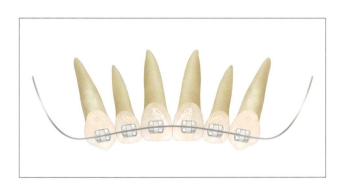

図 6-17　上顎に ACOS ワイヤーを長期間装着すれば、リバーススマイルになる。

表 6-1

|  | 抜歯治療 | 非抜歯治療 |
| --- | --- | --- |
| 骨格形態 | ドリコフェイシャル（長顔型）、hyper-divergent＜ロングフェイス、ハイアングル、開咬、垂直的過成長、時計回りの（後方への）回転＞ | ブラキオフェイシャル（短顔型）、hypo-divergent＜ショートフェイス、ローアングル、過蓋咬合、水平的成長、反時計回りの（前方への）回転＞ |
| 口唇の形 | 口唇の突出、厚い口唇 | 口唇の後退、薄い口唇 |
| 口唇の張力 | 張りがあり張力もある | 張りも張力もなし |
| 上下口唇の隙間 | あり | なし |
| バイトの形 | オープンバイト | ディープバイト |
| 筋力 | 弱い | 強い |
| スピーカーブ | 強い | なし |
| プロファイル | コンベックスタイプ（上下顎前突） | コンケイブタイプ（三日月様顔貌） |

＜矯正治療の抜歯パターン＞

矯正治療での抜歯パターンには、次のようなものがある。もし下顎小臼歯だけ抜歯する場合、必ず第三大臼歯があり、上顎第二大臼歯と咬合ができる状況であるか注意する（図6-18d）。

ⓐ 非抜歯Ⅰ級 大臼歯関係
ⓑ 上顎小臼歯2本抜歯Ⅱ級大臼歯関係
ⓒ 小臼歯4本抜歯Ⅰ級大臼歯関係
ⓓ 下顎小臼歯2本抜歯Ⅲ級大臼歯関係（まれ。必ず下顎第三大臼歯が存在しなければならない。）。

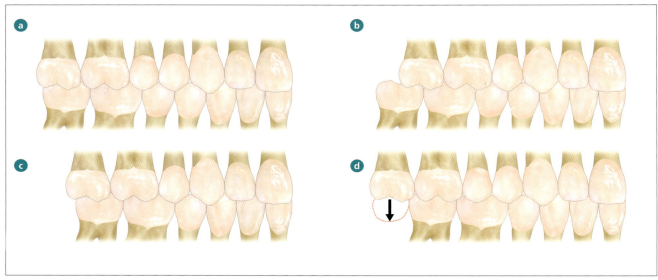

図6-18a～d　矯正治療で非抜歯／抜歯治療による咬合状態。ⓓのように下顎だけ抜歯する場合には、下顎第三大臼歯があれば上顎第二大臼歯と咬合させることができる。

### 抜歯非抜歯ボーダーライン症例で使用する方法

ボーダーラインケースを非抜歯とする場合、使用する著者の好みの方法には次のようなものがある。

❶ ストリッピング（IPR）

❷ 歯列側方拡大
- AEL（Activated extra-length）NiTiワイヤーを利用した歯列の前後側方の拡大
- エクスパンションプレート（拡大床：プレート形の可撤式床矯正装置）（図6-19）
- .019×.025SSワーキングワイヤーの側方拡大（図3-37参照）
- 上顎急速拡大装置（RPE：rapid palatal expansion）

❸ 臼歯遠心移動
- 第三大臼歯の抜歯直後にAEL NiTiワイヤーを入れることにより臼歯を遠心に移動しながらレベリングをすすめることができる
- サービカルヘッドギア

❹ 歯科矯正用アンカースクリューを利用した歯列全体の遠心移動

この4つの方法のなかのいくつかを組み合わせて、ボーダーライン症例を非抜歯で解決することができる。

図6-19のエクスパンションプレートは装着していても、目立たないので成人の場合でも協力度が良く、著者は好んで使用する装置である。この装置を使用して、あらかじめ側方拡大をしながらレベリングをすると、前歯のフレアリング（唇側傾斜）を防止しながらレベリングすることができる。拡大が完了し、細いワイヤーでレベリングする際には、後戻りしないようにボールクラスプが付いた図6-20のようなプレートを主に夜間に装着する。NiTi レクタンギュラーワイヤーを装着するまで使用することができる。最近はこの保定用のプレートの代わりにAEL NiTi ワイヤーで前方・後方や側方拡大を同時に図ることもある。

重要な点は側方歯列弓拡大を行った症例は、矯正治療終了後可撤式リテーナーを一般の患者よりも長期間使用しなければならない。アーチフォームを変更させた患者は後戻りしやすいからである。

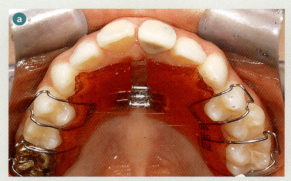
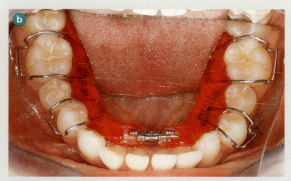

**図6-19a、b** 著者が考案して使用している4つのアダムスクラスプを用いた審美的プレート。成人の場合、唇側線（labial bow）を付与せず外側から矯正装置が見えないので患者が長時間使用できる。

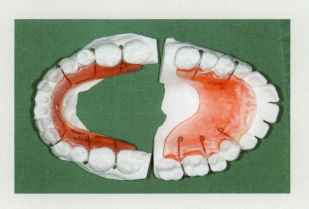

**図6-20** 拡大された上下顎の幅径を維持させるためのプレート。拡大後、細いワイヤーでレベリングすると、再び歯列弓が狭くなる場合があるので維持装置が必要である。ボールクラスプが付いており、ブラケットとワイヤーが装着された状態でも使用可能である。

## Chapter 7

# 矯正歯科治療における実践的咬合；

Practical Occlusion in Orthodontic Treatment

## 1. はじめに；矯正歯科治療を考える

> 矯正歯科治療は咬合病に対して、個々の歯の位置を変化させて良好な機能を回復させることができる咬合再構成の治療（Occlusal Reconstruction= Full Mouse Reconstruction）であるともいえる。したがって、矯正治療のゴールは咬合の概念に基づいてすることが重要である。

歯科疾患は大きく、細菌による炎症性疾患である歯周病やう蝕と、機械的負荷（Mechanical overloading）による咬合病の2つに分けられる（**図 7-1**）。

この咬合病は、歯の位置や形態が不適切な場合、あるいは過剰な咬合力が加わった場合に生じるとされる。このことから、歯を生理的な位置に移動させる矯正治療は、不正咬合から起こる病的な咬合状態を改善するうえで大きな影響を及ぼす。

咬合病は機械的な負荷すなわち非生理的な咬合力によって起こってくることが多い。病態を見逃し、自覚症状を訴えるまで放置すると加速度的に破壊が進む（**図 7-2**）。

咬合病の治療は、主に歯の位置を正し、不正になった形態を適正に回復することによる力のコントロール（force control）で良好な結果をもたらす可能性が高い。通常、矯正と補綴を含む複数の分野によるインターディシプリナリーアプローチが行われる。この時、個々の歯の位置を変化させ良好な機能を回復させる矯正治療は、非常に優れた治療オプションと考えられる。そしてまた、矯正治療における治療ゴールのイメージは、生理的な咬合の概念に基づいたものでなければならない。

本Chapterでは、矯正歯科治療で考慮すべき咬合の要素に対して筆者らの意見を述べ、治療のゴールイメージとなる咬合の要素を下記に示す（❻については割愛する）。

❶ 顆頭の位置と形態、顎関節の配列構造（Condyle Position and Morphology, Arrangement of TMJ assemblies）
❷ 咬合高径（Vertical Dimension：VD）
❸ アンテリアカップリング（Anterior coupling）：
　アンテリアガイダンス（Anterior guidance）、
　神経筋機構（Neuro-muscular system）
❹ 咬合平面（Occlusal plane）
❺ ポステリアカップリング（Posterior coupling）：
　バーティカルストップ（Vertical Stop）、
　ポステリアトゥースガイダンス（Posterior Tooth Guidance）
❻ ニュートラルゾーン（Neutral zone）

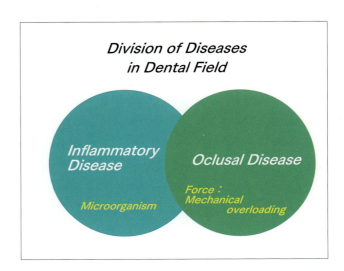

図 7-1　歯科疾患の分類。

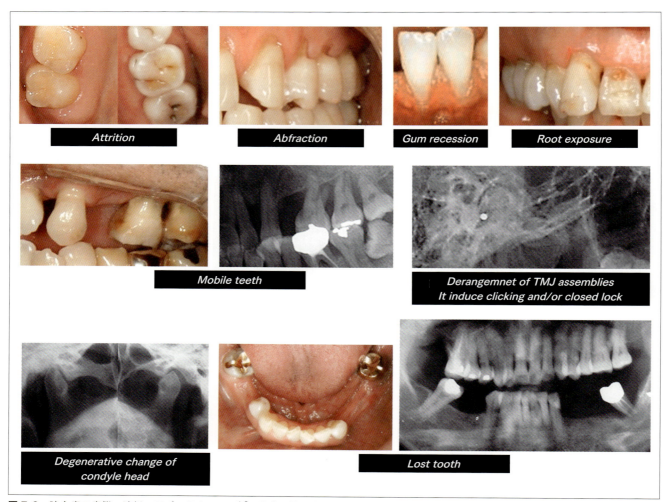

**図7-2** 咬合病の病態：咬耗、アブフラクション*5、歯肉退縮、歯根露出、歯の動揺、下顎頭と関節円板の病的偏位、下顎頭の退行性変化、歯の喪失。

## 2．顆頭の位置と形態、顎関節の配列構造

> チェアに座っている患者の咬頭嵌合位を診るだけで矯正治療を進めることは、術後の健康維持（longevity）を得るためには不十分である。生理的顆頭位（中心位）は矯正治療のスターティングポイントであり、治療終了時でも重要なポイントになる。そして治療中でも、顆頭位を見失ってはならない。顆頭位は治療終了後、咬頭嵌合位が安定することによって良好な状態が維持される。

すべての全顎的な歯科治療において、顆頭位は治療開始の重要な基準となる。歴史的には1921年にMcCollum BBから始まり[1]、1935年Schuyler CH、Granger ERを経て1939年Stuart CEまで、理想的な顆頭の位置は後方であると考えられた[2]（図7-3）。

1973年に至り、Celenza FVによって生理的顆頭位は前上方であると主張され[3]、現在はこの位置で関節円板が顆頭と下顎窩の間に介在している状態が生理的だと考えられている（図7-4）。

歯科矯正学分野では顆頭位に関する研究として、Ricketts RMの放射線学的研究がある[4]（図7-5）。

放射線学的研究では、1977年Gelb Hは顆頭が

---

*5: Cervical abfraction．咬合力が原因で起こる歯質の欠損のことで、睡眠中の歯ぎしりや喰いしばりにより歯にたわみが発生し、構造的に脆いエナメル質と象牙質の境目付近の歯質が細かく欠けてしまう現象。

Celenza の前上方位よりも若干下方に存在する 4-7 ポジションを生理学的な顆頭位と主張し[5]、これは Owen AH（1984 年）などによるトランスクラニアルラジオグラフ（Transcranial Radiograph：TCR）を用いた研究で顆頭の生理的前方限界として考えられた[6]（**図 7-6**）。

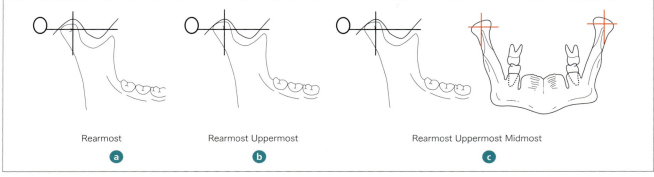

図 7-3a～c ⓐ McCollum, 1921. ／ⓑ Granger, 1935. ／ⓒ Stuart, 1939.

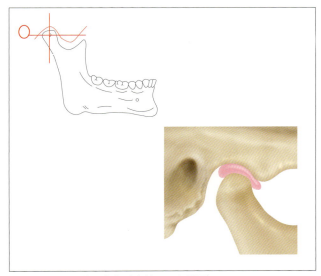

図 7-4 顆頭の前上方位（文献 3 より引用）。

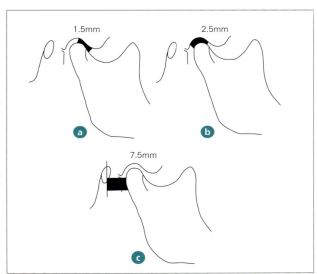

図 7-5 Ricketts は顆頭の位置はエミネンス（Eminence）から後方 1.5mm、窩（Fossa）から下方 2.5mm、外耳道の中心から前方 7.5mm に位置し、関節窩は中央に位置するとした（文献 4 より引用）。

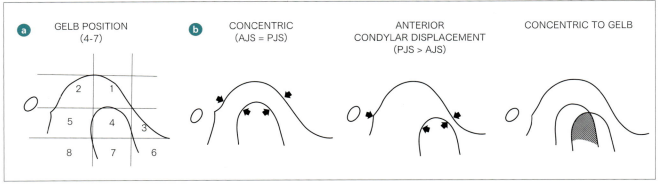

図 7-6a Gelb の 4-7 ポジション。
図 7-6b Owen の顆頭位に関する研究；顆頭のセラピューティックレンジ（therapeutic range）、Gelb の 4-7 ポジションが顆頭の生理的前方限界で、同心位（concentric position）が顆頭の生理的後方限界にあることを主張した（文献 5、6 より引用）。

治療を開始するにあたり、矯正歯科医は生理的顆頭位に対する認識と、実際の臨床でその位置を確保することができる概念とテクニックを持たなければならない。これは、一般的に中心位の咬合採得（CR Bite taking）として知られている。方法としては、ガイデッド法（Guided method）とアンガイデッド法（unguided method）に区分されている。

過去、顆頭の位置は後方位が理想的であると考えられていた時期には、下顎を後方に押すチンポイントテクニック（Chin point technique）や三指法（Three finger technique）のようなガイデッド法が主流であったが、生理的な顆頭の位置が前上方位であることが明らかになった現在では顆頭を前上方位へ誘導する Raymond L Kim の三指変法[7]（Modified three finger technique）や Dawson のバイラテラルガイデッド法（Bilateral guided technique）[8]が一般的である（**図 7-7**）。下顎に力をかけない アンガイデッド法ではルシアジグ（Lucia Jig）、リーフゲージ（Leaf gauge）、パンキージグ（Pankey Jig）などの前歯部デプログラミングディバイス（Anterior deprogramming device）を用いて咬合採得を行う（**図 7-8**）。

Honda は操作が比較的容易なワックスアンテリアジグ（Wax Anterior Jig）と、人差し指を利用し、アンガイデッドテクニックで生理学的な顆頭位を求めた。バイト材はシリコンを使用している[9]（**図 7-9**）。

矯正治療の対象となる不正咬合患者の多くは、顆頭と関節円板との位置関係が異常な状態にある。そのため Yun は、最初に顆頭を前上方に誘導するマニピュレーションを行うことにより、顆頭と関節円板との関係を改善した後、ローディングテストで下顎位を確認し、アンガイデッドテクニックで中心位を採得するハイブリッド法を考案、使用している（**図 7-10**）。

また矯正臨床では、歯の位置は治療中変化し続けることを十分に認識し、顆頭を生理的な範囲内にその位置を維持させるような努力が重要である。早期接触を避けるためのスプリント型バイトプレートとレジンバイトアップの使用が生理的顆頭位を維持するのに有効である（**図 7-11**）。

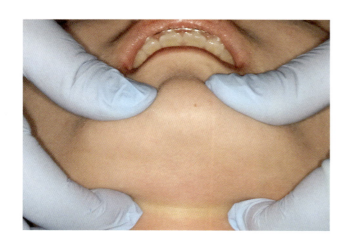

**図 7-7** Dawson のバイラテラルガイデッド法。

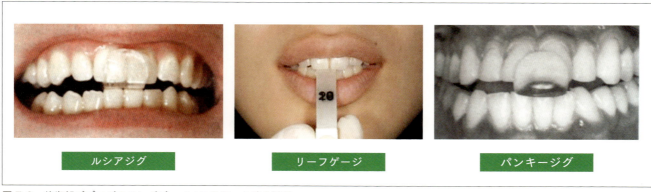

ルシアジグ　　　　リーフゲージ　　　　パンキージグ

**図 7-8** 前歯部デプログラミングディバイスを用いた咬合採得。

SECTION2 矯正歯科臨床一般

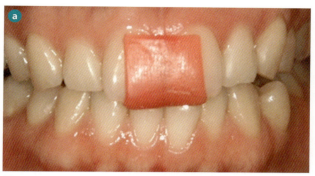
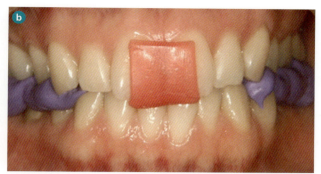

図 7-9a、b　ワックスジグは歯による咀嚼筋の反応を遮断するデプログラミングディバイスとして使用。硬さが適正で、下顎が後方に押し込まれるのを回避できる。バイト材はシリコンを使用し、側方のスペースから入れる。

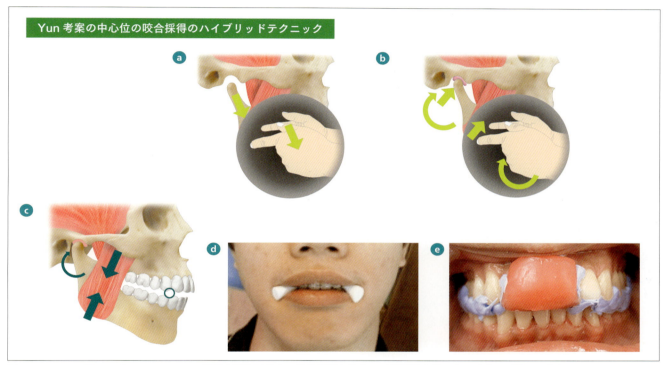

図 7-10a～e　**a**マニピュレーションで顆頭と関節円板との位置関係を改善。／**b**顆頭を前上方に誘導。／**c**小臼歯部にコットンロールを咬ませたローディングテスト。／**d**コットンロールで歯が接触しないようにして下顎を維持。／**e**Hondaのアンガイデッドテクニックで中心位の咬合採得。

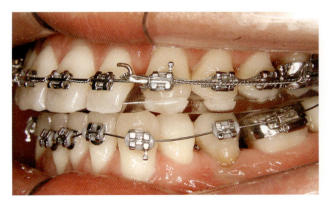
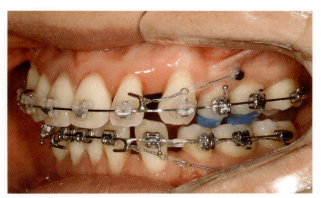

図 7-11a　早期接触を避けるためのスプリント型バイトプレート。

図 7-11b　レジンバイトアップ：バンド用ブルーレジンで平坦な咬合面を形成し、スプリントの役割をするようにする（Yun はこれを CRS；Cemented Respective Splint と命名した）。

## まとめ

- 顆頭の位置は矯正治療のスターティングポイントであり、また治療の基準となる。
- 顆頭が関節窩に対して前上方に位置し、ここで関節円板が顆頭と関節窩の間に介在されている状態が生理的であるといえる。
- 臨床的に診断時の顆頭位は、ある程度の許容範囲がある。矯正治療などによる咬合再構成によって位置付けされた顆頭位は臼歯部の咬合支持、すなわち、適正な咬頭嵌合によって維持されなければならない。つまり顆頭の位置は生理的な範囲で診断され、治療が行われるべきであり、治療後、確立した生理的な咬頭嵌合位で、顆頭の病的な偏位はほとんどない。
- 顆頭の位置を確認するために中心位で咬合採得（アンガイデッドテクニックあるいはハイブリッドテクニックが有利）し、咬頭嵌合位（ICP）と中心位（CR）のズレを咬合器上の模型で評価することが重要であり、また、このポジションは画像診断：ICP でのパノラマ、TCR、TMJ トモグラフィ、CT などとともにクロスチェックされることが望ましい。
- 顆頭位は治療中、継続的にチェックされなければならない。つまり矯正治療中、基準を失うことなく、定期的に CR バイトチェックや ICP でのパノラマ、TCR などで評価することが必要である。ときには治療中にバイトプレートを用いて評価していくこともある。

---

## 3．咬合高径（Vertical Dimension：VD）の評価

咬合高径（VD）は矯正歯科治療で変更可能な要素の一つであり、治療後の咬合安定に大きく影響を与える。また VD は咀嚼筋、舌筋などの軟組織と歯を含む上下顎硬組織の垂直的な調和がとれるとき、生理的に最も安定した状態になる。

VD の評価法の一つとして、咬頭嵌合位（ICP）での上顎と下顎の垂直的距離と角度の計測がある（**図7-12**[10, 11]）。

歯科矯正学においては、成長の垂直的な要素が顎型の変化に影響を及ぼすとされている。このことから VD は、成長中にコントロールできる要素として受け入れられている（**図 7-13**[12]）。

補綴治療において VD のコントロールは、成長が終わった成人を対象にしていることが多い。すなわち咬合崩壊など咬合高径が病的に減少した場合、理想的なアンテリアカップリングを得るために、または臼歯部の適切な補綴スペースを得るために VD のコントロールが行われる場合が多い（**図 7-14**）。

しかし VD が高すぎる場合、これを減少させることには限界がある。ときには、矯正医と補綴医で考え方が異なることもある。補綴治療において、咬合再構成を行うに当たり矯正医とのインターディシプリナリーアプローチでは、VD のコントロールの範囲を大きく広げることができる。その代表的な例が骨格性 II 級ハイアングル

ケースでミニスクリューインプラントを用いて VD を減少させることである。上下顎歯列弓全体を圧下させることにより下顎を前方に回転させ、補綴の介入を最小限にして、良好なアンテリアカップリングを確立することができる（**Chapter 12、図 12-12 〜 17**）。

VD の評価にはさまざまな方法が知られているが、臨床的には顔面の比率を正、側貌から分析する方法が最も広く行われている。特に Willis、Crawford などによる正貌分析は、補綴と形成外科の分野で最も頻繁に使用されている評価法である（**図 7-15**）。

しかし Willis、Crawford などの正貌分析は、頭の上げ下げによる計測ミスに注意する（**図 7-16**）。また口唇を閉じさせた状態で評価されているので、個人による上下口唇の緊張状態によっては、計測値が異なるので評価の一貫性が欠けている。

矯正分野では、正貌より側顔セファログラム（Lateral cephalogram）と側貌写真などを用いた側貌軟組織分析法が一般的である。Arnett W の "True Vertical Line"[13] （**図 7-17a**）、Epker & Fish の "subnasale perpendicular

図 7-12　咬頭嵌合位での上顎と下顎の垂直的距離と角度の計測

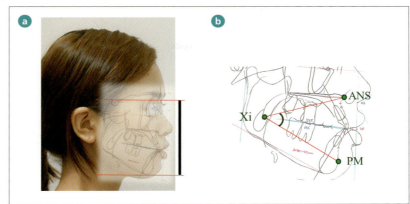

図 7-12a　咬頭嵌合位でのナジオン（Nasion）からメントン（Menton）までの距離[10]。
図 7-12b　下顔面高（Lower facial height；Angle made by ANS, Xi & PM, mean:49 ± 4）[11]。

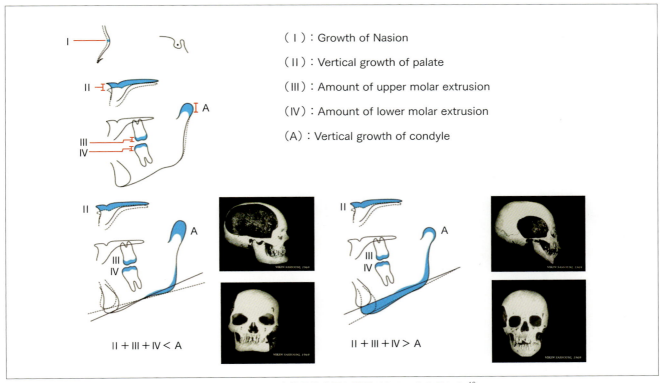

図 7-13　Schudy は、成長による顔面の前後的な変化は垂直的骨格成長と関係があることを示した[12]。

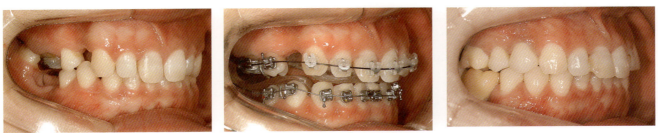

図 7-14　補綴スペースを得るための矯正治療の症例。

to Frankfort Horizontal plane line"[14]（図 7-17b）など垂直基準線を用いた軟組織の分析で VD の診断を行うことができる。

　理想的な VD を求めるためには、VD の定義をしっかり理解していなければならない。嚥下運動を反復させたとき、上下の歯が接触する咬頭嵌合位で、咀嚼筋、舌筋、口輪筋などの筋収縮が良好なときの垂直的下顎位が生理的な VD といえる。この下顎位では鼻呼吸が可能である。

　このような観点からは、口唇が緊張しない"repose"になった鼻呼吸ができる状態での口唇間距離 "Interlabial gap"（約 2mm が理想的）、および上顎中切歯露出量 "incisor showing"（1〜3mm が適当）が咬合学的に見ると、VD の評価に最も意味がある。

　また、生理的な VD の確立のためには舌と口輪筋に対する筋機能療法（MFT）、鼻呼吸が可能な姿勢のための Posture training を治療中、治療後に持続的に行わなければならない。

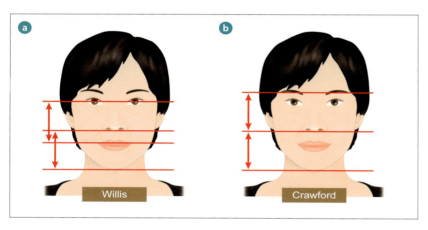

図 7-15a、b　ⓐ Willis、ⓑ Crawford による正貌分析。

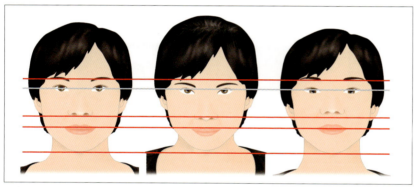

図 7-16　ⓐ Willis, ⓑ Crawford の方法は頭の上げ下げによって、計測値にミスが出やすい。

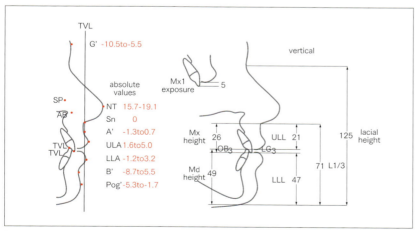

図 7-17a　Arnett の True Vertical Line（TVL）と垂直関係（Vertical relations）—TVL: Subnasale perpendicular to the natural horizontal head position. 口唇間距離 "Interlabial gap"、中切歯露出量 "incisor showing" などの計測項目があることに注目する[13]。

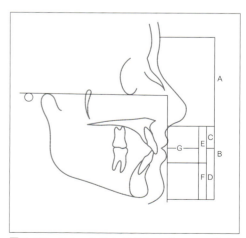

図 7-17b　Epker & Fish の Subnasale perpendicular to Frankfort Horizontal plane line と垂直関係—重要な項目として A：B（G to Sn：Sn to Me'）＝1：1：2、E：F（Sn to Stm：Stm to soft Me'）＝1：2 などがある[14]。

> ## まとめ
>
> - ●咬合高径（VD）は矯正治療の上下顎の垂直的、また、前後的な関係の治療目標として重要である。咬合接触時、咬頭嵌合位（ICP）が安定したうえ咀嚼筋、舌筋など筋の収縮の調和がとれたとき、VD は生理的であるといえる。
> - ●治療後 VD を生理的に維持するためには、鼻呼吸が可能な口腔環境を確立することが重要である。そのためには理想的な Interlabial gap の付与、舌房の確保、舌と口輪筋に対する筋機能療法（MFT）、また Posture training を治療中、治療後、持続的に行わなければならない。
> - ●矯正での VD の診断は顔貌写真と側貌セファログラムを用いた軟組織分析が主に使用されている。舌と舌骨の位置、Interlabial gap、Incisor showing などの診断が重要である。特に Interlabial gap、Incisor showing の分析と評価においては、顔貌の上下的な位置変化に影響されない標準化された垂直基準線を用いた側貌分析法が必要である。
> - ●VD を維持するための条件の一つとして、咬頭嵌合位の安定、すなわち的確なバーティカルストップ（Vertical Stop；後述）の確立が必要である。
> - ●VD の維持は ニュートラルゾーンの維持[*6]と関係がある。つまり、ニュートラルゾーンを維持することができず、歯列弓の病的な変化に至ったときには、VD が崩壊されるといっても過言ではない。
>
> ---
>
> ＊6：歯に対する口唇と舌、また頬と舌の軟組織間での力のバランスがとれている状態。その結果、歯列弓の変化が生じない。

## 4．アンテリアカップリング（Anterior coupling）：
### アンテリアガイダンス（Anterior guidance）／神経筋機構（Neuro-muscular system）

前歯は下顎運動を主導するセンサーのような存在である。良好なアンテリアカップリングは、滑走運動など下顎をさまざまな方向へスムースに動けるようにするだけでなく、咀嚼、嚥下、発語が円滑に行えるよう設計すると同時に、歯と支持組織、顎関節、および咀嚼筋をメカニカルストレスから保護する設計も重要である。

矯正治療におけるアンテリアカップリングは審美、機能面から見た目標として最も重要視されてきた。

下顎の運動は2つに分けて考えられる。一つは神経筋機構によってコントロールされる運動で咀嚼、嚥下、発語など日中行われる運動であり、もう一つはアンテリアガイダンスによるグラインディング（grinding：歯ぎしり）で筋肉の強力な収縮を伴う。これは睡眠時にみられてクレンチング（clenching：喰いしばり）とともにブラキシズム（Bruxism）と呼ばれる。これらのブラキシズムはストレスに対する人体の防御メカニズムとして行われることが広く認められている[15]。

### 1）ブラキシズムへの対応—アンテリアガイダンス：犬歯の位置と形態の重要性

咬合安定という観点から、不適切なアンテリアガイダンスは下顎側方滑走運動時、臼歯部の即時離開ができないことを意味する。前歯部、特に犬歯の位置が不正なことは、臼歯部の即時離開に最も不利な条件になり、さまざまな問題を引き起こすことが多い。特に夜間の側方滑走運動時（睡眠時の歯ぎしり）、第一、第二大臼歯が接触すると咀嚼筋活動が急激に増加する[16]（図7-18）。

このことによって歯と支持組織、顎関節、咀嚼筋などは大きなダメージを受ける（図7-19）。この時の筋活動は、筋肉の等尺性（Isometric）収縮の結果、増加してくる。McNeill の研究によると、等尺性収縮は無酸素運動で 74Kg/cm の強力な収縮が一日最大 162 分ほど、長時間にわたり発生する。その結果、いろいろな組織に問題を引き起こす[17]。

このようなオーバーローディングを防止するために、側方滑走運動時の即時的な臼歯部離開が可能な咬合様式が必要である。即時臼歯部離開が可能な咬合様式は Stallard H と Stuart CE（1949、1963）によって主張された犬歯誘導による相互保護咬合であり、矯正治療で追求すべき最も理想的な咬合様式である[18]（図7-20）。

臨床的にアンテリアガイダンスでの適切な犬歯の位置は非常に重要であり（**図 7-21**）、これは下顎の側方滑走運動時に犬歯誘導による臼歯部離開が可能になることを意味する（**図 7-22**）。

治療終了時のイメージとして重要なのは Andrews が示した上顎犬歯咬頭頂の位置[21]ではなく、下顎犬歯咬頭頂の位置である。いくら犬歯の位置が良くても咬合面の咬耗による形態の変化か、先天的形態異常により適正な即時臼歯部離開が起きない場合がある。この時は犬歯にレジンビルドアップ（**図 7-23**）を行う必要がある。

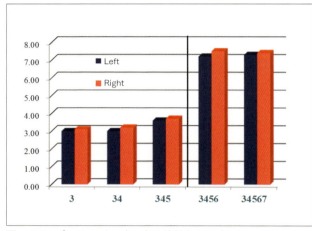

**図 7-18** ブラキシズム時の歯の接触部位に応じて、筋活動が異なることを表している。特に第一、第二大臼歯の接触により急激な筋活動の増加が認められる。これは顎関節、咀嚼筋、歯と歯の支持組織に過度なメカニカルストレスがかかるということを意味する。

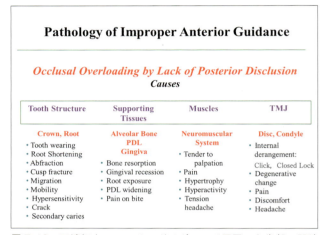

**図 7-19** 不適切なアンテリアガイダンスが原因で臼歯部の即時離開ができないときに起こる問題。

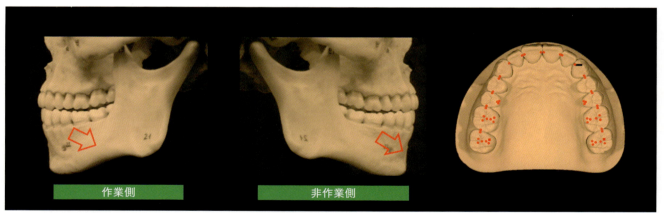

**図 7-20** 犬歯誘導による相互保護咬合は、即時に臼歯部離開が可能である咬合様式。下顎の側方滑走運動時、作業側の犬歯だけが下顎運動を誘導することができた。

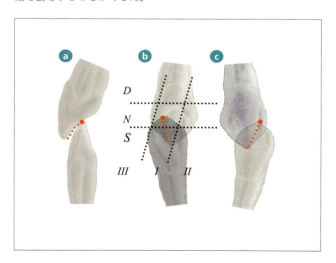

**図 7-21** 下顎犬歯咬頭頂が上顎犬歯舌面に接触する位置（●印）。破線（•••）は下顎犬歯咬頭頂の側方滑走状態を示す。
**ⓐ**：overbite、overjet から決定（Lee）。
**ⓑ**：下顎犬歯の咬頭頂が側方滑走したときの臼歯離開の状態から決定（Tanaka）。
**ⓒ**：臼歯離開の状態と、矯正における上下犬歯のⅠ級関係から決定（Honda）。

SECTION2 矯正歯科臨床一般

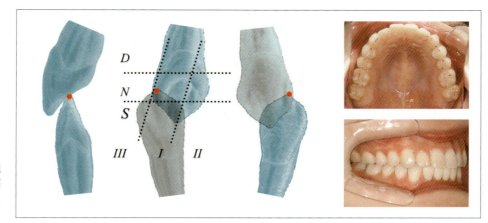

図 7-22a　矯正的観点からの、理想的な下顎犬歯咬頭頂と上顎犬歯舌面の位置関係。Overbite：3〜5mm、overjet：1〜2mm。

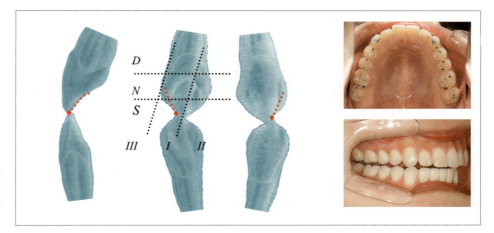

図 7-22b　下顎側方滑走運動時の下顎犬歯咬頭頂の運動経路、理想的な犬歯関係により即時臼歯部離開が可能になる。

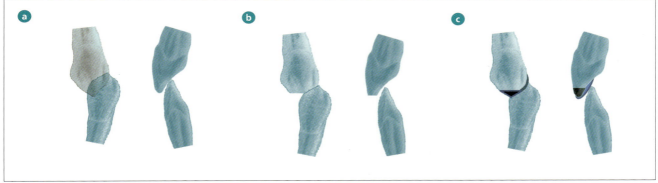

図 7-23a　下顎犬歯咬頭頂の位置が正常。
図 7-23b　下顎犬歯咬頭頂が上顎犬歯の舌面に接触していない状態。
図 7-23c　上顎犬歯舌面にレジンビルドアップ（紺色部）を行い、下顎犬歯咬頭頂が接触するようになった。

## 2）神経筋機構とアンテリアカップリング：ファンクショナルルームの重要性

　アンテリアカップリングを確立するにあたって、咬合に対し考慮しなければならないもう一つの重要な要素がある。これは神経筋機構により主導される咀嚼、嚥下、発語などの生理的な下顎運動である。

　私たちの体には歯根膜をはじめ粘膜、口唇、舌、頰、筋、皮膚などの顎の動きに関する情報を得ることができる固有感覚受容器を含む器官が数多く存在し、そこから得た情報は脳に送られ、脳は筋に下顎をどのように動かすかを知らせるフィードバックシステムが存在する。咀嚼運動もこのシステムでコントロールされる（図 7-24）。

　咀嚼には2つのパターン：チョッピング（chopping=Vertical chewing）とグラインディング（Grinding = Horizontal chewing）がある。バーティカル（Vertical）からホリゾンタルチューイン（Horizontal chewing）までいろいろな方向に無理なく下顎運動ができるためには、この運動を妨げないためのスペースが必

127

要である。これは上下前歯の垂直的、水平的被蓋によって形成される。これをHondaは、オーバーバイト、オーバージェット量を数値的に表現し、前歯におけるファンクショナルルーム（Functional room）と命名した（図7-25）。Yunはこれを臼歯部のファンクショナルルーム（後述）と区別するため、前歯部にはインターコロナルファンクショナルルーム（Intercoronal functional room）と命名する。

適切なインターコロナルファンクショナルルームは、いろいろな方向への円滑な下顎運動を可能にする（図7-26）。特に犬歯が重要である。

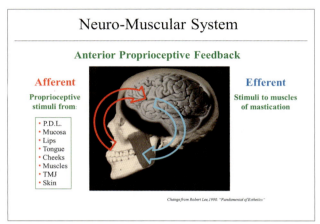

図7-24　神経筋機構のフィードバックシステム（Lee RL[19]）；歯根膜をはじめ粘膜、口唇、舌、頰、筋、皮膚などの固有感覚受容器を含む器官から得た情報は中枢神経（脳）に送られる。この情報から脳は学習し、筋に下顎をどのように動かすかを知らせる。すなわち筋と神経の間では情報のフィードバックシステムが存在する。

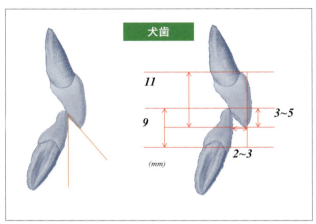

図7-25　インターコロナルファンクショナルルーム（Lee RL[19].より引用改変）。

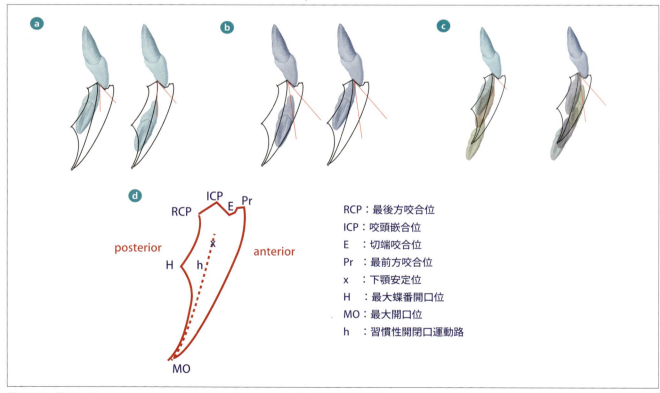

図7-26　適切なインターコロナルファンクショナルルームによる円滑な下顎運動。
図7-26a　咀嚼運動。
図7-26b　嚥下、発音時の下顎運動の経路をPosseltの図[22]で示した。
図7-26c　嚥下、発音時の下顎運動は、習慣性開閉口運動路から少し前方に外れて閉じてくる傾向がみられる。この時、インターコロナルファンクショナルルームは前歯部において咬合干渉を回避できる。
図7-26d　Posseltの図[22]。

一方、インターコロナルファンクショナルルームが適切でない場合、下顎運動は極端に制限されるようになる。また咬合干渉が発生しやすく、下顎が後方に転位しやすい（図7-27）。

のみならず、下顎側方滑走運動が中切歯あるいは側切歯によって誘導されその結果、上顎前歯の歯根吸収、下顎前歯部の歯槽骨吸収、歯肉退縮などを誘発したり、片側に下顎頭を後退させて顎関節症を誘発する可能性が高い（図7-28）。

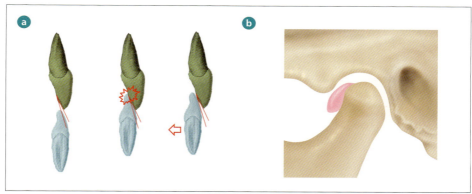

図7-27a、b　インターコロナルファンクショナルルームが足りない場合。
ⓐ下顎運動は制限される、ⓑ前歯部の咬合干渉により、下顎頭位が後方に転位し顎関節のクリッキング、クローズドロック頭痛などの自覚症状が発生する。

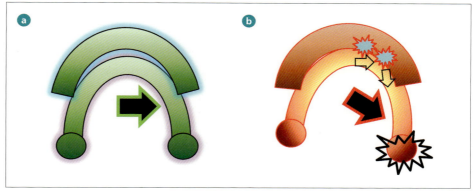

図7-28a　インターコロナルファンクショナルルームが適正な場合、犬歯誘導による下顎側方滑走運動は咬合干渉なしで円滑にできる。
図7-28b　インターコロナルファンクショナルルームが不十分なとき、下顎側方滑走運動中、前歯部の咬合干渉により歯根吸収や作業側顆頭が後方偏位を起こす。

> ### まとめ
> - 適正なアンテリアカップリングが咬合安定に与える影響の意味あいは、前歯誘導と神経筋機構のフィードバックシステムによって、下顎運動を生理的なものにすることである。
> - 矯正治療で追求すべき咬合様式は前歯誘導、特に犬歯誘導による側方滑走運動時の臼歯部離開咬合である。
> - 臼歯部離開は即時に生じていなければならない。そのためには、下顎犬歯の咬頭頂が上顎犬歯舌面に接触することと、その位置が非常に重要である。不適切な犬歯関係で臼歯離開が起こらない場合は、咬合病の大きな原因になることを忘れてはならない。
> - 調和がとれた神経筋機構によるフィードバックシステムは適切で生理的なインターコロナルファンクショナルルームがあることで、はじめて可能になる。矯正治療における小臼歯抜歯後、前歯部の無理な抜歯空隙の閉鎖はトルクコントロールが難しくなり、結果的にインターコロナルファンクショナルルーム不足を引き起こし、咀嚼、嚥下、発音時の下顎運動を制限する。また、咬合干渉を起こして咬合性外傷になりやすい。

# 5．咬合平面 (Occlusal plane)

> 咬合平面は概念的に湾曲だけでなく、その位置と湾曲を分けて考えなければならない。咬合平面が生理的であるということは、臨床的に前歯部では審美的に良好であること。そして臼歯部においては機能的に適正であることを意味する。すなわち滑走運動時、臼歯離開の影響により咬合干渉が起きず、また咀嚼運動時にも咬合干渉がなく、さらに咀嚼効率が高くなることを意味する。

咬合湾曲を観察すると、矢状面から見たときのSpeeカーブと、前頭面から見たときのWilsonカーブの2つが存在する。そして咬合平面は、咬合湾曲すなわちSpeeカーブとWilsonカーブによる3次元的な平面と臨床的に捉える[8]（図7-29）。

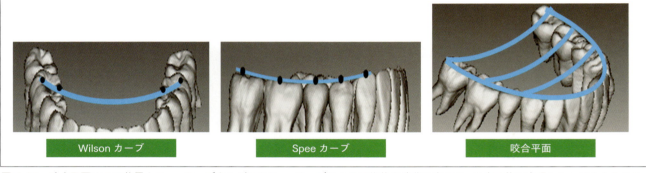

図7-29　咬合平面はその位置とSpeeカーブならびにWilsonカーブによる平均的な湾曲を含めて、3次元的に表現したものととらえるべきである。

## 1）咬合平面の機能―咀嚼運動と滑走運動

咬合平面の傾斜は、咀嚼パターンと滑走運動時の臼歯離開に影響を及ぼす。咬合平面の傾斜がスティープ（前下がり）になるとチョッパーな咀嚼パターンに、フラット（前上がり）になればワイドでグラインディングな咀嚼パターンを示しやすい[23]。

Speeカーブが強ければ咬合平面の傾斜はスティープ（急）になり、チョッパーな咀嚼パターンを示す。また、顆頭の運動経路（緑色）と咬合平面の傾斜度が調和をとることが困難になり、滑走運動時に良好な臼歯離開が得られず、咬合干渉が起こりやすい（図7-30、31）。

また、Wilsonカーブの診査も重要である。側方滑走運動時、Wilsonカーブの湾曲度に応じた臼歯部の咬合干渉を慎重に診査する必要がある（図7-32）。

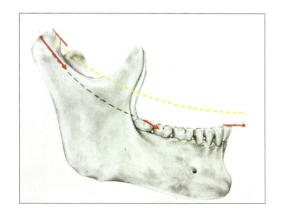

図7-30　矢状顆路誘導（Condylar guidance）とSpeeカーブの調和がとれる場合は、滑走運動時に咬合干渉は起こりにくい（Dawson PE. Functional occlusion : from TMJ to smile design. St Louis: Mosby Elsevier, 2007. より引用）。

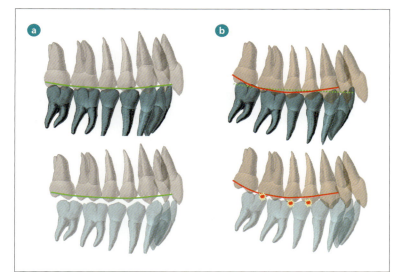

図 7-31　Spee カーブの湾曲度による前方滑走運動時の咬合干渉の有無。
図 7-31a　正常な Spee カーブの場合は咬合干渉が起こりにくい。
図 7-31b　Spee カーブがきつい場合は咬合干渉が起こりやすい。

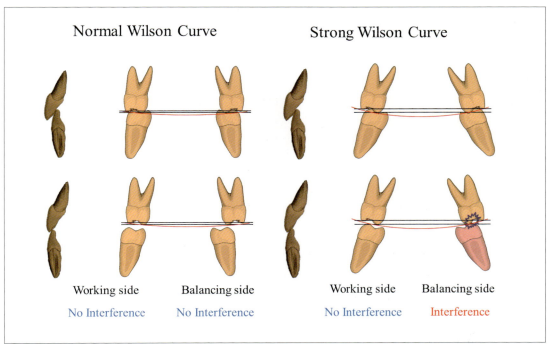

図 7-32　下顎側方滑走運動時の Wilson カーブの湾曲度と臼歯部の咬合干渉の関係。

## 2）咬合平面とアンテリアカップリングとの関係：審美性と機能性

骨格性下顎前突の場合、上顎に対する下顎の過成長は上顎前歯の唇側傾斜、下顎前歯の舌側傾斜などの補償（Compensation）によって咬合平面を平坦化している（図7-33）。その結果、咬合平面の前歯部の切縁ライン（Incisal line）はフラット（Flat）かリバース（Reverse）に見えてしまう可能性がある（図7-34）。

また、アンテリアカップリングは十分なオーバーバイト、オーバージェットを確保できず、咀嚼時に必要とするファンクショナルルームが足りず、側方滑走運動時にも十分な臼歯部離開が起こりにくいため、機能的に問題を起こしやすい。

臨床的に数多くの矯正医が咬合面の傾斜を調節することにより、アンテリアカップリングを変化させる試みを行っている。しかし、臼歯部即時離開などの動的咬合（Dynamic occlusion）に対する配慮なしに咬合平面を変化させる治療は、かなり危険なことになる。すなわち、患者の骨格を十分に理解しないまま、そして最終ゴールイメージに対し、咬合安定への考慮がなく、咬合平面をさらに病的にしてしまっている場合がある（図7-35）。

Fastlightが提示したテトラゴン（Tetragon）[24] は、

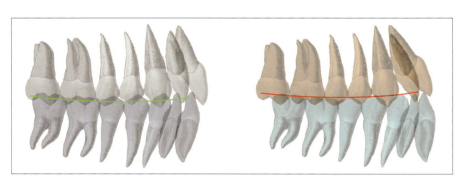

図7-33　骨格性下顎前突では成長に対する上顎前歯の唇側傾斜、下顎前歯の舌側傾斜の補償による咬合平面の平坦化の傾向がある。

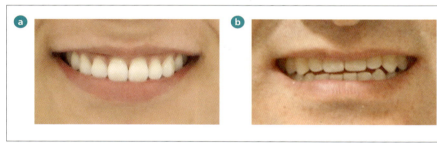

図7-34　咬合平面の平坦化による前歯部の審美性の違い。
図7-34a　上顎前歯の切縁ラインが下唇と調和のとれた矯正治療終了時。
図7-34b　骨格性下顎前突症例で、上顎前歯の切縁ラインが下唇に対してリバースな状態である。

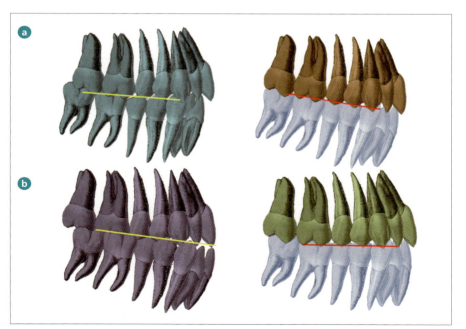

図7-35a　上顎前突の場合、咬合面の傾斜をより急にしてアンテリアカップリングを改善させようとするあまり、咬合平面の傾斜が急になりすぎると顆路との関係に調和がとれずに滑走運動時、臼歯部の干渉が起こりやすい。このことを考慮した治療計画が必要である。
図7-35b　下顎前突症例では、補償的な矯正治療として咬合面をフラットにさせる。この場合、十分なオーバーバイト、オーバージェットを確保できないので、滑走運動時、臼歯部特に大臼歯に咬合干渉を起こさないよう、十分注意する必要がある。

上下前歯の歯軸と咬合平面の傾斜の変化によるアンテリアカップリングの変化を把握するのに有用である。

これでYunは、下顎運動時における咬合干渉を考慮し、抜歯と非抜歯症例の治療結果をもとにテトラゴンの目標値を立て、臨床で応用している（**図7-36**）。

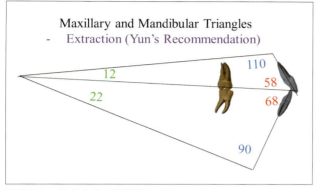

図 7-36a　抜歯症例の目標値。

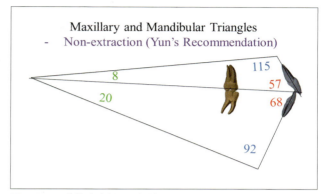

図 7-36b　非抜歯症例の目標値。

> **まとめ**
> - 矯正治療における咬合平面は、その傾斜を調整することによってアンテリアカップリングを改善させることができる非常に有利な咬合の要素である。
> - 咬合平面の傾斜が生理的限界を超えた場合、アンテリアカップリングが審美的に改善できたとしても機能的な問題を起こしやすい。傾斜がきつい急な咬合平面は、下顎の滑走運動時、臼歯部即時離開が困難になり、咬合干渉を起こしやすくなる。
> - 咬合平面の決定において、前歯部では審美性を診ることが大切である。つまり上顎前歯の切縁ラインと下唇のスマイルラインが調和のとれた咬合平面をなすように設定すべきであり、実践的には上顎の咬合平面を基準にすべきである。
> - 咬合平面の決定において、臼歯部では機能をよく診ることが重要である。すなわち臼歯は下顎運動時に咬合干渉が起きにくい咬合平面上に設定しなければならない。

## 6．ポステリアカップリング（Posterior coupling）

　矯正治療を含むすべての全顎的な咬合再構成治療において最も重要と考えられる最終目標は、臼歯部における相対する歯の適切な咬頭嵌合の確立による、咬合嵌合位の安定であると言っても過言ではない。これらの理由から、上下臼歯の位置関係は非常に重要であり、その安定性は近遠心的だけではなく、頬舌的にも重要である。また臼歯咬合面形態は、咬頭嵌合位を安定させる形になっていることが重要である。それだけではなく、下顎運動時の咬合干渉を避けることができる形を持たなければならない。

### 1）静的咬合安定：咬頭嵌合位（Vertical stop - Closure stopper, Equalizer, ABC contact）

　臼歯部の咬合安定は、静的な安定と動的な安定に分けて考慮する必要がある。
　1949年、Stallard Hは理想的な咬合としては、咬頭嵌合位から下顎が前方に偏位しないためのストッパーが必要であると主張した（**図7-37**）。

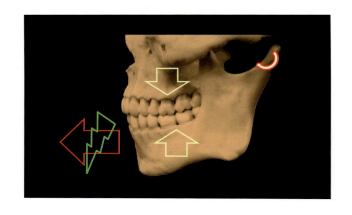

図7-37 Stallard Hが提示した理想的な咬合の概念の一つとして、咬頭嵌合位から下顎が前に偏位しないことの重要性を説明した。

　AngleとAndrewsによって提示された臼歯の位置に対して、Stallardは臼歯の位置を概念的に説明したといえる。Stallardの概念は、後にStuart CEと一緒に相互保護咬合様式（Mutually protected occlusal scheme[18]）に具現化された。Roth Rはこれに基づいて、安定した咬頭嵌合位を得るためには、矯正治療でもカスプトゥーフォッサ（Cusp to fossa）での3点咬合接触が必要であると主張した（Functional occlusion）[25]。

　この概念の重要性は広く認識されてきたが、臨床的に実現することは非常に難しいことであった。Hondaはこの概念を臨床に適用するため、咬頭嵌合位を安定させることが可能な咬合接触点を簡単に付与できる咬合面を考案した[26、27]。臨床的には下顎が咬合時に前後、左右に病的偏位しないような咬合接触点を上下顎臼歯（特に第一大臼歯）に与える。つまり、この接触点によって（下顎位の）静的な咬合安定を得ることができる。この接触点をバーティカルストップ（Vertical stop）という[28、29]。

具体的には、前方偏位を防ぐクロージャーストッパー（Closure stopper）[29]、後方偏位を防ぐイクォライザー（Equalizer）、左右への偏位を防ぐABCコンタクトがある（図7-38）。

　Hondaは、これをより臨床的に実現するための2つの条件を提示した。その一つは適正な臼歯の位置（咬合関係）であり、もうひとつは咬合面の形態である。Hondaは彼の数多くの臨床症例でこれを実践、具体化してlongevityを得た。このことは、適正なバーティカルストップの確立によって下顎の静的安定を得ることを臨床的に証明することができると考える。

　矯正分野ではAngleとRicketts[30]、Andrewsなどによって提示された、上顎第一大臼歯頬側の近心頬側咬頭頂（Mesio-buccal cusp tip）が下顎第一大臼歯頬側の中央グルーブ（Central groove）に相対する臼歯部位置（図7-39a）が臨床的な治療ゴールとして認められてきたが、この位置では実際に咬頭嵌合位の安定による下顎位の安

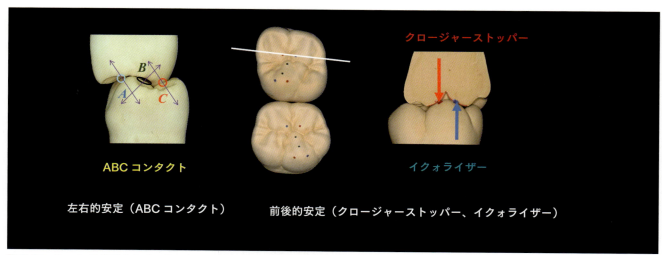

図7-38 Hondaの模型上のバーティカルストップ。Hondaは咬頭嵌合位を容易に安定させる咬合接触点を付与することができる咬合面のイメージを考案し、彼の臨床で適用、実現した。

定を得ることが容易でなかった。

Hondaが言う咬頭嵌合位は以下のとおりである。

下顎第一大臼歯の遠心頬側咬頭（Disto-buccal cusp）が上顎第一大臼歯の中央窩（Central fossa）に嵌合して、上顎第一大臼歯の近心舌側咬頭（Mesio-palatal cusp）が下顎第一大臼歯の中央窩に嵌合する位置であれば、安定した咬頭嵌合位を得ることができる。すなわち、バーティカルストップの確立はこのポジションで最も得やすい（図7-39b、c）。

Hondaによって提示された臼歯関係と矯正分野で提示されている臼歯関係を比較した実例を以下に示す（図7-40、41）。

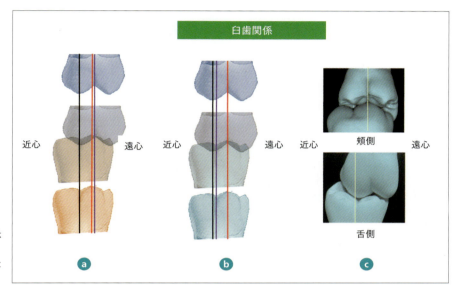

図7-39a　AngleとAndrewsによって提示された臼歯関係。
図7-39b、c　Hondaによって提示された臼歯関係。

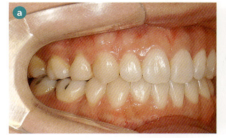 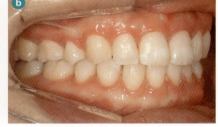

図7-40　側面での臼歯関係の比較。
図7-40a　矯正分野で提示された臼歯関係でIII級傾向（Super CI）を見てみると、下顎第一大臼歯の遠心頬側咬頭と上顎第一大臼歯の中央窩が嵌合しにくい。
図7-40b　Hondaによる臼歯関係は、下顎第一大臼歯の遠心頬側咬頭と上顎第一大臼歯の中央窩が嵌合し、咬頭嵌合位が長期間安定しやすい。

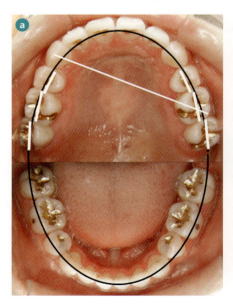 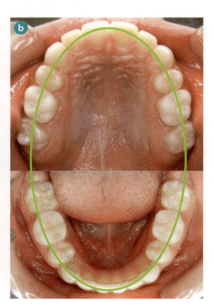

図7-41a　RothとRickettsによって提示された理想的な咬合面での上下顎臼歯の位置によって治療された症例：上顎臼歯は遠心ローテーションが強い。下顎臼歯は舌側傾斜し、その結果カスプトゥーフォッサの関係が咬合線（ラインオブオクルージョン：Line of occlusion）上に乗せられていないため咬頭嵌合が難しい。
図7-41b　Hondaにより提示された理想的な咬合面での上下顎臼歯の位置：カスプトゥーフォッサの関係が咬合線と一致し咬頭嵌合がしやすい（補綴，修復治療．Choi, DaeHoon, Seoul）。

いくら位置が正確であるといっても咬合面の咬耗、不適切な補綴物などの形態的な問題があると、バーティカルストップの確立が困難であることが大半である。不適切な補綴物は、矯正治療前に必ず矯正用のプロビジョナルレストレーションを用いて改善する必要がある。また、天然歯は咬合面を選択的削除（trim off）あるいは、レジンを添加（add on）する咬合調整によって、またインレーの交換くらいで改善できる場合が多い。しかし、咬合面の形が咬合調整だけでは改善できないぐらいにひどく変形している場合は、新しい修復物が必要となるだろう（図7-42）。

実際の臨床で、私たちはすべての症例を理想的なⅠ級フィニッシュ（Class I finish）で咬頭嵌合位を仕上げることはできない。その状況に対してもHondaは的確なバーティカルストップが付与できるⅡ級、Ⅲ級フィニッシュの臼歯関係を示した（図7-43）。

上顎片側小臼歯抜歯による臼歯部のⅡ級フィニッシュの場合、既存の矯正治療の方法ではなかなか咬頭嵌合位の安定を得ることが難しい。ときには抜歯スペースの閉鎖よりもスペースを残して犬歯関係とバーティカルストップの確立を優先する考えの転換が必要である（図7-44）。

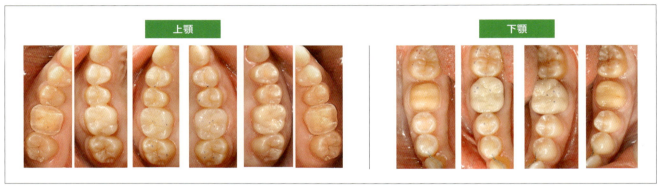

**図7-42** バーティカルストップ；上顎第一大臼歯のオンレー、第二大臼歯のレジンの添加、下顎第一大臼歯のクラウンでバーティカルストップを確立した例（補綴，修復治療．Lee, Hee-Kyong．Seoul, Korea）。

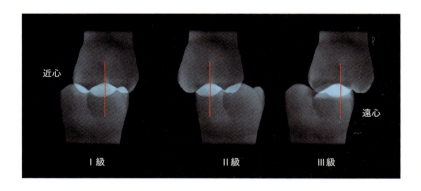

**図7-43** Ⅰ, Ⅱ, Ⅲ級フィニッシュの咬頭嵌合位。

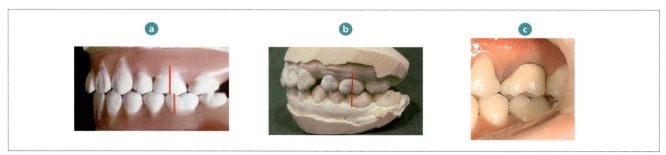

**図7-44a** 上顎片側小臼歯抜歯によるⅡ級フィニッシュで、抜歯空隙を完全に閉鎖した場合は適正なバーティカルストップを得るのが難しい。
**図7-44b** 下顎第一大臼歯の近心頬側咬頭が上顎第一大臼歯の中央窩にはいる場合、抜歯空隙の閉鎖よりも咬頭嵌合位の安定を考慮した犬歯と臼歯関係を確立させることが優先されるべきだと考える。
**図7-44c** 上顎片側小臼歯抜歯によるⅡ級フィニッシュの症例：下顎第一大臼歯の近心頬側咬頭が上顎第一大臼歯の中央窩にはいっている。抜歯空隙は小臼歯の補綴で閉鎖。

## 2）動的咬合安定：ポステリア トゥースガイダンス（Posterior tooth guidance）、ファンクショナル ルーム（Functional room）

動的な咬合安定の観点から、臼歯部の咬合面形態の重要性に関する代表的な概念としてポステリア トゥースガイダンスを挙げることができる。咬合面の形態がシャープな場合、咀嚼パターンは垂直的な傾向を見せる。咬合面の咬耗がひどくフラットになっている場合、水平的な咀嚼パターンになるという概念である。つまり、臼歯部咬合面の形態が動的な咬合の安定に大きく影響を及ぼしていることを示す[19]（図7-45）。

矯正医の立場で見ると、咬合の概念を治療に取り入れるとき、最大の課題は犬歯誘導咬合の確立と言っても過言ではない。したがって、臼歯部即時離開のために犬歯の形態修正、主にレジンを添加するレジンビルドアップを行う場合が多い。しかし、臼歯部の咬合面の形態に関してはあまりにも考慮されていない。ときには無視する傾向もあるのが現実である。臼歯部の咬合面はフラットのままで犬歯咬頭だけをシャープにすると、下顎は水平的な咀嚼パターンで動くため、犬歯のレジンビルドアップが咬合干渉を引き起こす可能性があることに留意しなければならない（図7-46）。

また、犬歯誘導による良好な臼歯部離開が得られない場合、また咀嚼時に水平被蓋が足りず臼歯部干渉が起こりやすいときは、それに応じて干渉を回避し、いろいろな方向に下顎運動ができる臼歯咬合面の形態をつくる必要がある（図7-47）。

すなわち下顎運動時、大臼歯の機能咬頭での咬合干渉が生じないための形態修正が必要になるときがある。この時は専門的に形態修正を行うことができるパートナーとの包括診療が重要であるといえる。Hondaは下顎運動時、大臼歯に生じる咬合干渉を回避する形態を臼歯部のファンクショナルルームと命名し、彼が考案した第一大臼歯のアイディアルモデルでこのことを具体的に解説した（図7-48）。

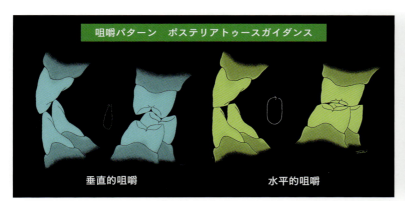

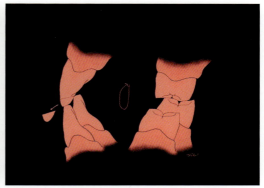

図7-45　ポステリア トゥースガイダンス；臼歯部の咬合面形態により咀嚼パターンは変わる。咬合面がシャープな場合は垂直的なチョッピング咀嚼パターンを、咬合面がフラットな場合は水平的なグラインディング咀嚼パターンを示す。

図7-46　臼歯咬合面をフラットにしたままで、臼歯部離開を確立するため犬歯咬頭だけにレジンビルドアップを行うと、下顎運動時に咬合干渉が起こる危険性がある。形態の回復は前歯部と臼歯部を同時にすることが望ましい。

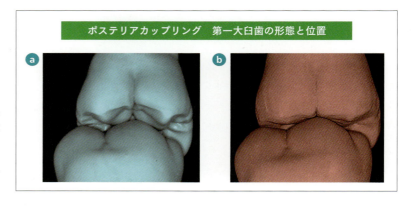

図7-47a　Hondaが示した理想的な第一大臼歯部のカップリング；バーティカルストップ、また十分な水平被蓋とファンクショナルルームが存在する。
図7-47b　咬合面の咬耗があり、水平被蓋とファンクショナルルームが足りないときは的確なバーティカルストップも見えない。

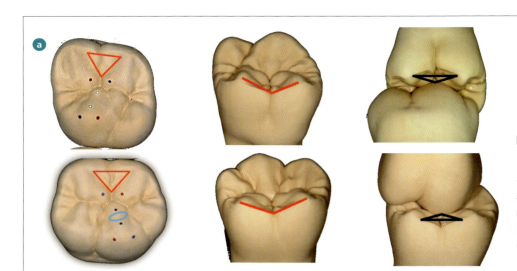

図 7-48a 咬合の観点から見たアイディアルな第一大臼歯の咬合面形態；この形態では下顎側方滑走運動時、大臼歯部の即時離開ができる。また、咀嚼時にも臼歯部咬合干渉を回避することができる。すなわち、動的咬合の安定を得ることができる（Honda）。

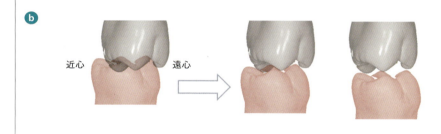

図 7-48b 下顎側方滑走運動時のファンクショナルルーム（Functional room at lateral excursion）

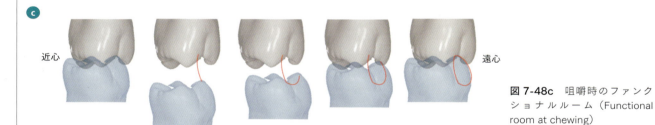

図 7-48c 咀嚼時のファンクショナルルーム（Functional room at chewing）

## まとめ

- 矯正治療でのポステリアカップリングは、静的な咬合の安定だけでなく動的な咬合の安定にも重要である。
- 静的な咬合の安定は咬頭嵌合位の安定を意味し、バーティカルストップの確立によって得られる。
- バーティカルストップの確立は下顎位、すなわち水平的には顆頭位、垂直的には咬合高径の安定の基本になる。また歯が軟組織とのスペース、すなわちニュートラルゾーンに位置し、このポジションを維持するのに大きな影響を与える。
- 動的な咬合の安定における犬歯誘導による臼歯部離開で、その離開量が足りない場合、または咀嚼時に水平被蓋が足りず臼歯部咬合干渉が起こりやすいときは、それに応じて干渉を避けるためにいろいろな方向に円滑に下顎が動けるよう臼歯咬合面形態の工夫、すなわち適正なファンクショナルルームが必要である。

## ■ Chapter7 の参考文献

1. McCollum BB and Stuart CE. A Research Report: A Basic Text for Postgraduate Courses in Gnathology. Ventura, CA. 1955: 9-17, 34-46.

2. Stuart CE. Articulations of human teeth. Dent Items Interest 1939; 61:1029-1037.

3. Celenza FV. The centric position: replacement and character. J Prosthet Dent 1973 Oct; 30（4）: 591-598.

4. Ricketts RM. Abnormal function of the temporomandibular joint. Am J Orthod 1955; 41: 435-441.

5. Gelb H. Clinical management of head, neck, and TMJ pain and dysfunction. Philadelphia: WB Saunders, 1977.

6. Owen AH. Orthodontic/orthopedic treatment of craniomandibular pain dysfunction. Part 3: Anterior condylar displacement. J Craniomandibular Pract 1984; 3（1）: 31-45.

7. 山﨑長郎, 本多正明. 臨床歯周補綴 II マニュアル＆クリニック. 第5章 印象と咬合採得. 東京：第一歯科出版, 1992.

8. Dawson PE. Functional occlusion : from TMJ to smile design. St Louis: Mosby Elsevier, 2007.

9. 本多正明, 菅野博康. SPECIAL DISCUSSION：いま、あえて咬合を振り返る "審美" と "機能" の両立をめざして 第3回 問題提起3 咬頭嵌合位を再考する. the Quintessence 2006；25(7):1445.

10. Spear F. Interdisciplinary treatment planning-principles, Design, Implementation. Chapter 8 approaches to vertical dimension. Chicago: Quintessence Pub Co Inc, 2008.

11. Ricketts RM. The role of cephalometrics in prosthetic diagnosis. J Prosthet Dent 1956; 6; 488.

12. Schudy FF. Vertical growth versus anteroposterior growth as related to function and treatment. Angle Orthod 1964; 34(2): 75-93.

13. Arnett W. Soft tissue cephalometric analysis: in the diagnosis and treatment planning of dentofacial deformity. Am J Orthod Dentofacial Orthop 1999; 116(3): 239-253.

14. Wylie GA, Fish LC, Epker BN. Cephalometrics : a comparison of five analysis currently used in the diagnosis of dentofacial deformities. Int J Adult Orthodon Orthognath Surg 1987; 2(1) :15-36.

15. Slavicek R. Das Kauorgan Funktionen und Dysfunktionen. Austria:Gamma Dental Edition, 2001.

16. Tamaki K, Hori N, Fujiwara M, Yoshino T, Toyoda M, Sato S. A pilot study on masticatory muscles activities during grinding movements in occlusion with different guiding areas on working side. Bull Kanagawa Dent Coll 2001; 29: 26-27.

17. Thompson BA, Blount BW, Krumholz TS. Treatment approaches to bruxism. Am Fam Physician 1994；49(7)：1617-1622.

18. Stallard H, Stuart CE. Concepts of occlusion. Dent Clin North Am 1963; 11: 591-606.

19. Lee RL. Anterior guidance –Advances in occlusion. chapter 3. John Wrigh, PSG Inc. Boston, Bristol, London, 1982.

20. Tanaka R. 1979 The J. Asian Gnath. 国際ナソロジー学会 アジア部会, 1971.

21. Andrews LF. The six keys to normal occlusion. Am J Orthod 1972; 62(3): 296-309.

22. Posselt U. Studies in the mobility of the human mandible. Acta Odontol Scand 1952;10: 3-160.

23. 小川隆宏, 古谷野潔. 咬合平面の傾きと咀嚼運動閉口路との関連. 補綴物作製のための機能的情報. 補綴臨床 1997；30（6）: 753-760.

24. Fastlight J. Tetragon: A visual cephalometric analysis. J Clin Orthod 2000; 33(6): 353-360.

25. Roth R. Gnathologic concepts and orthodontic treatment goals, in Jarabak JR. Technique and treatment with light wire appliances. St Louis: CV Mosby, 1970; 1160-1223.

26. 本多正明, 山﨑長郎. SPECIAL DISCUSSION：いま, あえて咬合を振り返る "審美" と "機能" の両立をめざして 第1回：問題提起1 アンテリアガイダンスの重要性を本当に理解しているか？ the Quintessence 2006；25(1)：35.

27. 本多正明, 髙井基普. シリーズ：いま, あえて咬合を振り返る 咬合を臨床的にとらえる 第6回（最終回）総括―つぎのステップへ. the Quintessence 2007；26(3)：539.

28. McHorris WH. Occlusion with particular emphasis on the functional and parafunctional role of anterior teeth. Part 1. J Clin Orthod 1979; 13(9): 606-620.

29. McHorris, WH. Occlusal adjustment via selective cutting of natural teeth. Part I. Int J Periodontics Restorative Dent 1985; 5(5): 8-25.

30. Ricketts RM. Occlusion: the medium of dentistry. J Prosthet Dent 1969; 21(1): 39-60.

# Chapter 8

# 戦略的な最終調整（セトリング）と保定

# 筋機能訓練および矯正歯科治療の安定、保定段階

## 1．現代の口腔顔面の筋機能訓練

### 1）舌突出癖を防止するには

舌突出癖を防止するには、既存のタングクリブ（tongue crib）の代わりに、下顎側切歯の舌面にリンガルクリート（lingual cleat）を装着するのがよい（図8-1）。リンガルクリートの長所は、ウイングの高さを調整できるという点である。患者の苦痛が大きすぎる場合はウイングを低くし、あまり反応がない場合にはウイングを高くすることができる（図8-2）。

タングスパー（tongue spur）を上顎に装着することは推奨できない。舌突出を阻止するために設置したスパー（舌の進入を阻止し、歯止めとなる金具）によって、舌は行く先を見つけられず、下方に位置してしまう可能性があるからである。舌の正常な位置は、舌が上顎口蓋面に当たっている状態である。

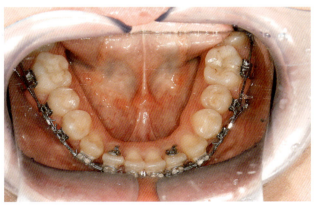

図8-1 舌突出癖防止のために、下顎側切歯にリンガルクリートを装着した。

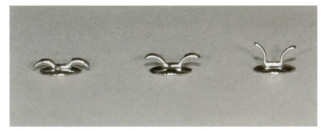

図8-2 患者の舌の適応度によってリンガルクリートのウイングの高さを調節できる。舌があまりにも苦痛な場合にはウイングを下げ、さほど反応がない場合にはウイングを立てればよい。

## 2）舌運動

　最近、米国では医学部、歯学部の入学生を文科系からも採用しているという。ときには芸術系からの出身者までいる。優秀な歯科医師になるためには、科学的な知識を身につけるだけではなく、知識を患者に効果的に伝達するために文系的素養が必要だということである。歯科医師が知識を患者に説明しても、患者はその方法を覚えて実践することは難しく、すぐ止めてしまう。患者に必要な舌運動、呼吸方法などを理解しやすく説明するためには文学的な表現が有効である。

　臨床で舌訓練*7を患者に教育するにあたって、その術式を説明しても患者がそれをきちんと実践することは難しい。ここで著者は、どうすれば患者とのコミュニケーションをうまくとれるかを考え工夫してみた。そこで**表8-1**では比喩的な表現を取り入れた。

　**図8-3**で ⓐ は望ましくない舌の位置を示し、ⓑ は正しい舌の位置を示す。舌が低位であると、ヒトは本能的に最も楽な呼吸方法を選ぼうとするため口呼吸をすることになる。舌尖を上顎前歯の舌側面より約3〜4mm後ろの口蓋ヒダに当て、舌体が口蓋に接すると、自然に口を通る気道が閉じ、口呼吸が不可能になる。

　患者に説明するときに口蓋に舌をあてて、口で呼吸するよう指示する。患者が口で息ができないことを確認した後、鼻で呼吸するように言う。このように、正常な人は普段このような状態で呼吸していると患者に説明する（**図8-4a 参照**）。

図8-3　常に口呼吸をし、舌の位置が低位にあった患者の治療前後の舌の位置

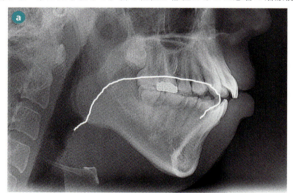

図8-3a　舌が主に下顎歯列に位置して前歯部を押し出している状態。

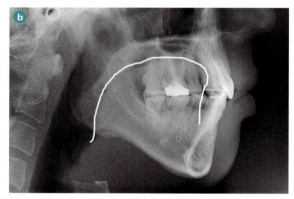

図8-3b　治療後、舌が正しい位置に収まる。舌尖を上顎前歯の舌側歯頸部の2〜3mm後方部の口蓋ヒダ（rugae area）に当てながら、残りの舌体のすべてを口蓋に吸盤のように密着させる。

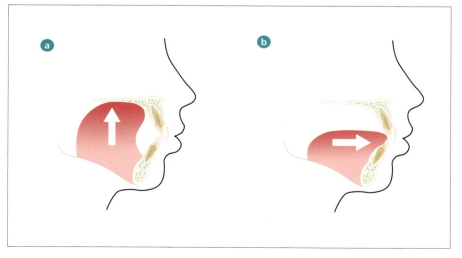

図8-4a、b　正しい舌の位置の模式図。ⓐのように正しい舌の位置の場合、舌の圧力が口蓋面にかかる。ⓑのように舌が低位にあり、舌を突き出したりする習癖のある患者の場合、舌が下顎歯列を広くし、また上下顎前歯の間に出て、オープンバイトを引き起こす（大塚 淳先生のご厚意による）。

---

*7：舌尖を口蓋ヒダ（rugae area）に当て、残りの舌体を口蓋まで上げて口を密閉し、嚥下する。1日に50回以上行う。このような舌運動は練習を意識的に繰り返さなければならない。最初はぎこちなくても構わず続けて繰り返す。慣れれば、力を入れなくても無意識的に舌が練習した位置へ行くことになる。

表 8-1

|  | 舌の誤った位置 | 舌の正しい位置 |
|---|---|---|
| 舌の見た目 | 下顎歯列という容器の中が、泥のような弾力がない舌でいっぱいになって溢れている | 競走馬の後ろ足のふくらはぎの筋肉のように鍛えられてかさが小さくなった舌が、口蓋に吸盤のように付いている |
| 舌の先 | 舌が下顎前歯の舌側面や切端面を押したり、届いている | 舌が上顎前歯の歯頸部辺縁の後方 3～4mm の部位に位置している |
| 呼 吸 | 口呼吸：舌が低い位置にあって、気道がいつも開かれているので、自然に力が入らない（エネルギーをあまり使用しない、空気が通る距離が短い）口呼吸を選択するようになる | 鼻呼吸：筋機能運動で鍛えた舌の全体が口蓋天井に強く吸着され、自然に気道を閉鎖するようになって口呼吸ができず、仕方なく鼻呼吸をすることになる |

## 3）あいうべ体操

　ほとんどの舌運動は、静的（static；isometric）運動、つまりストレッチ運動である。あいうべ体操（**図 8-5**）[11-14]は動的（dynamic；isotonic）運動、つまりウェイトトレーニングである。「あいう」は口輪筋を訓練させる運動であり、「べ」は舌を最大限前下方に突き出し、すぐに元の位置に戻すとき、舌は自動的に口蓋にくっつく。その瞬間の舌の位置が、舌があるべき正しい位置である。

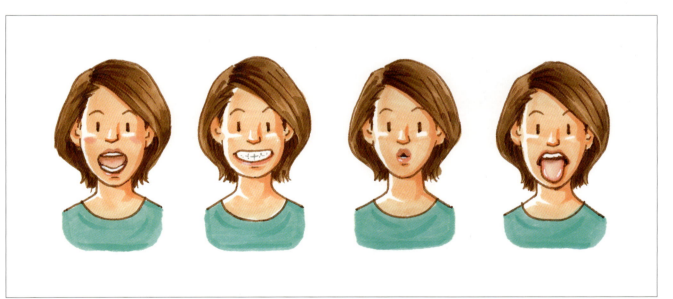

図 8-5　あいうべ体操[11-14]。

---

参考： isotonic exercise=dynamic 動的運動、isometric=static 静的運動。
　　　Isotonic：等張性運動、張力が同じ。同じ重さのバーベルを持って運動をするときの筋肉の力が同一として同張性運動という。しかし、実際には筋肉の長さ、速度によって少し差がある／Isometric：等尺性運動、長さが等しい。同じ固定された姿勢を維持して行う運動。たとえば、ぶら下げられる運動、壁を押すこと、騎馬姿勢など

## 4）鼻呼吸と口呼吸

口呼吸は、繊毛と粘膜を通過する鼻呼吸に比べて空気が移動する距離が短く、容易である。口呼吸をする患者は楽な呼吸が習慣になっていて口呼吸を継続してしまうかもしれない。しかし、苦い薬が体に効くように、また、運動するのは辛くても健康のために良いように、口呼吸している患者にとって鼻で息をするのは大変だが、鼻のフィルターによって異物が排除されるため、全身の健康に役立つとも言える。

＜口呼吸の3つの問題点＞

❶ いつも口を開いていると、臼歯が挺出してオープンバイトになる。上下の歯列が咬合する時間は1日に5～20分程度が正常だが、口呼吸をすれば、それすら届かないために臼歯が挺出され、オープンバイトとなり下顎角が大きくなる。

❷ 舌が前歯の間から出るようになり前歯が圧下されて、オープンバイトになる。

❸ 歯列は口唇と舌の間の平衡地帯に位置する（図8-6）が、いつも口を開いていると、舌の力だけが作用するために前歯が唇側傾斜（フレアリング）する。

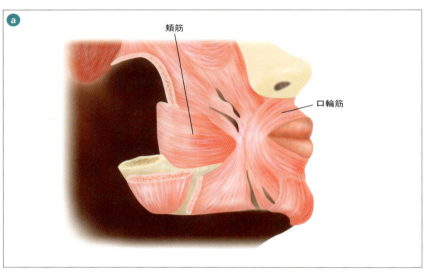

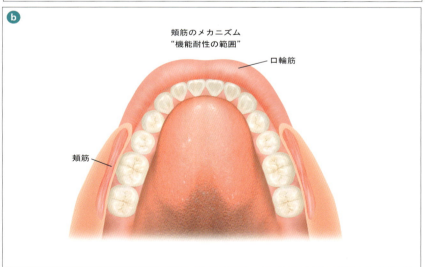

**図8-6a、b** 頰筋のメカニズム。歯は外側の口輪筋、頰筋と内側の舌の間の力が均衡している範囲に位置することになる。

## 5）鼻呼吸の前提条件である舌運動

長く口呼吸をしてきた患者によく聞かれる質問は"なぜ、疲れるのに口蓋まで舌を上げなければならないのですか？"、"本当に、一日中舌を口蓋にくっつけて生活している人がいますか？"。著者はこう答える。"正常な人はボーッとしているときでも舌が口蓋にペタッとくっついているし、ちゃんと鼻で呼吸していますよ"と。著者は舌運動と鼻呼吸とは密接に関連していることを、患者に認識させることが最も重要であると信じる。

図8-7aを見てみよう。空気が肺に入る通路は2つある。口腔を通る通路を舌を上に上げることで閉鎖することができる。そのために図8-7bのように舌を鍛える必要がある。

ここで舌を鍛えて鼻呼吸に結び付ける3つの方法を示す。

### ＜ガムトレーニング[II-15]＞

舌でガムを口蓋に薄く広げる。その後ガムを上方に押し付けたまま「ゴックン」と唾を飲み込む。

### ＜あいうべ体操（図8-5）[II-14]＞

ガムトレーニングが等尺性（isometric）運動（静的運動）だとすれば、前述したように、あいうべ体操は等張性（isotonic）運動（動的運動）だと言える。特に「べ」と、舌を最大限前下方に突き出してすぐに元の位置に戻した瞬間の位置（＝口蓋）が舌があるべき位置であることを患者に認識させることが大事である。

### ＜Paik式リーズニング（論理的推論）法＞

❶まず患者に唾を飲み込むように指示する
❷唾を飲み込んだ時点で、舌が口蓋にくっついていることを認識させる
❸その状態で自分の指で軽く2～3mm上下の口唇を開くように指示する
❹少し開いた口唇の隙間を通って空気を吸うように指示する。すると、口蓋にくっついている舌が気管（気道）に繋がる入口を塞いで、息ができないことがわかる（図8-4a、8-7a参照）
❺舌を口蓋に付けたまま鼻で呼吸を続ける

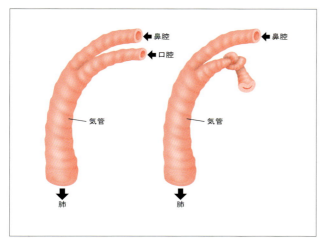

図8-7a　呼吸気管を、上には鼻腔と口腔の2つの入口があり、下には肺に至る1つの出口があるゴムホースにたとえると、舌を上げることで口腔の入口が塞がり鼻呼吸するしかない。

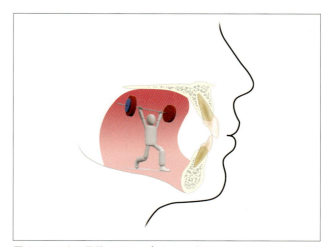

図8-7b　舌の運動不足で、表8-1に表現した、泥のように弾力がない舌で筋肉量が足りない人は舌を持ち上げることすらできない。このような人はガムトレーニング[II-15]とあいうべ体操[II-14]で舌を鍛えよう。また、この図のように舌を強く口蓋に上げる運動だけでも、壁を押すストレッチ運動のように等尺性運動になる。

## 2．ディテーリング & セトリング（detailing & settling）

　欧米の参考書、教科書によると仕上げの際、下顎のワイヤーをラウンドに変えて、垂直ゴムを使用することとなっているが、アジア人は下顎前歯の叢生が多く、急にワイヤーサイズを小さく（細く）すると、叢生が再発しやすい。そこで著者は仕上げの際、ワイヤーサイズを小さく（細く）しないでワーキングアーチワイヤー（.019 × .025 SS もしくは .017 × .025 SS）に少しずつベンディングを与えながら三角ゴム、アップダウンゴムを用いてディテーリング（detailing）を行う。ベンディングの量が大きいときは .017 × .025TMA を使用するとよい。

　ディボンディング直後、最大咬頭嵌合を得られなくても前歯部のオーバージェット、臼歯部のバッカルオーバージェットを確保して、良いアーチコーディネーション（P.74、図 3-36 参照）が達成できれば、6ヵ月以内の保定期間中に自然なセトリングが期待できる。著者も、ときには仕上げの際に例外的にラウンドワイヤーを使用する場合がある。臼歯部の咬頭嵌合が良くない場合、片方だけラウンドワイヤーを入れ垂直ゴムを使用すると、ブラケットが唇側に装着されているために歯にリンガルクラウントルクがかかる。側方歯群のバッカルオーバージェットが小さいとき（**図 8-8a**）は、下顎にラウンドワイヤーを入れて、バッカルオーバージェットが大きいとき（**図 8-8b**）は、上顎にラウンドワイヤーを入れて垂直ゴムをかける。前歯部のトルクを維持し、臼歯部だけリンガルクラウントルクを付与したい場合には前歯はレクタンギュラーワイヤー、臼歯はラウンドワイヤーのデュアルディメンション（dual dimension：DD）ワイヤーを使用する（**図 8-8、9**）。

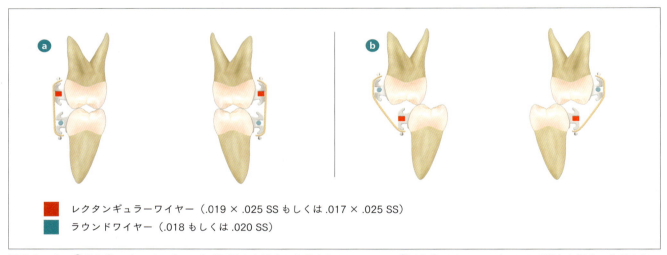

図 8-8a、b　ⓐは臼歯のオーバージェットが不足した場合、使用されるワイヤー。ⓑは臼歯のオーバージェットが過多な場合、使用されるワイヤーをそれぞれ示す。

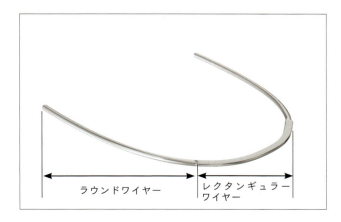

図 8-9　デュアルディメンション（dual dimension：DD）ワイヤー。ワイヤーの断面が 4 前歯はレクタンギュラーで、そこから先端まではラウンドのワイヤーである。前歯部 .019 × .025、臼歯部 .019 SS と、前歯部 .017 × .025、臼歯部 .017 SS の 2 種類がある（Bio Materials Korea Inc. のご厚意による）（**P.68、図 3-24 参照**）。

## 3．リンガル固定式保定装置

リンガル固定式保定装置（lingual fixed retainer：LFR）は極軟性ワイヤーでなければならない。Gold'n Braces 社の ZMRW .0215 inch（0.54mm）penta twist を推奨する（図 8-10、11）。著者は Dr. Zachrisson の紹介で10年以上使用しているが、最も後戻りが少なかった。一般的に固定式保定装置用で販売されているマルチストランド（multistrand）ワイヤーは完全なデッドソフトワイヤー（dead soft wire）でないときがある。長期間観察してみると後戻りが起こる可能性がある。金色を使用する理由は歯の色によく馴染み、あまり目立たないからである。.012 inch（0.3mm）のリガチャーワイヤー3本を撚（よ）って作り、リテーナーとして使用することも可能である。このとき十分な熱処理をして、完全にデッドソフトな状態にさせるべきである。

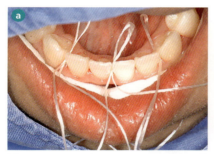 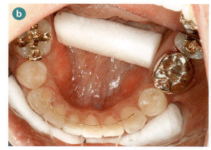 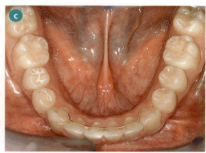

図 8-10a〜c　デンタルフロスを歯間に通しワイヤーを固定させた後、歯の舌側面にレジンを付与する。

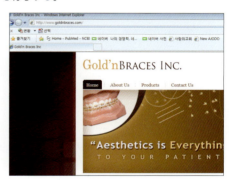

図 8-11　Dr. Zachrisson が推奨する固定式リンガルリテーナーは Gold'n Braces 社の ZMRW penta twist .0215 inch（0.54mm）のワイヤーである。（http://goldnbraces.com 2016.12. 20 アクセス）

## 4．ダイナミックトゥースポジショナー

患者の要望により早期に矯正治療を終了しなければならないときに使用する（図 8-12）。下顎の叢生があったケースでは、叢生が再発しないように6前歯に固定式保定装置を装着してからトゥースポジショナーを使用する。セットアップ模型は6前歯を一度に切り取って作る。これにより、ある程度は、より緊密な咬合関係にすることができる。

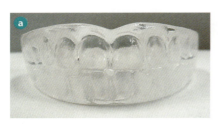 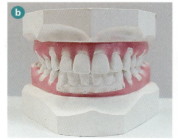 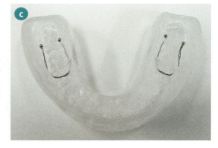

図 8-12a〜c　ダイナミックトゥースポジショナーを使用することにより、ある程度緊密な咬合関係にすることができる。下顎叢生があったケースは6前歯に固定式保定装置を装着してから、セットアップ模型上で製作する。

## 5．保定期間にフレミタスが発現した場合

　前歯部のフレミタス（Fremitus：咬合干渉などによる歯のわずかな振動と動揺）は矯正治療中も矯正治療後にも発現させてはならない。保定期間中にフレミタスが発現したら、使用中の可撤式保定装置の装着を中断して上顎クリアリテーナーを製作し、最後臼歯部（第二大臼歯）だけを切り取って使用する（**図 8-13**）。そうすることにより、切り取った部分の歯がわずかに挺出してきて前歯部のフレミタスを解消することができる。フレミタスが著しい場合は第一大臼歯部も切り取ったり、もしくは上顎臼歯部をすべて切り取る場合もある。通常、睡眠時だけ使用するが、装着時間を増やすこともできる。

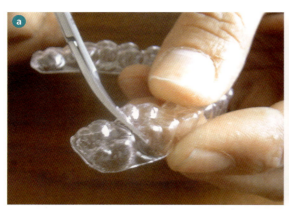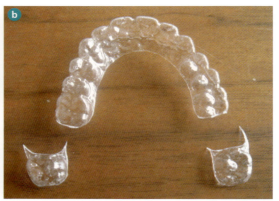

**図 8-13a、b**　クリアリテーナーの最後臼歯部（第二大臼歯）を切り離し、臼歯が挺出することにより、前歯部のフレミタスが解消する。

## 6．リテーナーの使用

　抜歯症例ではサーカムリテーナー（circum retainer：**図 8-14**）、非抜歯症例ではホーレーリテーナー（Hawley retainer：**図 8-15**）を使用する。このようなリテーナーがクリアリテーナーより良い点は、リテーナー使用中、上下顎の歯の細かい挺出と回転によって咬合のセトリングが行われるという点である。クリアリテーナーは咬合面を覆うために挺出が不可能である。ときには非抜歯ケースでも、小臼歯が唇側にはみ出すのを防ぐためにサーカムリテーナーを使用することもある（**図 8-16**）。リムーバブルリテーナーは初めの 6 ヵ月は終日使用し、その後 2 年間は夜間だけ、それ以後はしだいに装着時間を減らしていく。アジア人は叢生が著しいケースが多いので、ほとんどのケースで、下顎前歯の舌面に固定式保定装置を装着している。また、上顎前歯にも叢生があったケースでは、上顎前歯の舌面にも固定式保定装置を装着することもできる。

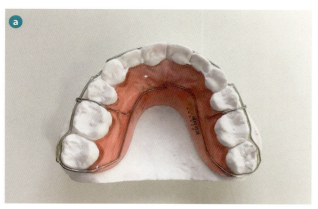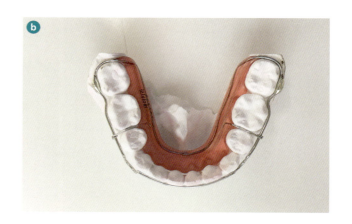

**図 8-14a、b**　抜歯治療終了後に使用するサーカムリテーナー。

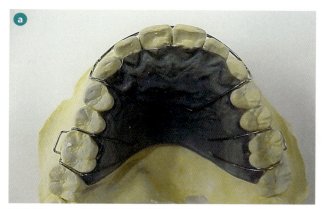
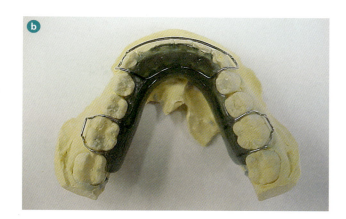

図8-15a、b　非抜歯治療終了後に使用するホーレーリテーナー。

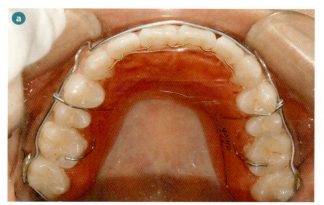
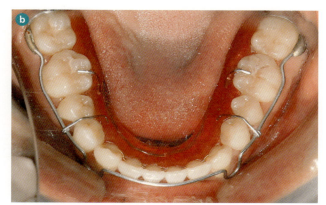

図8-16a、b　ときには、非抜歯治療終了後にもサーカムリテーナーを使用することもある。

## 7．.012 NiTi ワイヤーで若干の叢生の再発を治療する

".012 NiTi ワイヤー"のような細いワイヤーで、矯正治療終了後の若干の後戻りを簡単に治すことができる。.012 NiTi ワイヤーをギュッと押さえて歯の舌側面にボンディングすると、NiTi ワイヤーの元に戻ろうとする力で2～4週間ほどでわずかな叢生なら改善が可能である（図8-17）。ワイヤーの切端部は舌にあたって傷つかないようにレジンボールで留める。

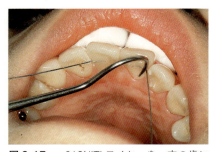
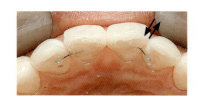
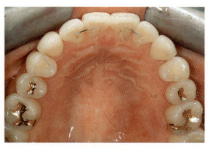

図8-17a　.012NiTi ワイヤーを一方の歯に押しつける。ワイヤーの相反する力が隣在歯にかかる。2週間程度で、若干の叢生なら容易に解消する。

図8-17b　.012NiTi を 1|1 にボンディングして、2|2 にはボンディングしないで、患者の不快感を減らすためにワイヤーにレジンボールをつける。.012NiTi の元に戻ろうとする力によってわずかな叢生を改善できる。

図8-17c　歯の移動が完了したら再び固定式リテーナーを装着する。

# Chapter 9

# さまざまな臨床的原則とヒント

## 1. 抜歯空隙を閉鎖するための上顎前歯部の牽引（遠心移動）時に忘れてはならない基本（Back to the basic）

### 1）前後的に、または垂直的に十分な間隙がなければならない

　抜歯症例で前後的に、または垂直的に十分な間隙がないまま上顎前歯を先に牽引すると、下顎前歯の切端が上顎前歯の舌側面に突き当たり、前歯部のフレミタス（Fremitus：歯のわずかな動揺と振動）もしくは前歯部の外傷性咬合を引き起こす可能性があるので、以下の3つの項目を守る。

❶前後的にオーバージェットがなく、上下顎歯列ともに同じ抜歯空隙が残っているとき、下顎前歯を先に牽引（遠心移動）しなければならない

❷バイトが深く下顎前歯が上顎前歯の舌側に当たるときは、下顎にリバースカーブオブスピーを付与し、先にバイトを上げて上下顎前歯の間に空隙をつくってから上顎前歯を牽引する

❸前後的にオーバージェットがなく、もしくは垂直的にバイトが深く、上顎前歯の舌側と下顎前歯の間に間隙がなくても上顎前歯の牽引を継続したい場合は、バイトレジンを臼歯部か小臼歯部に盛って、上下の前歯の間に間隙をつくりながら治療を進める

### 2）前歯部の咬合干渉によるフレミタスは必ず避けなければならない

　治療前でも治療中でも治療後、保定中でも上下の4前歯の間にはシムストック（Shimstock）1枚分（8μ）の隙間が開いていなければならない（図9-1）。結局1）の❶〜❸はすべて同じことで、前歯部のフレミタスが生じないように上顎前歯は下顎に比べ少し遅れて牽引しなければならない。

　歯根吸収の原因の1つにフレミタスが考えられる。テストする方法は上顎前歯部に指を当て、咬頭嵌合位で咬合させてみて、上顎前歯に加わるわずかな動揺や振動をチェックする（図9-2）。抜歯症例でフレミタスを予防するためには、下顎を上顎より先に牽引しなければならない。ときには著しい外傷性咬合になることもあり、その際、肉眼でも咬合時に上顎前歯が動揺するのがわかる。このような場合は、ただちにバイトレジンを臼歯の咬合面に盛り、その状態を早く改善するのがよい。

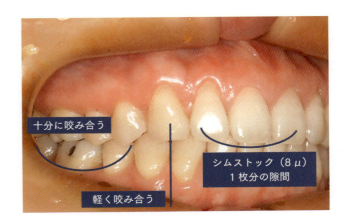

図9-1　著者が使用する矯正医のための簡単な咬合のチェックポイント。咬頭嵌合位での咬合時、4前歯間はシムストック（8μ）1枚分ほど離れていなければならず、犬歯は軽く咬み合い、臼歯部は十分に咬み合うようにする。

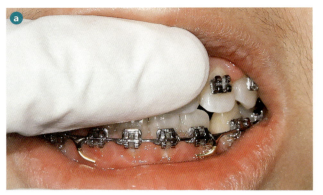
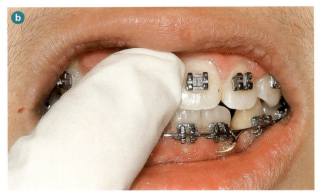

図9-2a、b　上顎前歯部に指を当て、患者に咬合させてみて前歯の振動（フレミタス）が感じられるか確認する。

## 2．矯正治療時すべての歯根は歯槽骨内へ

　矯正治療途中、歯根が歯槽骨外に飛び出しやすい部位が2ヵ所ある。上顎犬歯頬側部の歯根と、下顎前歯の舌側面の歯根である。指で触診してチェックし、必要ならトルクを付与して歯根を歯槽骨内に入るようにしなければならない（図9-3）。

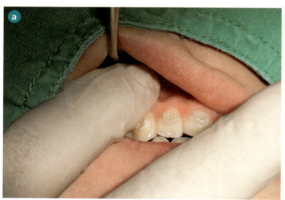
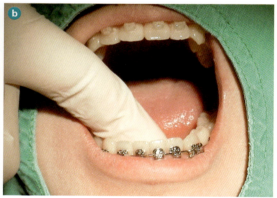

図9-3a、b　上顎犬歯頬側部の歯根、下顎前歯の舌側面の歯根を触診して歯根が歯槽骨外にすり抜けていないか確認する。

## 3．効率的なディープバイトの改善

　効率的にディープバイトを改善するために、下顎への太いリバース NiTi が有用である（.017 × .025 または .019 × .025 リバース NiTi）（図9-4、5）。

　患者にはアポイントどおり、必ず来院するように指示する。なぜなら長期間リバースレクタンギュラー NiTi を使用すると、下顎前歯が前方に大きく傾斜し、臼歯部は頬側に傾斜していわゆるリバースモンソンカーブができるようになるからである。これを解決するためにリバースカーブオブスピー NiTi からリバースカーブオブスピー SS に変えるとき、臼歯部にコンペンセーションクラウンリンガルトルクを入れるようにすると、臼歯を直立させることができる。また、下顎前歯にもクラウンリンガルトルクを入れて下顎前歯の歯冠を直立させることができる（図9-6、7）。

　そのため .017 × .025 SS もしくは .019 × .025 SS にリバースカーブを入れるときは、あらかじめ臼歯部にプログレッシブクラウンリンガルトルク（図9-8）を入れておくと、副作用を最小限にしながらバイトを挙上することができる。

SECTION2 矯正歯科臨床一般

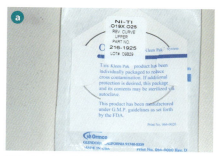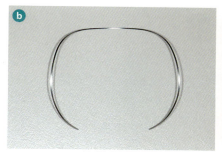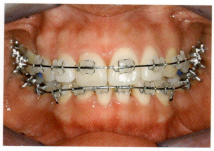

図9-4a、b　.019×.025 リバースレクタンギュラー NiTi ワイヤー。

図9-5　スピーカーブの量が多い下顎にリバースレクタンギュラー NiTi ワイヤーを入れた。

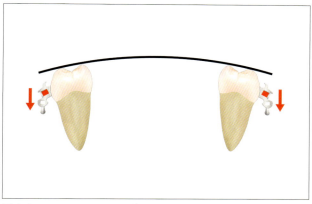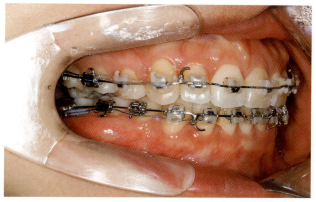

図9-6　リバースレクタンギュラー NiTi ワイヤーを長期間使用すると、ブラケットが頬側に位置しているために、矯正力が抵抗中心より頬側で作用して頬側に傾斜するようになる。

図9-7　リバースレクタンギュラー NiTi ワイヤーの長期間使用により、上下顎臼歯が頬側に傾斜している。

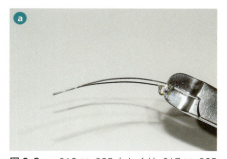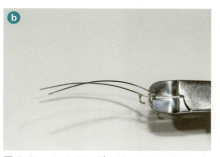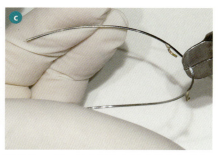

図9-8a　.019×.025 もしくは .017×.025 レクタンギュラー SS ワイヤーには、リバースカーブを入れると下顎前歯には自然にクラウンラビアルトルクがかかる。

図9-8b　レクタンギュラー SS ワイヤーにリバースカーブを入れながら、前歯部トルクを0°にすることもできる。

図9-8c　アーチの幅を左手で縮めながら、下顎前歯部にクラウンリンガルトルクを入れることもできる。

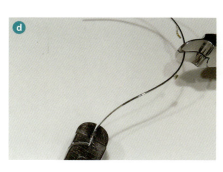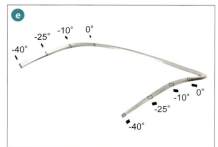

図9-8d　2つのアーチベンディングプライヤーを用いて、ワイヤーの臼歯部に遠心にいくほどクラウンリンガルトルクが入るように捻ることもできる。

図9-8e　臼歯部のプログレッシブクラウンリンガルトルクの模式図。

153

## 4．戦略的なバイトレジン

　下顎にブラケットを装着する場合、また交叉咬合を治療する場合にも、バイトレジンが必要な場合がある。ブルーのレジンを使用する。3M Unitek 社の Transbond™ Plus、もしくは Reliance Orthodontic Products の Ultra Band-Lok®が推奨される（図9-9）。ブルーのレジンを使用する理由は、目立つ色で確認しやすく、添加、削除の作業が容易なためである。歯の表面を研磨後、エッチングしたのちバイトレジンを付与する。プライマーは塗布しない。エクスプローラーを使用して下顎臼歯部の咬合面に少しずつ塗布して咬合を挙上する（図9-10）。バイトレジンを付与する位置はファンクショナルカスプである。下顎臼歯は頬側咬頭、上顎臼歯は舌側咬頭に付与する。仕上げは咬合紙を用いて左右均等に当たるかチェックしながら調節する。上顎臼歯部より下顎臼歯部のほうが作業が容易である。

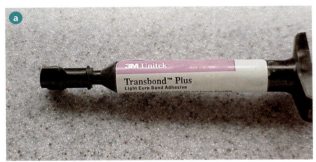 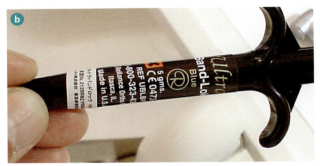

図9-9a、b　Transbond™ Plus（3M Unitek）、Ultra Band-Lok®（Reliance Orthodontic Products, Inc.）。

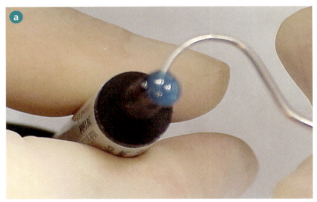 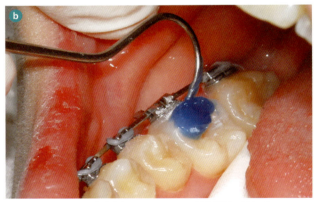

図9-10a、b　エクスプローラーを使用してバイトレジンを大臼歯咬合面に付与する。下顎は頬側咬頭に、上顎は舌側咬頭に添加する。

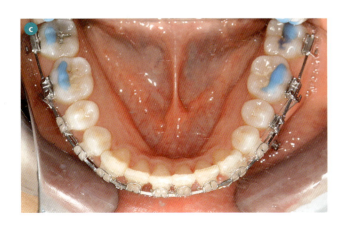

図9-10c　最も頻繁に使われている下顎臼歯の頬側咬頭に付与したバイトレジン。第二大臼歯も付与するとより安定的ではあるが、便宜上第一大臼歯だけ付与することのほうが多い。この図は2～3ヵ月経ってバイトレジンが自然に摩耗してきた状態。

しかし、ディープバイト症例（ローアングル）では、大臼歯にバイトレジンを付与すると、大臼歯がさらに圧下されバイトがより深くなる。

代わりに犬歯にバイトレジンを付与すると、大臼歯挺出を誘導することができ、有利であるし、初日から下顎前歯にブラケットを装着することができる（図9-11）。犬歯オーバージェットが大きくて咬合が挙上できない場合には、小臼歯に付与する。上顎の4前歯にバイトレジンを棚状に付与したり、バイトターボを使用する場合があるが、前歯部のフレミタスが誘発され医原性の外傷性咬合になり歯根吸収の可能性もあるので、著者はあまり推奨しない。そして、基本的に犬歯と小臼歯のバイトレジンは上顎に付与しているが、下顎犬歯と小臼歯に付与しなければならない場合には、審美的理由から、歯の色に近いバイトレジンを使用する。

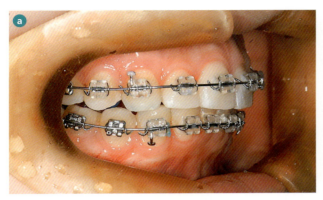
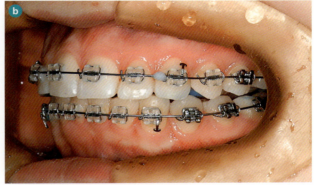
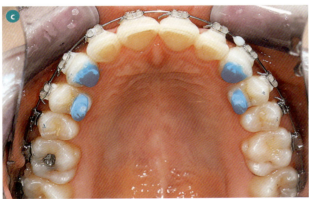
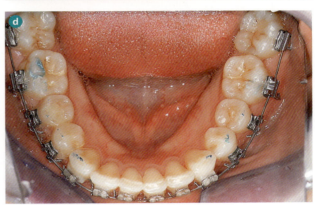

図9-11a～d　小臼歯と犬歯にバイトレジンを付与して大臼歯の挺出を誘導する。

次の図はディープバイトの患者の初診時である（図9-12）。著しいディープバイトにより、下顎にブラケットを装着することが難しい。どうするべきだろうか？

矯正治療開始当日にすべての歯にブラケットを装着できた（図9-13）。それを可能にしたキーポイントは何だろうか。

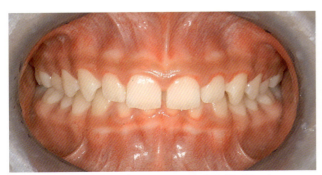
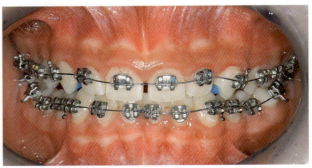

図9-12　著しいディープバイトで、下顎前歯部が見えない。

図9-13　矯正治療開始初日に、犬歯にバイトレジンを付与することですべての歯にブラケットを装着した。

そのキーポイントは上顎犬歯にバイトレジンを付与したことである（図9-14）。ディープバイト、ローアングルの患者なので、犬歯にバイトレジンを付与した。こうすることにより、すべての歯にブラケットを装着することができたのである。なお、レベリング初期から臼歯の挺出を促進することができ、全体の治療期間を減らすことができる。

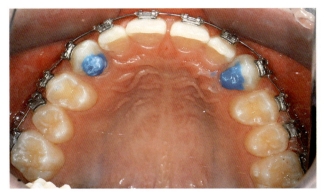

図9-14　キーポイント：上顎犬歯に付与したバイトレジン。

## 5. 矯正治療（来院予約）の間隔は？

矯正治療の間隔は一般的に1ヵ月とする場合が多い。しかし、常に1ヵ月とするべきだろうか。効率のよい矯正治療のためには、間隔を定めないほうがよい。著者はレベリングの段階では3〜4週間、空隙閉鎖の段階では5〜6週間、最終仕上げには2〜3週間の間隔をあけている。空隙閉鎖の段階では、可能なかぎりゆっくりと治療することにより、ワイヤーに付与されたprescription（トルク、アンギュレーション）が十分に発揮される。仕上げの段階では、少しずつ加えたワイヤーのベンディングが短時間で改善できるため、より頻繁な来院を指示する。

## 6. 小臼歯咬合面にバイトレジンを付与して咬合平面を急峻にする

顎間ゴムを使用して積極的に咬合平面を急峻にしたり、平坦にしたりできる。小臼歯にバイトレジンを付与してⅡ級ゴムやⅢ級ゴムを使用するのである。前歯部と大臼歯部が咬合接触しないため、既存の顎間ゴムより咬合平面を変化させやすい。Ⅱ級ゴムを使うと咬合平面が急峻になり、Ⅲ級ゴムを使うと咬合平面が平坦になる。

Chapter 4でも紹介したように、スマイルアークが良くなるためには咬合平面を急峻にする。逆に咬合平面を平坦にすると、incisor showingがなくなり審美的に劣る。ただし、咬合平面の傾斜の調整とともに、上顎と下顎の前後的関係も同時に考慮して使用しなければならない（図9-15）。

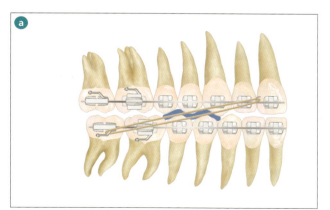
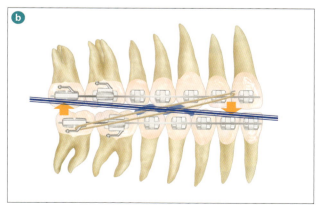

図9-15a、b　咬合平面を急峻にするための図。歯列の中間あたりの小臼歯にバイトレジンを付与し、前歯部と大臼歯部を開いた状態でⅡ級ゴムを使用すると上顎前歯部と下顎臼歯部が挺出する。これによって咬合平面の傾斜がより急峻になる。

SECTION2 矯正歯科臨床一般

## 7．NiTi ワイヤーベンディング

　SSとTMAワイヤーベンディングはあまりに基本的なので解説は省略し、ここではベンディングが難しいと思われるNiTiワイヤーベンディングについて紹介する。

### 1）レクタンギュラーNiTi ワイヤーベンディング

　In-and-out、step-up and step-down：narrowタイプのスリージョープライヤーを使用する。50℃程度の湯をあらかじめ準備しておく。NiTiワイヤーの屈曲を確認する際に必要である。

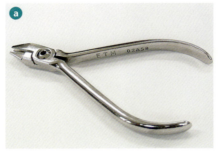
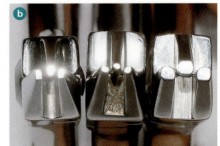

図9-16a　使用されるビーク（beak：先端の開閉部）が狭いスリージョープライヤー。
図9-16b　さまざまなスリージョープライヤーの断面。NiTiのベンディングにはビークの幅が最も狭いもの（左側）がよい。中央と右側のスリージョープライヤーは使用できない。

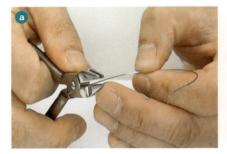
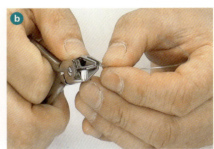

図9-17a、b　スリージョープライヤーの方向に注意しながらベンディングする部分に当てている。

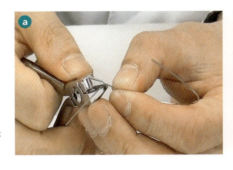
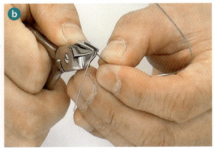

図9-18a、b　そっとプライヤーを押しながらベンディングする。

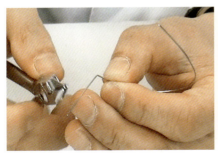
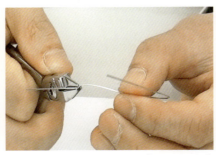
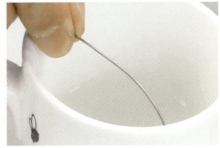

図9-19　ワイヤーベンディングされているのがわかる。
図9-20　再びスリージョープライヤーを使用してステップベンドを付与する。
図9-21　湯に入れるなどして、元に戻らないかを確認すれば完成！

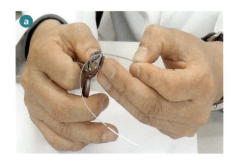
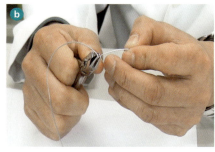

図 9-22a、b　レクタンギュラー NiTi ステップアウトベンド。上記と似た方法で方向だけ変えて外側に曲げる。

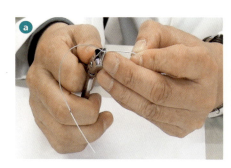
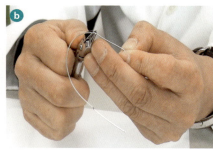

図 9-23a、b　再び内側に屈曲してステップインベンドを入れて完成する。

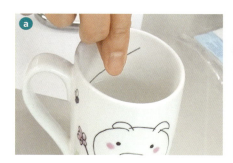
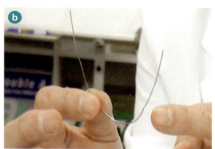

図 9-24a、b　湯に入れてみると、入れたベンドが少し戻るのが確認できた。

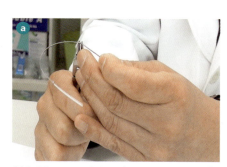
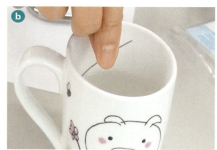
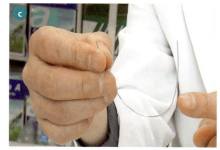

図 9-25a～c　さらに少しオーバーベンディングを入れて、再び湯に入れて変形がないことを確認した！

## 2）トルク：2本のアーチベンディングプライヤーを使用

2本のアーチベンディングプライヤーを使用することで、レクタンギュラー NiTi にもトルクを入れることができる。NiTi のため柔らかい力が働くのでオーバーにトルクを入れてもよい。

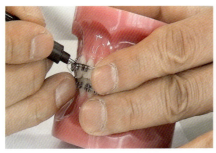

図 9-26　トルクが必要な歯の前後にマーキングする。実習用模型では 2| にトルクを付与することにした。

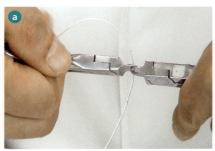

図 9-27a、b　ツイードのアーチベンディングプライヤーをぴったり当て、強い力で捻りながらトルクを付与する。

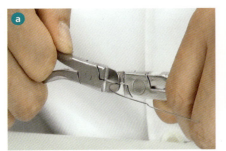
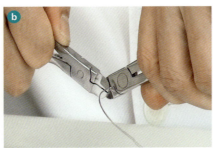
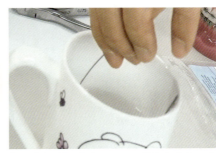

図 9-28a、b　マーキングした他の箇所にもトルクを付与して、2| だけ 45°以上のクラウンラビアルトルクを入れる。多めのトルクを入れても NiTi だから生体にやさしい。

図 9-29　湯に入れてみて、付与したトルクがよく維持されるかを確認する。

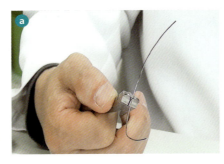
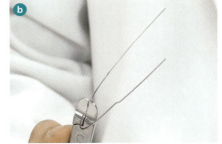

図 9-30a、b　トルクが適度に入って、残りの部分のアーチワイヤーは 0°であるかを確認する。

## 8．摩擦を減少させるためのさまざまな小さいチューブ

重度の叢生でも、ブラケットを最初からすべての歯に装着する方法により叢生を効率よく改善できる。最初にブラケットを装着する空間がない歯の場合、小さいチューブを付けると最初からレベリングが可能で、チューブを付けると摩擦が少ないため早くレベリングできる（図9-31）。既存のチューブを半分に切って使うこともでき、透明なブラケットを使用する患者の場合には小さいチューブや透明なチューブも使用可能である。

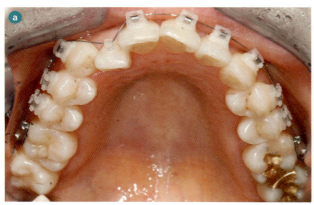 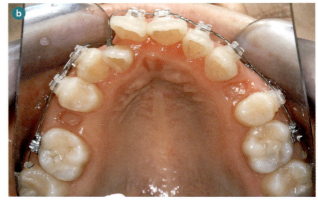

**図9-31a、b** 叢生によって普通のブラケットを装着することができない場合、小さいチューブを治療初期から付けてレベリングする。
**a** 透明な cute tube、**b** metal half tube。

■参考文献

Ⅱ-1. McLaughlin RP, Bennet JC, Trevisi HJ. Systemized orthodontic treatment mechanics. Edinburgh: Mosby Year Book; 2001.

Ⅱ-2. Kalange JT. Prescription-based precision full arch indirect bonding. Semin Orthod 2007; 13: 19-42.

Ⅱ-3. 白須賀直樹，菅原泰典．ブラケットポジショニング解釈と実際．東京：Dent Inc., 2012.

Ⅱ-4. Zachrisson BU. Esthetic factors involved in anterior tooth display and the smile: vertical dimension. J Clin Orthod 1998; 32(7): 432-445.

Ⅱ-5. Sarver DM, Ackerman MB. Dynamic smile visualization and quantification: part 2. Smile analysis and treatment strategies. Am J Orthod Dentofacial Orthop 2003; 124(2): 116-127.

Ⅱ-6. Sarver DM, Ackerman MB. Dynamic smile visualization and quantification: part 1. Evolution of the concept and dynamic records for smile capture. Am J Orthod Dentofacial Orthop 2003; 124(1): 4-12.

Ⅱ-7. Ronald E. Goldstein. Change your smile. 3rd ed. Chicago: Quintessence Publishing Co Inc, 1997.

Ⅱ-8. Lombardi RE. The principles of visual perception and their clinical application to denture esthetics. J Prosthet Dent 1973; 29(4): 358-382.

Ⅱ-9. Vig RG and Brundo GC. The kinetics of anterior tooth display. J Prosth Dent 1978 ; 39 : 502-504.

Ⅱ-10. Sarver DM. The importance of incisor positioning in the esthetic smile: the smile arc. Am J Orthod Dentofacial Orthop 2001; 120(2): 98-111.

Ⅱ-11. Paik CH, Woo YJ, Boyd R. Non-surgical treatment of an adult skeletal Class III patient with insufficient incisor display. J Clin Orthod 2005 Sep; 39(9): 515-521.

Ⅱ-12. Turley PK. Orthopedic correction of class III malocclusion with palatal expansion and custom protraction headgear. J Clin Orthod 1988; 22 (5): 314-325.

Ⅱ-13. Paik CH, Woo YJ, Boyd RL. Treatment of an adult patient with vertical maxillary excess using miniscrew fixation. J Clin Orthod 2003 Aug; 37(8): 423-428.

Ⅱ-14. 今井一彰，岡崎好秀．口を閉じれば病気にならない．健康は呼吸で決まる．東京：家の光協会，2012.

Ⅱ-15. 近藤悦子．Muscle Wins! の矯正歯科臨床．呼吸および舌・咀嚼筋の機能を生かした治療．東京：医歯薬出版，2007.

# 歯科矯正用アンカースクリューを用いた矯正歯科治療

# Chapter10
# 生物学的および力学的背景

歯科矯正用アンカースクリューは、矯正歯科治療中に起こりうるさまざまな問題を解決するためだけでなく、より理想的な治療結果を得るためにも使用されている。

## 1．生物学的背景

Misch[III-1]は骨を密度によってD1〜D4に分類した（**表10-1**）。D1が最も密度が高く、D4が最も密度が低い。単位はHU（Hounsfield unit）を使用しており、これは蒸留水をエックス線撮影したときの放射線吸収率を0とし、それに比べて相対的吸収率を比較することにより、相対的密度を計算する。すると、空気は-1000HU、筋肉は40HU程度になる（**図10-1**）。

口腔顎顔面は多様な骨質の骨で構成されており、硬い骨もあれば、軟らかい骨もある。D1は下顎前歯部、レトロモラーパッド（臼後三角）、正中口蓋部である。頬側から見ると、上顎の場合は前歯部（D2）から臼歯部（D3）へ進むと骨が軟らかくなるが、下顎の場合は前歯部を除いて臼歯部から後方へ進むほど、骨が硬くなる。したがって、上顎結節は最も軟らかい骨であり、レトロモラーパッドは最も硬い骨と考えられる。同じ口腔顎顔面領域であるが、上顎結節とレトロモラーパッドの骨密度には4倍以上の差がある（**図10-2**）。

HUの数値が低いからといってアンカースクリューを利用できないわけではなく、安定性の面で不利なため、より太いアンカースクリューを使用し、初期固定を安定させなければならない。

**表10-1** Mischの骨密度分類（classification of bone density）[III-1]

| 骨質（ハンスフィールド値：HU） | 特　徴 |
|---|---|
| **D1**<br>（> 1,250） | ・大部分が皮質骨<br>・埋入するときの感触はカシ材またはカエデ材<br>・10段階評価で9〜10の骨強度<br>・下顎前歯部、正中口蓋部とレトロモラーパッドにみられる |
| **D2**<br>（850〜1,250） | ・皮質骨と骨梁の粗な海綿骨が歯槽頂に厚い層を形成している<br>・埋入するときの感触はホワイトパイン材またはスプルース材<br>・10段階評価で7〜8の骨強度<br>・下顎骨全体および上顎前歯部にみられる |
| **D3**<br>（350〜850） | ・歯槽頂部の皮質骨層が薄く、海綿骨骨梁が細い<br>・埋入するときの感触はバルサ材<br>・10段階評価で3〜4の骨強度（D2の50%程度）<br>・主に下顎臼歯部または上顎にみられる |
| **D4**<br>（150〜350） | ・大部分が骨梁の細い海綿骨<br>・ドリル使用時の感触は発泡スチロール<br>・10段階評価で1〜2の骨強度<br>・主に上顎結節にみられる |

（文献III-2より引用改変）

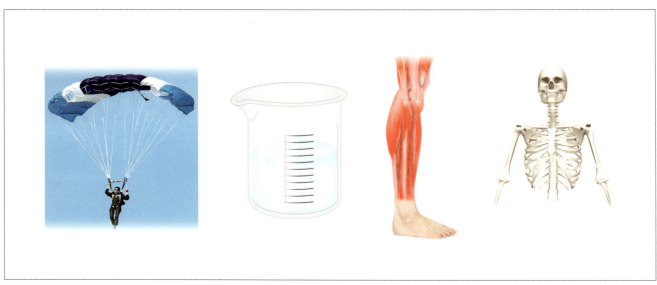

**図 10-1** Hounsfield unit によって、空気は -1000、脂肪は -120、水は 0 とする。筋肉は 40 程度、骨は 400 以上である。

## 2．骨密度と歯科矯正用アンカースクリューとの相関関係

　他の条件が同じであれば、骨密度は高いほどよいであろう。しかし、ときには最も骨密度が低い D4 の上顎結節にアンカースクリューを埋入しても、良い治療結果が得られる。

　しかし、1 回、2 回とアンカースクリューが脱落した場合に、最後に最も頼りになるところは、やはり骨密度が高い D1 の骨を持つ 2 ヵ所であることは確かで、そこに埋入することになる。それは上顎では正中口蓋部であり、下顎ではレトロモラーパッド（臼後三角）である（**図10-2**）。

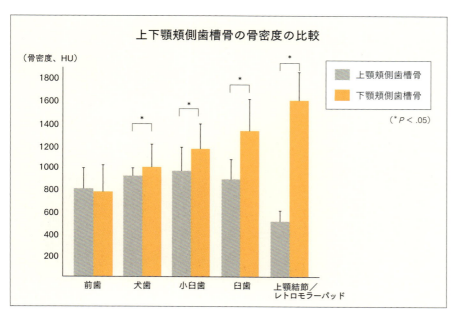

**図 10-2** 部位による上下顎頬側歯槽骨の骨密度の比較（文献Ⅲ-3 のデータより）。

## 3．頬側骨への歯科矯正用アンカースクリュー埋入に最適な位置

　頬側骨にアンカースクリューを埋入するとき、最適な位置を決定するため考慮すべき事項は骨質、皮質骨の厚さ、歯根間の空隙である。まず、骨密度は頬側では上顎は遠心にいくほど低くなり、下顎は遠心にいくほど高くなる[III-3]。また、歯根間の空隙を比較した結果、上顎では第二小臼歯・第一大臼歯間が最も広く、下顎では第一・第二大臼歯間が最も広かった[III-4]。皮質骨の厚さも骨質と同様に上顎では後方にいくほど薄くなり、下顎では後方が厚かった[III-5]。したがってこれらの要素を考慮すると、アンカースクリューの埋入に最も適した位置は上顎では第二小臼歯・第一大臼歯間、下顎では第一・第二大臼歯間である。しかし、これは硬組織だけを考慮した場合の位置であり、軟組織を同時に考慮すれば部位は異なってくる。下顎第一・第二大臼歯間の口腔前庭は浅く、アンカースクリューを埋入するとき、軟組織を巻き込む危険性があるため、下顎も第二小臼歯・第一大臼歯間に埋入する場合が多い（**図10-3**）。

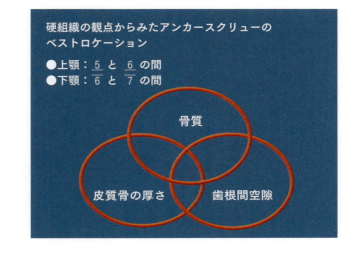

**図10-3**　骨質、皮質骨の厚さ、歯根間空隙などの硬組織の条件だけを考慮したとき、アンカースクリューを埋入する最も理想的な位置は上顎では第二小臼歯・第一大臼歯間、下顎では第一・第二大臼歯間である。しかし、軟組織まで考慮すれば、著者は上下顎ともに第二小臼歯・第一大臼歯間が望ましいと考える。

　通常、レベリングの過程で歯根の位置が変わる可能性があるため、レクタンギュラーワイヤーでレベリングした後にパノラマエックス線撮影を行い、歯根間空隙を確認した後、アンカースクリューを埋入する位置を決定する（**図10-4**）。しかし、例外的に叢生を改善しながら臼歯を遠心に移動したい場合や、イニシャルワイヤーの段階からアンカースクリューを埋入するケースでは、初診時のパノラマエックス線像により埋入位置を決定する。

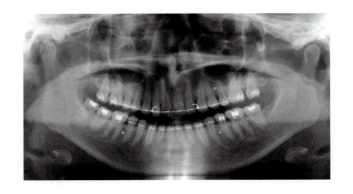

**図10-4**　レクタンギュラーワイヤーでレベリング後、歯根間空隙を考慮して、アンカースクリューの埋入位置を決定する。

上顎口蓋骨の斜面部（パラタルスロープ）にアンカースクリューを埋入するのは、主に舌側矯正治療を行う場合である。この部分には大口蓋神経血管束が通っているので注意しなければならない。第一、第二小臼歯、第一大臼歯のセメント - エナメル境の中点からの平均的な距離は**図10-5**のとおりである[III-6]。安全な距離を守りながら埋入しなければならない。

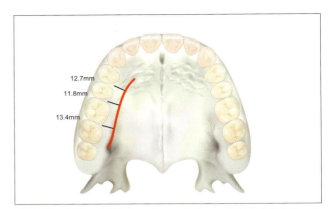

**図10-5** 上顎口蓋骨にアンカースクリューを埋入するとき、大口蓋神経血管束を避けて埋入しなければならない。平均的な距離を示す（文献III-6より引用改変）。

## 4．セルフドリリング（self-drilling）とプレドリリング（pre-drilling）

結論から記すと、セルフドリリングの場合がプレドリリングのタイプより骨とアンカースクリューの接触が良好であった[III-7]。Kimら[III-8]の研究でもセルフドリリングの場合がより安定的、かつアンカースクリューの周りの骨密度がより高かったと報告された。著者はセルフドリリングを主に使用するが、レトロモラーパッドだけは骨が硬すぎるのでプレドリリングのタイプを使用することもある。

最近は1.2mmと1.3mmの直径の細いセルフドリリングスクリューも紹介されている。著者は頬側のアンカースクリューの場合、1.3mmを主に使用する。

## 5．オッセオインテグレーションとメカニカルインターロッキング

アンカースクリューの安定性はオッセオインテグレーションがなく、主にメカニカルインターロッキングによるとされている[III-9]。アンカースクリューの初期固定は皮質骨のメカニカルインターロッキングによるため、骨の厚さと密度が重要である。

アンカースクリューの初期安定はメカニカルインターロッキングによるものであるが、時間の経過とともにアンカースクリューの周囲の骨の吸収と添加による骨代謝、カルシウム代謝によってオッセオインテグレーションが起こる（**図10-6**）[III-8]。Robertsら[III-10]は歯科矯正用固定源の目的でアンカースクリューを使用するとき、10%のオッセオインテグレーションが適切だと発表した。しかし、アンカースクリューを使用するために、どの程度インテグレーションが必要なのかについては明確な答えは、まだ示されていない。固定源として使用するためには、完全なオッセオインテグレーションは必ずしも必要ではない。その理由は、アンカースクリューにかかる力はデンタルインプラントに加えられる力より小さく、使用後には除去しなければならないからである。

Roberts WE[III-11、12]によると、インプラント周囲のリモデリングは年に30%程度起こっており、成人の緻密骨のリモデリングの数値として知られる3%に比べ10倍も活発である。

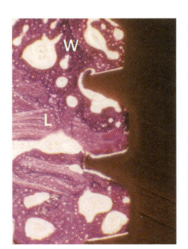

W：woven bone
（線維状骨）
L：lamellar bone
（層板状骨）

**図10-6** 骨の中に埋入されたアンカースクリューの光学顕微鏡写真。オッセオインテグレーションはアンカースクリューと骨の間で見られる（脱灰標本、HE染色×250）（文献III-8より引用）。

## 6．即時荷重と遅延荷重

デンタルインプラントと歯科矯正用アンカースクリューにかかる力の性質は**図10-7**のように比較される。

フロストの理論（Frost's mechanostat）[III-13、14]によると、骨にかかる牽引力によって骨反応が萎縮し、生理学的な維持、肥大、疲労破壊、骨折が起こるとされた。力が弱すぎると萎縮が起こり、力が強すぎても骨折が起こるので、生理的な牽引力＜200～2500 $\mu\varepsilon$（マイクロイプシロン）＞が加えられてこそ骨のリモデリングが活発になり、骨がよく維持されることがわかる（**図10-8**）。また、アンカースクリューから加えられる力も200～2500 $\mu\varepsilon$が適当である[III-15]。

この点をアンカースクリューと関連して見ると、アンカースクリュー埋入後に強い負荷を加えないことが、アンカースクリューの周囲骨の安定に役立つと考えられる。アンカースクリュー埋入後に患者が手で触れないようにして、ブラッシングの際も歯ブラシの頭部などによる衝撃がないように注意しなければならない。そして矯正歯科医がアンカースクリューに力を加えるとき、非常に強い力を付与するとアンカースクリューが脱落する可能性が高くなる。

Huja SS[III-16]はアンカースクリュー埋入後、牽引を開始する前に1週間の治癒期間をおくとした。著者も軟組織の治癒を待つため、アンカースクリュー埋入1週間後に矯正力を加える。

| | デンタルインプラントと歯科矯正用アンカースクリューに加わる力の性質の比較 | | | |
|---|---|---|---|---|
| | 主に咬合力 | かかる力の種類 | 主に矯正力 | |
| | 強い | 力の強度 | 軽い | |
| | 断続的 | 力の態様 | 連続的 | |
| インプラント | 予測不能 | 力が加わる方向 | 予測可能 | アンカースクリュー |

**図10-7** インプラントには咀嚼力による強く、断続的な、予測できない力が加わるが、アンカースクリューには一定に牽引する力がかかるので軽く、一定の、予測できる力が加えられることになる。

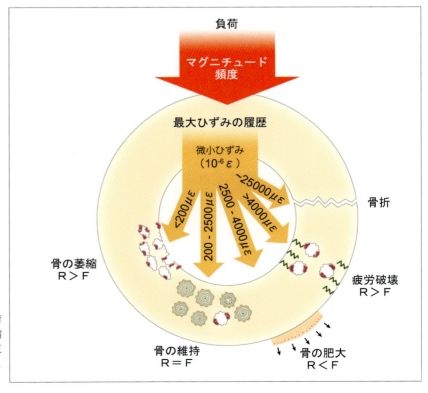

**図10-8** フロストのメカノスタット理論。負荷と最大ひずみの履歴の関係によって骨反応が萎縮し、生理学的な維持、肥大、疲労破壊、骨折で反応が現れる（R=骨吸収、F=骨形成）（文献III-8、9より引用改変）。

## 7．埋入時のトルクと除去時のトルク

　アンカースクリューを埋入するとき、トルクは小さいほど望ましく、除去する際のトルクは大きいほどよい。なぜなら、埋入時のトルクが小さいからこそ埋入時にアンカースクリューが破折しにくく、骨のひずみが小さく熱があまり生じないため、脱落の危険が少ない。逆に除去時のトルクは大きくてもよいが、その理由は加えられる矯正力に対して、抵抗力が大きいからである。アンカースクリューのピッチ（pitch）の設計が埋入時と除去時のトルクに影響を及ぼす。

　例外として意図的にトルクを高めるため、デュアルスレッドを有するアンカースクリューがある（図10-9）。BMK社のMPlantというアンカースクリューであるが、若年患者で主に使用する。若年者は緻密骨の密度が低いので、アンカースクリューの固定確率を高めるために使用する。海綿骨に接する部分はシングルスレッド、緻密骨に接する部分はダブルスレッドが使用され、高トルクで骨に埋入されるようになる。

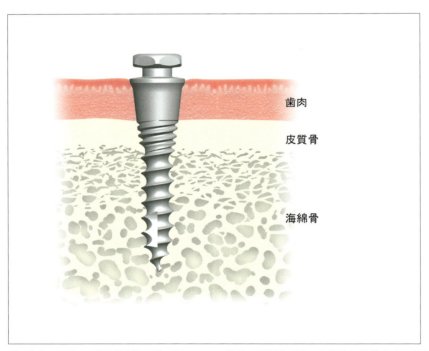

**図10-9**　MPlant（BMK社）。デュアルスレッドが、骨密度が高い皮質骨に位置することにより脱落率が低くなる。若年者に使用すると脱落率が低い。

## Q&A

**Q** アンカースクリューは傾斜をつけて埋入しますか？

**A**　ほとんどの場合、骨の表面に対して直角（90°）に埋入する。しかし歯根の間隔が狭い場合、傾斜をつければ歯根との接触を避けることができて有利であり、60°まで傾斜をつけることもある。頬側骨が厚みがある場合は、さらに傾斜をつけて埋入することも可能である（図11-8参照）。

## 8. 歯列全体の三次元的な動き

　飛行機は三次元空間にあるため、図10-10、11 に見られるように、横断軸（transverse axis）を中心に縦揺れ（pitch）、垂直軸（vertical axis）を中心に偏揺れ（yaw）、矢状軸（saggital axis）を中心に横揺れ（roll）の、それぞれ時計方向と反時計方向の両方向に合わせて 6 つの回転運動ができる[III-17]。

　また図 10-12 に見られるように横断軸に沿って左右の平行移動（right／left）、垂直軸に沿って上下の平行移動（up／down）、矢状軸に沿って前後の平行移動（anterior／posterior）の合計 6 つの平行移動（translation）ができる。合わせて回転が 6 つ、平行移動が 6 つ、計 12 種の運動ができると考えられる。

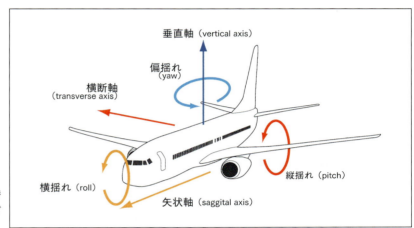

図 10-10　飛行機の動きは 3 つの軸を中心に、時計方向と反時計方向の合わせて 6 つの回転運動ができる。

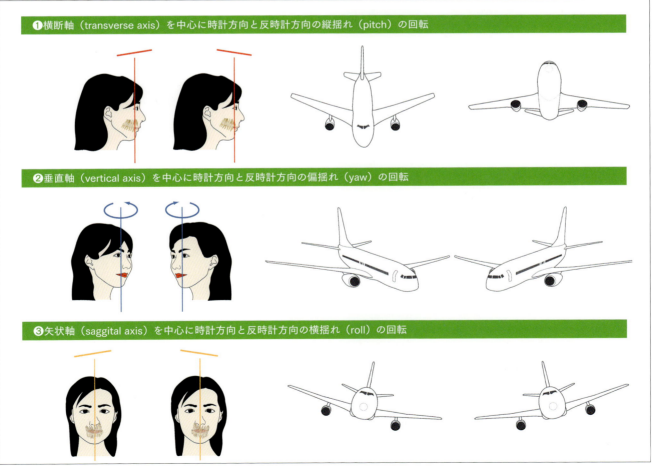

図 10-11　飛行機の回転運動と、歯列の回転運動の比較（文献 III-17 より引用改変）。

一方、自動車は二次元空間にあり、回転できる方向が偏揺れ（yaw）の双方向だけであり、平行移動できる方向も、横断軸に沿って左右移動と、矢状軸に沿って前後の移動だけができる。矯正歯科治療において、飛行機のように歯列を自由自在に回転と平行移動の12種類ができるようになったのは、言うまでもなくアンカースクリューの使用によるものにほかならない（図10-10〜13）。

アンカースクリューを利用して、歯列のほぼすべての方向の動き（translation、rotation）が可能な時代にわれわれは生きているのである！　矯正歯科医として幸運な時代に生きているとも言えるが、一方、それに対する責任もある。矯正治療の治療結果に対する患者の要求が高くなり、その期待値を満たすためには、より綿密な治療計画が必要であろう。

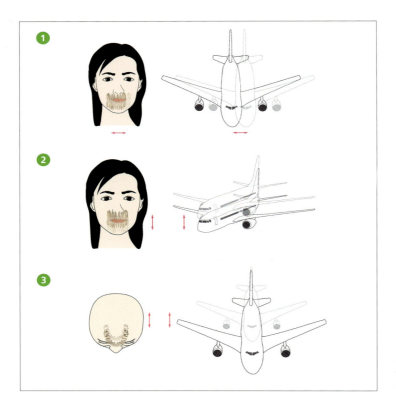

図10-12　飛行機と歯列の平行移動の比較。それぞれ❶横断軸に沿って左右の平行移動、❷垂直軸に沿って上下の平行移動、❸矢状軸に沿って前後の平行移動、の合計6つの平行移動ができる。

| translation | up（U） | down（D） | anterior（A） | posterior（P） | left（L） | right（R） |
|---|---|---|---|---|---|---|
| rotation | yaw-C（YC） | yaw-CC（YCC） | pitch-C（PC） | pitch-CC（PCC） | roll-C（RC） | roll-CC（RCC） |

図10-13　三次元空間での歯列の12種の運動を示した表。Translationは顔の正面で見た場合を基準とする。回転はyawは頭の上で見た場合、pitchはセファログラムのように右側面を向けた場合、rollは正面から見た場合を基準に表示した。Cはclockwise、CCはcounter-clockwiseを示す（略号でtranslation-rotationの順に表記する。すなわちU、D、A、P、L、R-YC、YCC、PC、PCC、RC、RCCと表記／動かないところは"0"で表記）。

【表記の例】
- 実際の臨床で上顎臼歯だけ圧下した場合：U-PC
- 歯列全体を前歯部と臼歯部を均等に圧下させた場合：U-00
- フェイスマスクとPaik式リップバンパーで、前歯を挺出させた場合：D-PC
- 歯列全体を遠心移動させた場合：P-00
- 上顎前歯は挺出、上顎臼歯は圧下：0-PC
- 真正面から見て傾いた咬合平面（斜めのキャントオブオクルージョン）を持っている患者を反時計方向に回転させて改善する：0-RCC

## Chapter11

# 歯科矯正用アンカースクリューを用いた前後的なコントロール

歯科矯正用アンカースクリューを用いた前後的なコントロールは以下の4つに分類できる。

> 1. 固定源の補強（P.172-174）
> 2. 臼歯遠心移動（P.175）
> 3. 全歯列遠心移動（P.176-197）
> 4. 臼歯近心移動（P.198-201）

## 1．固定源の補強

最近は固定源の補強だけを目的としてアンカースクリューを使用する場合は少ない。2000年に著者が使用した最初のアンカースクリューは、口腔外科で使用していたものであった（図11-1）。その当時は、矯正歯科治療用のアンカースクリューはまだ開発されておらず、口腔外科用の骨スクリューを利用した。その頃はアンカースクリューを用いるほとんどの症例が抜歯ケースのアンカーを強くする絶対的固定源（absolute anchorage）を求めて使用された。しかし、最近では絶対的固定源だけを求めるときは、臼歯の圧下など垂直的な調節を通じても固定源を補強することができる。

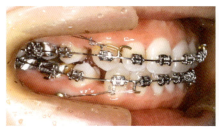 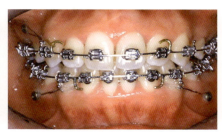 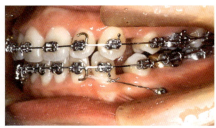

**図11-1** 2000年、著者の最初のアンカースクリュー使用症例。その当時は矯正歯科治療用のアンカースクリューはまだ開発されておらず、口腔外科用の骨スクリューを利用した。また、当時はほとんどの症例がこの図のように絶対的固定源として使用していた。

アンカースクリューで牽引するときには、歯肉が圧迫されないように注意しなければならない（図11-2）。歯肉が圧迫されると歯肉の色が白く変わる。特に犬歯の周りが圧迫されやすい。この場合にはエラスティックがブラケットやワイヤー上を通るように装着し、歯肉が圧迫されるのを防ぐ（図11-3）。

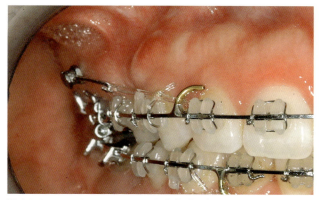 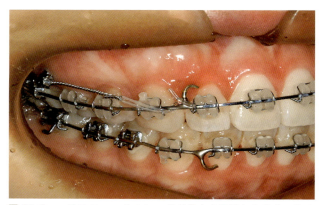

**図11-2** アンカースクリューを歯根間に埋入して作用させるときは、歯肉が圧迫されないように注意しなければならない。この症例は上顎犬歯歯根あたりに歯槽骨のふくらみがあるものの、エラスティックスレッドは歯肉に食い込んでいない。

**図11-3** エラスティックスレッドが歯肉を圧迫したり食い込んだりするときは、ワイヤーの上にかかるようにしてアクチベーションするとよい。この図はエラスティックスレッドがワイヤーのフックにまたぐようにかかっている様子で、著者が最も好んで使用している。この場合、直接牽引するのに比べ、前歯部に若干の圧下力が加わることを考慮しなければならない。スレッドの結び目部分をフックの真上にすると、結び目が軟組織（特に口唇の内側）に接触するので、フックの後方と内側に収めるようにする。

SECTION3 歯科矯正用アンカースクリューを用いた矯正歯科治療

## コバヤシフックとエラスティックスレッドを用いたアクチベーションの3つのメリット

### メリット❶

コバヤシフックをアンカースクリューのヘッドに使用することでエラスティックスレッドを結ぶ足場を作る。この方法で毎回エラスティックスレッドを取り替えるとき、アンカースクリューのヘッドに直接触れることなく再アクチベーションができる（図11-4 a～g）。

### メリット❷

アクチベーションすると、エラスティックスレッドが歯肉に食い込みそうなケースでは、エラスティックスレッドを .017×.025、.019×.025フック付きステンレスワーキングワイヤーのフックの上から囲むように結ぶことによって、エラスティックスレッドを歯肉から浮かして食い込まないようにすることができる（図11-4 h～o）。

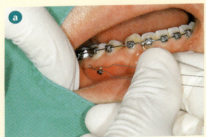 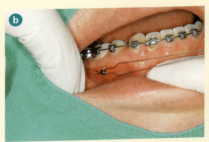 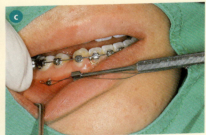

図11-4a～c　コバヤシフックを利用してエラスティックスレッドを結ぶ足場を作る。

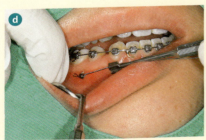 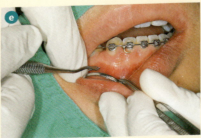 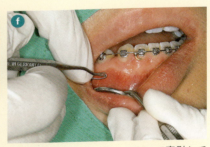

図11-4d～f　.012 inch（0.3mm）SSワイヤーで作られたコバヤシフックは十分硬いため、細かく巻くと200～300gで牽引しても問題ない。

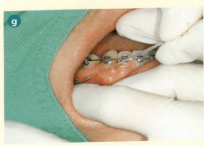 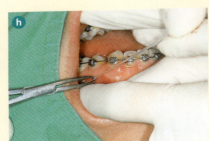 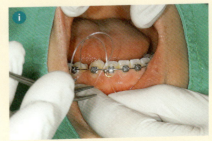

図11-4g～i　エラスティックスレッドをワーキングワイヤーである.019×.025フック付きステンレススチールワイヤーに結ぶ。もし図11-2のようにエラスティックスレッドが歯肉に食い込まないときは、そのまま結んでもよいが、食い込むときは図11-4iのようにフックの上からまたぐようにして結ぶことで食い込みを避けることができる。

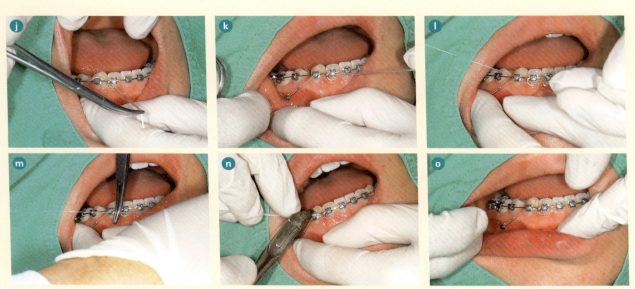

図11-4j〜o アシスタントの協力を受けながらエラスティックスレッドが解けないようにスクエアノット（P.267、図14-34参照）で結ぶ。

## メリット❸

　コバヤシフックを利用することで、顎間ゴムをコバヤシフックに掛けることができる。**P.185〜186**に詳しく解説するが、著者は上顎歯列はアンカースクリューから直接エラスティックスレッドを用いて、歯列全体をエンマッセリトラクション（en masse retraction、全歯列移動）する一方、下顎歯列は上顎頬側に埋入したアンカースクリューのヘッドに掛けたコバヤシフックから、Ⅲ級ゴムを掛けることによって下顎歯列全体の遠心移動を図る（図11-4 p、q）。

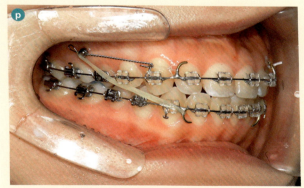

図11-4p 上顎頬側だけアンカースクリューを埋入してコバヤシフック、エラスティックスレッドと顎間ゴムを利用して、上下顎歯列全体を遠心移動する。

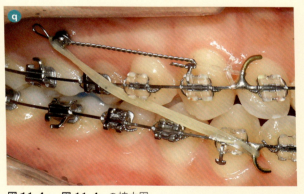

図11-4q 図11-4pの拡大図。

## 2. 臼歯遠心移動（molar distalization）

### 1）臼歯遠心移動後、アンカースクリューで残りの歯列を遠心移動

著者は臼歯遠心移動（molar distalization）は過程が複雑すぎて、現在はあまり行わない（**図11-5**）。臼歯遠心移動を好まない理由は、治療初期に臼歯を遠心移動させると、反作用が生じて前歯が前方に移動するためである。また、治療後期には遠心移動した臼歯が、前歯を牽引するとき再びアンカーロスを起こす恐れがあるためである。

図11-5a～dに20年前の症例を紹介する。ペンデュラムアプライアンスで第二大臼歯を遠心移動させ、ナンスアプライアンスを入れながら5 6を遠心移動し、残りの8前歯はアンカースクリューを用いて遠心移動する。

もっとアドバンスな方法として、治療初期からアンカースクリューで臼歯を遠心に移動させることも可能である。しかし、残りの歯もリトラクションしなくてはならない。そのため、著者は最近臼歯の遠心移動より、P.176～198に紹介するような歯列全体の遠心移動を好んで使用している。

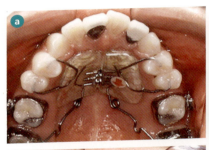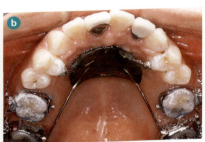
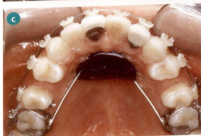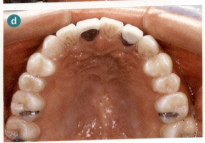

**図11-5** ペンデュラムアプライアンスを利用して7を遠心移動した。その後、5 6を遠心移動、残りの8本の歯は第一大臼歯の近心に埋入したアンカースクリュー（図11-5c）を用いて遠心移動を行った。最近では前歯歯列の固定源の不足、治療期間が長引くなどの理由から臼歯遠心移動は行っていない。

## Q&A

**Q** 非抜歯で全歯列移動を行う場合、前突の改善が少ないでしょうか？

**A** 大きな変化が必要な場合には、小臼歯の抜歯によって解決するのがよい。非抜歯で治療する場合は、全歯列移動以外にアーチエクスパンション、ストリッピングなどを同時に行い、移動量をさらに増加させる。アンカースクリューを利用して歯列全体を遠心移動させるときに、最初は歯が動かないように感じられるが、数ヵ月経過すると一気に動きだす。全歯列移動の場合、忍耐と確信を持って待たなければならない。

## 3. 全歯列遠心移動（en masse retraction）

　全歯列遠心移動は、小臼歯抜歯や臼歯遠心移動（molar distalization）でみられる歯列の分割なしに、連続性を維持しながら遠心移動することができる。
　全歯列移動は抜歯か非抜歯かを決定しにくいボーダーラインケースで主に使用される。大きく4つの方法がある。
❶頰側骨に埋入したアンカースクリューで全歯列移動（最も使用頻度が高い）
❷レトロモラーパッドに埋入したアンカースクリューから全歯列移動（主にⅢ級で）
❸臼歯を遠心に送りながらレベリング（後方からのレベリング）
❹その他の位置のアンカースクリュー：正中口蓋部、口蓋斜面部、上顎結節部

### 1）頰側骨に埋入したアンカースクリューで全歯列遠心移動

　上下顎前突患者において全歯列遠心移動する場合、過去には上顎に2本、下顎に2本、計4本のアンカースクリューを使用したが、最近は主に上顎に2本のアンカースクリューを埋入し、アンカースクリューからⅢ級ゴムを使用して下顎も同時に牽引する。上下顎を同時にアンカースクリューで牽引するのは四輪駆動車にたとえられ、片顎だけアンカースクリューで牽引しながら顎間ゴムを使用する場合は二輪駆動車にたとえることができる（図11-6）。
　アンカースクリュー4本埋入に比べて2本埋入の長所は、本数が少ないため術者と患者の負担が少ない。次に、埋入本数が多ければそれだけ脱落する確率が高いが、少ないほど脱落の確率は少なく、再埋入する可能性も低い。
　2本のアンカースクリューを埋入して上下顎で全歯列遠心移動を行うとき、アンカースクリューを上顎臼歯部の頰側に埋入して、アンカースクリューからⅢ級ゴムを使用して上下顎を同時に牽引する。力学上、咬合平面が平坦化され、この場合は上下顎前突の解消の助けとなる。逆に下顎臼歯部にアンカースクリューを埋入し、Ⅱ級ゴムを使用する場合は、咬合平面が急峻となり前歯の露出量が増加するが、移動量は上顎に埋入したときと比べて減少する。

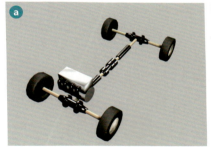 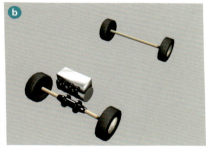

図11-6　全歯列遠心移動で、アンカースクリューを4本埋入して牽引するのは四輪駆動車（ⓐ）にたとえられ、2本埋入して牽引するのは二輪駆動車（ⓑ）にたとえることができる。

#### 1）-A：アンカースクリュー4本で全歯列遠心移動（四輪駆動）

　理論的には上下左右4ヵ所の第二小臼歯と第一大臼歯の歯根の間に、頰側からアンカースクリューを埋入し、軽度な口元の突出症例を非抜歯で全歯列遠心移動することができる。しかしこの場合、著者はP.182のアンカースクリュー2本を使用する"二輪駆動"タイプを好む。
　その理由で著者は頰側だけで4本のアンカースクリューを埋入したケースをほとんど持っていないので、ここでは4ヵ所異なる位置にアンカースクリューを埋入した舌側矯正の症例を紹介する（図11-7）。24歳女性の患者で口元の突出を主訴として来院。小臼歯抜歯は避けたいということで、第三大臼歯を4本抜歯し、アンカースクリューによる全歯列遠心移動を図った。

SECTION3 歯科矯正用アンカースクリューを用いた矯正歯科治療

【初診時】

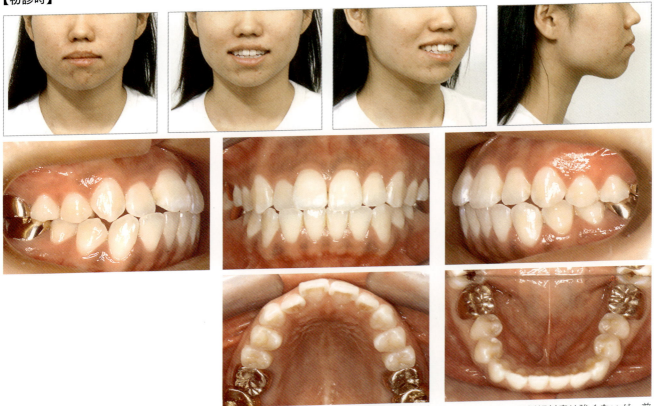

図 11-7a　初診時の顔貌と口腔内。口元の緊張をともなう口唇の突出がみられる。口腔内写真より、前歯部の唇側傾斜度は強くないが、前歯部の歯冠幅径は大きい。そのため6前歯のストリッピングを行った。

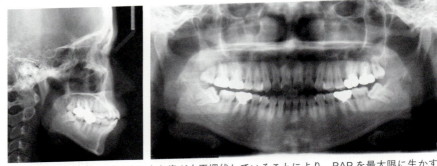

図 11-7b　初診時のセファログラムとパノラマエックス線像。特に下顎第三大臼歯が水平埋伏していることにより、RAPを最大限に生かすことができた。

【治療中】

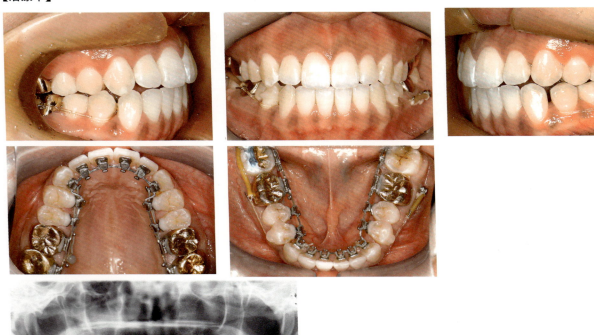

**図 11-7c** 右上は口蓋斜面部、左上は上顎結節、左下は頬側、そして右下はレトロモラーパッドから全歯列遠心移動を行う。この症例はパノラマエックス線像と口腔内軟組織の形を調べて最も歯根間のスペースが広く、軟組織を押したり食い込まない位置を選んだ結果、このような異なる位置になった。

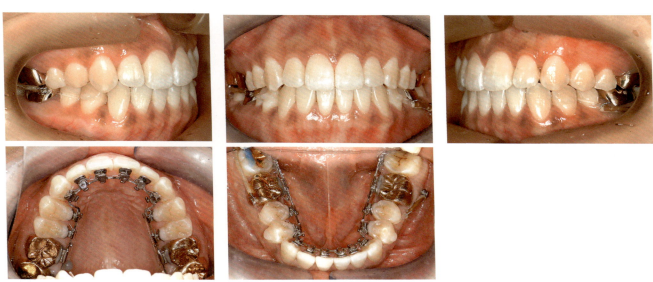

**図 11-7d** 全歯列遠心移動を進めていく。特に下顎はアンカースクリューが頬側にあるため、エラスティックスレッドが第一小臼歯の近心か、遠心の隣接面を通って頬側から舌側に入ってくる、いわゆるクロスオーバーテクニックを用いてリトラクションした。

SECTION3 歯科矯正用アンカースクリューを用いた矯正歯科治療

【治療後】

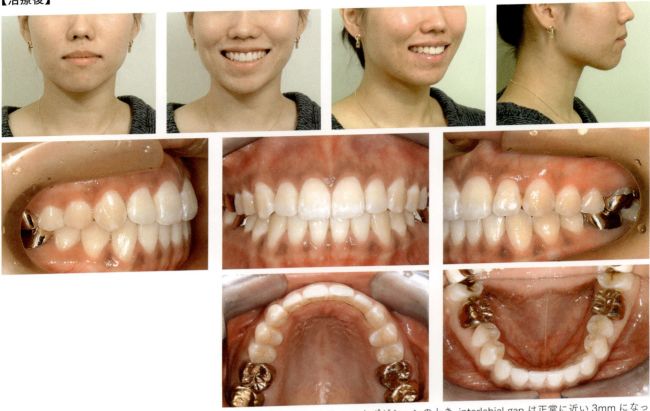

図 11-7e 治療後の顔貌と口腔内。口元の若干の緊張感は残っているが、レストポジションのとき、interlabial gap は正常に近い 3mm になっている。スマイル写真にも適度なバッカルコリダー（buccal corridor）が見られる。

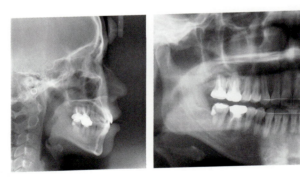

図 11-7f 治療後のセファログラムとパノラマエックス線像。下顎臼歯が直立されたことがわかる。

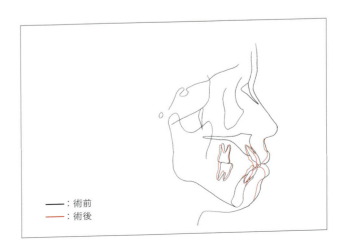

図 11-7g 治療前後のセファログラムトレース重ね合わせ。治療期間は 1 年 9 ヵ月であった。全歯列が遠心移動されたことがわかる。

全歯列遠心移動を行う場合、歯根間にアンカースクリューを埋入すると、歯根が遠心に移動した際に、アンカースクリューに接触する場合がある。このような場合、もし頬側骨の厚みが十分にあるなら、アンカースクリューを垂直に埋入し、厚みが十分でなければ斜めに埋入することにより歯根との接触を避けることができる（図11-8、9）。

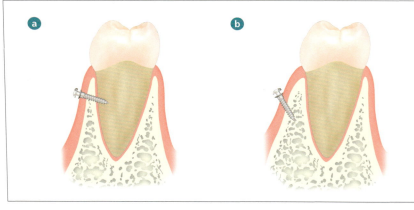

図11-8a、b　❶のように歯槽骨が薄いときは、歯根間にアンカースクリューを水平に埋入するしかないので、全歯列移動のとき移動量が大きいと、歯根がスクリューに接触する可能性がある。
❷のように歯槽骨が厚いときは、斜めに埋入することで歯根から離れた位置に埋入することができ、全歯列移動の量が大きくても歯根がアンカースクリューに接触することは少ない。

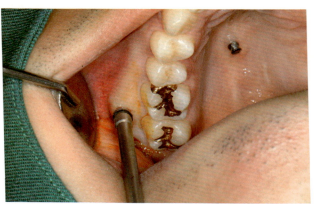

図11-9a　骨量が豊富な上顎結節部にはアンカースクリューを垂直に埋入できる。しかし、それが可能なほど歯槽骨の厚みがあるケースは稀である。

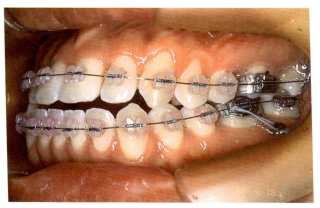

図11-9b　骨量豊富な下顎第一、第二大臼歯間の骨にアンカースクリューを埋入し、第一大臼歯の牽引と圧下を同時に行っている。

---

　歯列全体を遠心にスムーズに移動させるためには、第三大臼歯を抜歯したほうがよい。抜歯する時期も重要である。全歯列遠心移動を始める直前に抜歯し、RAP（P.6参照）による急速な歯の移動を期待するのがよい。しかし、RAPが起こった組織は時間が経過すると、かえって通常より硬くなってしまうため、注意しなければならない。たとえば、第一小臼歯抜歯後の抜歯窩は代謝が活発で歯の移動が速いが、1年程度経過すると硬くなり、むしろ移動が遅くなる。抜歯後、可及的速やかに歯の移動をしなければならない。こうした点から、10年以上経過したブリッジのポンティック部の空隙を矯正治療で閉鎖するのは非常に難しいということがわかる。第三大臼歯の抜歯時に外科的外傷（surgical trauma）が多いほど、RAPは活発である。

　特にアンカースクリューによる全歯列遠心移動のケースにおいて、遠心移動直前に第三大臼歯を抜歯したほうが、最初から第三大臼歯が存在しないケースより、速くかつ大きく移動することが可能である。したがって、小臼歯を抜歯せずに全歯列遠心移動するためには、第三大臼歯が存在しているケースのほうが有利と考えられる。

　全歯列遠心移動にストリッピングを追加すれば若干の移動にさらに役立つ。特にクラウディングがあるボーダーラインケースにおいては、P.31〜32で述べた"レベリング前のストリッピング"を行うことによりレベリング中に前歯が唇側傾斜する反作用を最小限に止められ、より容易に歯列を改善することができる。

## Q&A

**Q** 遠心移動の際、第三大臼歯を抜歯してアンカースクリューで遠心移動するのでなく、第二大臼歯を抜歯して遠心移動してはどうでしょうか？

**A** 著者は特別なケース（先天的欠損歯あるいは保存不可能な状態）を除き第三大臼歯を抜歯する。第三大臼歯は解剖学的に咬合面の形が小さく、対合歯との咬頭嵌合の面でも劣る。歯根も1根である場合が多い。そこで患者の一生のことを考慮すると、形と機能面でまさる第一、第二大臼歯を保存したい思いである。

## Q&A

**Q** 全歯列を遠心移動（en masse retraction）させるのは歯体移動ですか？傾斜移動ですか？

**A** 頬側の歯根間に埋入するアンカースクリューを用いて遠心移動するときは、主に傾斜移動である。歯根の遠心移動はさほど大きくないので、ほとんどのケースで1本のアンカースクリューで全歯列遠心移動ができる。ただ、重度のⅢ級症例でレトロモラーパッドに埋入したアンカースクリューから、移動量が大きい全歯列遠心移動の場合、歯根の遠心移動も行われ、歯体移動されたと言える。

## Q&A

**Q** アンカースクリューを埋入して遠心移動する際、歯根が遠心移動して、アンカースクリューに接触して脱落する可能性はないのでしょうか？

**A** 脱落する可能性はある。しかし、通常遠心移動は傾斜によって起こることが多く、アンカースクリューに接触する可能性は少ない。しかし、遠心移動する距離が長くなると歯根がアンカースクリューに接触する。その場合はアンカースクリューを別の位置に再埋入しなくてはならない。

### 1）Ⓑⓐ：上顎アンカースクリュー2本で全歯列遠心移動（二輪駆動）

次に示す方法は、二輪駆動車が動くように上顎にアンカースクリューを2本埋入し、歯列全体を遠心に移動する方法である。アンカースクリューを利用して直接スレッドで上顎を遠心に移動し、下顎はⅢ級ゴムで遠心に移動する[Ⅲ-18]。

叢生を主訴として来院した20歳の患者（図11-10～12）は、上顎前歯部の叢生と唇側傾斜が見られた。第三大臼歯抜歯後、レベリングしてから上顎は直接アンカースクリューによる全歯列遠心移動を図り、下顎は上顎頬側に埋入したアンカースクリューにⅢ級ゴムをかけることで、上下顎歯列を同時に遠心移動する（テクニックの詳細は図11-4 p、q参照）。ここで重要なのは、第三大臼歯の抜歯時期である。アンカースクリューによる全歯列遠心移動のとき、この症例のように叢生がある場合はレベリング前に第三大臼歯を抜歯し、叢生がない症例は、アンカースクリューから遠心移動直前に抜歯することでRAPを最大限に生かす。

著者はこの症例のように抜歯と非抜歯のボーダーラインケースで、アンカースクリュー2本だけで（二輪駆動）口元の突出を改善したいときは90％の確率で、上顎頬側にアンカースクリューを埋入し、下顎はアンカースクリューからⅢ級ゴムをかけて遠心移動する。こうすることによって咬合平面が平坦化され、突出が改善できる。

これとは逆に、下顎にアンカースクリューを埋入してⅡ級ゴムを用いる方法は咬合平面が急峻になる場合が多いので、口元の突出の改善の量が少なくなる。したがって、必要とする遠心移動の量が比較的少なく、前歯の露出量の増加が必要な症例（図11-24～29）では、下顎にアンカースクリューを埋入してⅡ級ゴムを用いる。

【初診時】

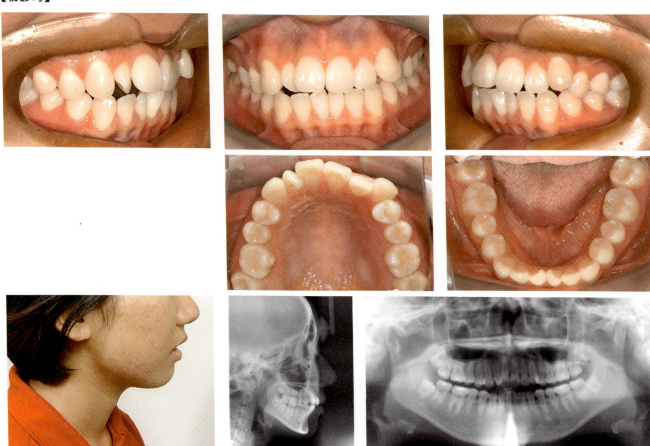

図11-10　20歳女性。初診時の顔貌、口腔内、セファログラム、パノラマエックス線像。上顎前歯部の叢生と唇側傾斜がみられる[Ⅲ-18]。

SECTION3 歯科矯正用アンカースクリューを用いた矯正歯科治療

【治療中】

【治療後】

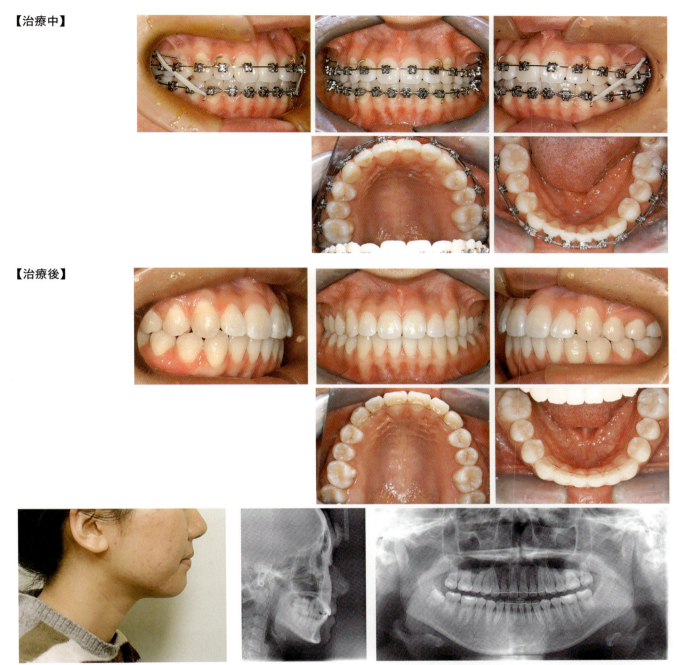

図11-11 治療後の顔貌、口腔内、セファログラム、パノラマエックス線像。上顎前歯部の叢生と唇側傾斜があるものの、非抜歯で上顎頬側に埋入したアンカースクリューから上下顎歯列の遠心移動ができた。治療期間は18ヵ月であった。

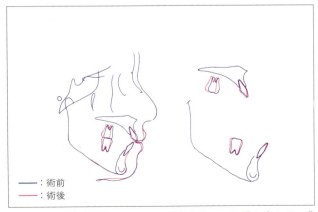

図11-12a 治療前後のセファログラムトレース重ね合わせ。非抜歯治療で叢生の解消と口元の突出感が解消された。
― : 術前
― : 術後

図11-12b 術前、術後のセファログラム分析値[11-18]。

|  | 術前 | 術後 |
|---|---|---|
| SNA | 80.0° | 80.4° |
| SNB | 74.4° | 74.8° |
| ANB | 5.7° | 5.5° |
| FMA | 30.2° | 29.3° |
| Gonial angle | 124.0° | 122.1° |
| Facial height ratio | 63.0% | 63.6% |
| Bjork sum | 400.3° | 399.2° |
| U1-FH | 115.5° | 108.8° |
| IMPA | 93.6° | 94.9° |
| Interincisal angle | 125.5° | 127.1° |
| Nasolabial angle | 98.0° | 106.4° |
| Upper nasolabial angle | 12.8° | 12.5° |
| Lower nasolabial angle | 85.2° | 93.8° |
| Upper lip-E line | -2.9mm | -4.6mm |
| Lower lip-E line | -0.4mm | -2.1mm |

183

## 1. フックの長さとエラスティックスレッドの結び方によって、前歯の圧下／挺出とトルクの調節ができる

アンカースクリューから歯列を遠心移動するとき、フック付きの .019 × .025 SS ワーキングワイヤーのフックの長さとエラスティックスレッドの結び方によって、前歯の圧下／挺出とトルクを調節することができる。

まず図 11-13 に上顎の 4 前歯（A）、6 前歯（B）、全歯列（C）の抵抗中心を研究した論文の結果を紹介する[III-19]。この平均的な抵抗中心を頭に入れて、著者が使用しているアクチベーションの 3 つのバイオメカニクスをそれぞれ考えてみよう。図 11-14 は、エラスティックスレッドをフックの下から入れて結ぶことで、前歯の圧下とクラウンリンガルトルクを入れやすいテクニックである。

図 11-15 は、少しクラウンリンガルトルクと圧下ができる通常の移動法であり、図 11-16 は、長いフック（この症例ではディスコペンダー）から移動することにより、前歯を挺出させながらリンガルルートトルクを入れることができる。

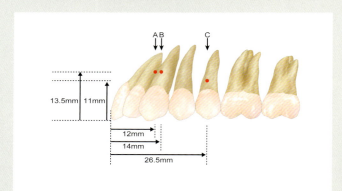

図 11-13 上顎歯列の抵抗中心。A：4 前歯の抵抗中心、B：6 前歯の抵抗中心、C：上顎全歯列の抵抗中心（文献 III-19 より引用改変）。

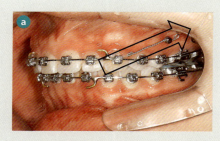
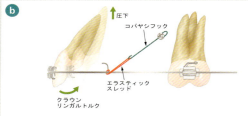

図 11-14 エラスティックスレッドでフックの下から結ぶことで、前歯の圧下とクラウンリンガルトルクを入れることができる。

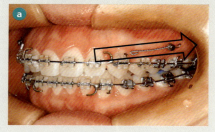
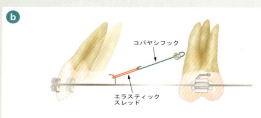

図 11-15 通常の遠心移動。図 11-14 と図 11-16 の間の動きを見せる。

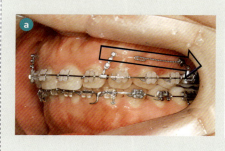
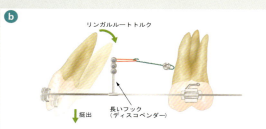

図 11-16 長いフック（ディスコペンダー）を利用することで、前歯の挺出とリンガルルートトルクを入れることができる。

## 2. 小臼歯を抜歯せず、十分な全歯列の遠心移動量を得るための追加的な方法

小臼歯を抜歯せずに、アンカースクリューによる全歯列移動を行うとき、移動量が不足する場合には以下のような方法を追加的に使用する。

❶アーチエクスパンション
　a. 上顎急速拡大装置（RPE）
　b. 緩徐拡大装置：quad helix、w-arch、Schwartz expansion plate with jack screw

❷ストリッピング（IPR）
❸治療前に第三大臼歯を抜歯し、初期の細いワイヤーの段階でアンカースクリューから牽引を始める（RAP の応用）。
❹咬合平面のコントロール（Ⅲ級ゴム）。咬合平面が平坦化されると、突出がさらに改善されたように見える。

---

## 3. 全歯列移動と犬歯単独遠心移動

矯正歯科治療における抜歯治療では、以前は犬歯を単独で牽引し、残り4前歯を一塊で牽引する方法も用いられたが、McLaughlin システムでは6前歯を一塊で牽引するエンマッセリトラクションを用いる。そのとき、6前歯と歯根を囲む歯槽骨を分割しないで一塊で動かすことができる。同様に、アンカースクリューから歯列全体を遠心移動するときも、臼歯と残りの歯列を別々に遠心移動せず一塊で牽引することができる。歯槽骨を分離せず歯列全体を牽引することが歯周組織の健康にもより有益であろうと考えられる（図11-17）。

この方法は上顎の頬側、通常小臼歯と第一大臼歯の間に直径1.3mm、長さ6.5mmのアンカースクリューを埋入し、そのヘッドに .012 inch（0.3mm）のコバヤシフックを細かく巻いてその先を曲げ、そこに、スレッドで直接遠心に牽引する力を付与する。不安定であったコバヤシフックはスレッドによって固定し、固定したコバヤシフックにⅢ級ゴムを使用する（図11-17、18）。直接アンカースクリューのヘッドにⅢ級ゴムを装着せず、コバヤシフックを使用するとアンカースクリューのヘッドに直接触れないので、より安定的な結果を得ることができる。

また、アンカースクリューのヘッドに直接ゴムをかけるときは、ヘッドと歯肉の間に食い込み軟組織を刺激する可能性がある。コバヤシフックにゴムをかければ、そのような心配はない。

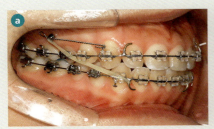
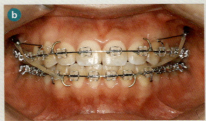
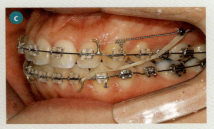

**図11-17** 上顎に2本のアンカースクリューを埋入して、歯列全体を牽引する典型的な方法。上顎歯列のアンカースクリューに .012 inch（0.3mm）コバヤシフックをかけて細かく巻く。その先を曲げて、エラスティックスレッドを .019 × .025 のワーキングワイヤーのフックと繋ぐことで遠心移動する。一方、下顎歯列はコバヤシフックからⅢ級ゴムをかけることによって遠心移動を図る。

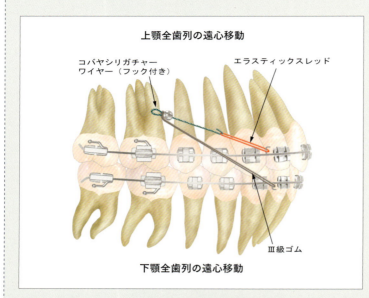

図 11-18 2本のアンカースクリューによる全歯列移動の模式図。

##  4．全歯列移動時に発生する臼歯部のオープンバイトとその解決策

　アンカースクリューを用いて全歯列遠心移動を行うとき、移動方向が上顎歯列のCR（抵抗中心）の下を通るので、図11-20の赤い矢印方向に回転することになる。それにより臼歯部の若干のオープンバイトが出現することになる[III-20]（図11-19）。

　その解決策としてはフィニッシングのとき、臼歯部にアップ＆ダウンエラスティックを使用することや、治療のメカニクスの中に前歯部の圧下を含めることなどが挙げられる。

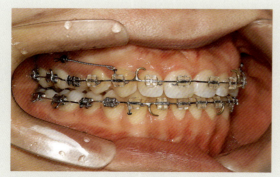

図 11-19 アンカースクリューによる上顎歯列の全歯列移動のときに現れる、臼歯部のオープンバイト。

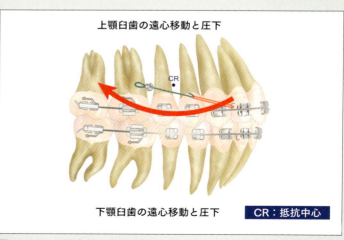

図 11-20 上顎歯列の遠心移動する方向が、上顎歯列の抵抗中心の下を通るので臼歯部のオープンバイトが現れる。

## 5. 全歯列移動でのわずかな整形力

「with bone（骨とともに）」と「through bone（骨の中を）」の概念から考えると、14本の歯（24個の歯根）が .019x.025 SS で結紮されている状態で比較的強い力を加えると、歯槽堤に力が直接伝達されて歯槽骨を動かすことができると考えられる。そのとき下顎骨結合部（symphysis）から上がってくる薄い歯槽骨のベンディングが行われることを"petit orthopedic"（わずかな整形力）と呼びたい。そのためには、下顎歯列全体にブラケットが装着されていて、サイズの大きいワイヤーで一塊となった状態で比較的強い力を加えなければならないということである。このことについては、さらなる研究が必要な分野である[III-21]（図11-21）。

もしこのような骨結合部と歯槽骨のリモデリングがなければ、抜歯ケースで下顎前歯を牽引する場合、下顎前歯の歯根が舌側の骨を突き抜ける例がもっと多いはずである。歯が移動し、ある程度の歯槽骨のベンディングが起こることは許容されるが、舌側の骨を突き抜けることは防止するべきで、下顎前歯を歯体移動よりはある程度傾斜移動させるほうが有利である。そのため著者は下顎にはワーキングワイヤーに .017x.025 SS を使用している（図11-22）。

矯正治療前から下顎歯根が歯槽骨からはみ出して見える場合もある（図11-23）。歯槽骨が非常に薄くて歯根が舌側面から出たように見える（ロングフェイスの場合に多い）。

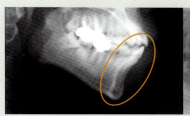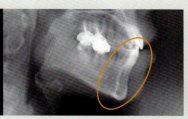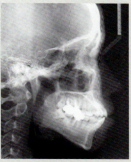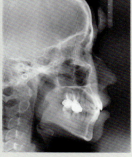

**図11-21** 骨転位理論仮説。下顎前歯を牽引すると若干の歯槽骨にリモデリングが起こる。下顎全歯列の遠心移動で、下顎結合部から歯槽骨に繋ぐ部分にベンディングが行われたことがわかる。

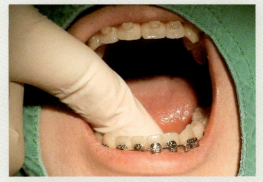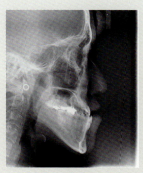

**図11-22** 下顎前歯の舌側歯根面を指で触診し、歯根が歯槽骨の外に飛び出していないか確認する。歯根が飛び出さないよう注意し、必要であればワイヤーにラビアルルートトルクを付与する。

**図11-23** ロングフェイス、III級の患者の初診時のセファログラム。初めから下顎前歯の歯根が骨から出ているように見える。

### 1）B ⓑ：下顎アンカースクリュー2本で全歯列遠心移動

　下顎頬側にアンカースクリューを埋入して全歯列遠心移動するテクニックは、前述した上顎にアンカースクリューを埋入し、下顎はスクリューからⅢ級ゴムをかける方法より、使用されることは少ない。

　ここまで解説してきた上顎アンカースクリュータイプとまったく逆で、下顎はアンカースクリューから直接遠心移動し、上顎歯列は必要な際には下顎のアンカースクリューからⅡ級ゴムをかけることで、上下顎の突出を改善することができる。また咬合平面を傾斜させることにより、上顎前歯の露出量（incisor showing）を増やすことができる。

　次の2つの場合に下顎アンカースクリューが使用される。
❶Ⅲ級傾向がある症例
❷上顎前歯の露出量（incisor showing）が足りないとき

| 症例1 | 突出と叢生、特に下唇の突出が強いⅢ級症例 |

17歳、女性。下顎歯列全体を遠心移動させる必要がある（図11-24〜29）。

【初診時】

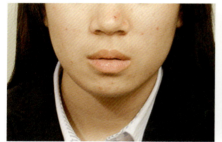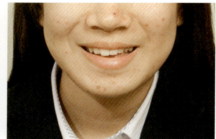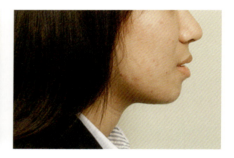

図11-24　初診時の顔貌。下唇が厚く、突出している。

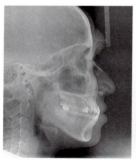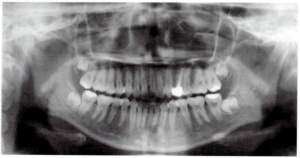

図11-25　初診時のセファログラムとパノラマエックス線像。前歯は切端咬合を示し、臼歯はⅢ級関係を示している。

【治療中】

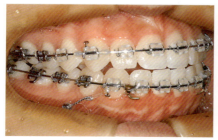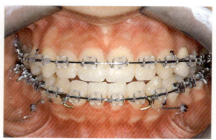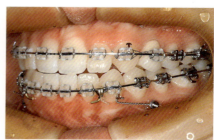

図11-26　下顎第一小臼歯と第二小臼歯の間にアンカースクリューを埋入し、下顎歯列全体の遠心移動を行った。効率よく牽引するため、下顎歯列をアンカースクリューで遠心移動する際、直前に第三大臼歯を抜歯することを推奨する。RAPを最大限に生かして利用するためである。下顎前歯部の遠心移動と圧下を同時に行い、上顎前歯部の露出量（incisor showing）を増やすためには $\overline{4}$ と $\overline{5}$ の間にアンカースクリューを埋入することを推奨する。

SECTION3 歯科矯正用アンカースクリューを用いた矯正歯科治療

【治療後】

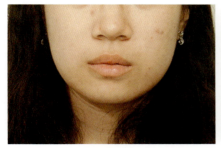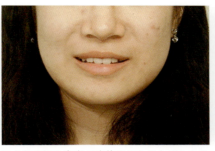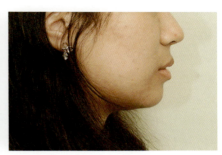

図 11-27　治療後の顔貌。下顎歯列の遠心移動により下唇の突出が改善されたことがわかる。

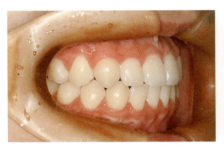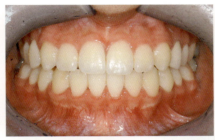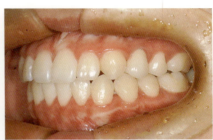

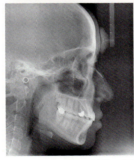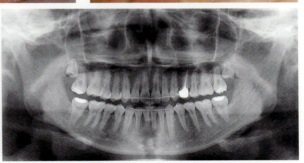

図 11-28　治療後の口腔内、セファログラム、パノラマエックス線像。下顎歯列の遠心移動が完了し、良好な咬合を得ることができた。前歯部のオーバーバイトは少し不足しているが、下顎前歯の圧下にともない、上顎前歯の挺出が見られた。上顎前歯の露出量をさらに円滑に増加させるためには、上顎前歯のフックから下顎のアンカースクリューまで斜めにⅡ級ゴムをかけるとよい。

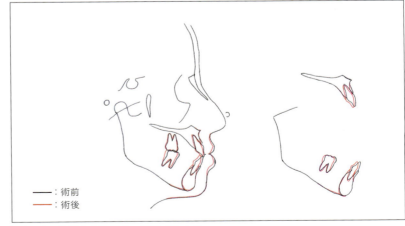

図 11-29　セファログラムトレース重ね合わせ。下顎歯列の遠心移動と上顎前歯の挺出がわかる。

## 2）レトロモラーパッドで全歯列移動（主にⅢ級で）

Ⅲ級で下顎歯列を全歯列移動するときに移動量が少ない場合、歯根間にアンカースクリューを埋入しても可能だが、移動量が多い場合、レトロモラーパッドが有効である。

過去にRobertsら[Ⅲ-22]はインプラントをレトロモラーパッドに埋入することを試み、Sugawaraら[Ⅲ-23]は下顎頬側歯槽骨に歯科矯正用ミニプレートを埋入して下顎の全歯列を移動する方法を発表した。しかし、同じ効果がアンカースクリュー1本の埋入で得られるなら、低侵襲（minimally invasive）のアンカースクリューを推奨する。

アンカースクリューの埋入位置はレトロモラーパッドの外側部分である。指で外斜線に触れ、適切な位置を探す（図11-30）。アンカースクリューを埋入する頬舌側の位置はブラケットとチューブのスロットを結ぶ線の延長線上にする（図11-31）。もし、内方に埋入すると、牽引する際、舌側に力を受けることになって臼歯部が舌側に傾斜してしまう。そして内斜線の内側の舌側面部位には血管と神経が通っているので、埋入するとき舌側に近づかないように注意する（図11-34）。

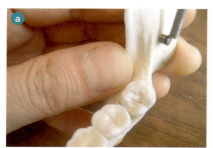

図11-30a　アンカースクリューの適切な埋入位置を探すために、指で外斜線部分に触れてみる。

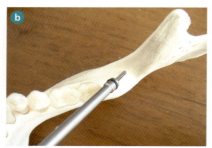

図11-30b　アンカースクリューを埋入するレトロモラーパッドの位置。

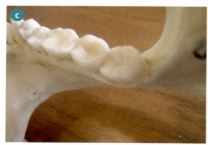

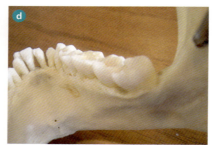

図11-30c、d　内斜線の内側の舌側面には骨性アンダーカットが存在し、血管や神経が通っているので注意する。

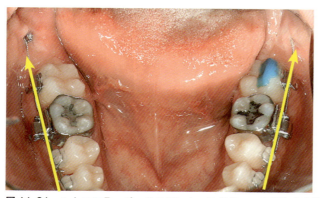

図11-31　レトロモラーパッドにアンカースクリューを埋入する際の頬舌側的な位置は、ブラケットとチューブのスロットを結ぶ線上になるのが望ましい。

## 6. レトロモラーパッドのアンカースクリューの位置を誤るとどうなるのか？

図11-31で解説したように、レトロモラーパッドのアンカースクリューは臼歯部のブラケットとチューブのスロットを結ぶ線上に埋入すべきである。レトロモラーパッドの頬舌側の中心に埋入されたミニスクリューからアクチベーションすることにより臼歯が舌側に傾斜した（図11-32、33）。これを解決するために臼歯の舌側面に薄い2Dリンガルブラケットをボンディングして牽引することで、舌側に倒れていた臼歯部を頬側に戻すことができた（図11-34）。

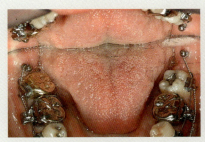
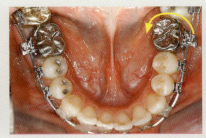
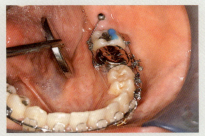

図11-32　アンカースクリューがレトロモラーパッドの頬舌側の中心に埋入された。

図11-33　牽引力を適用したところ、臼歯部の舌側傾斜が生じた。

図11-34　解決するため、臼歯舌側面に薄い2Dリンガルブラケット（FORESTADENT）を装着して牽引することで、臼歯を頬側に戻す力を適用した。

## 7. レトロモラーパッドのアンカースクリューからのアクチベーション：クローズドフラップタイプよりもオープンフラップタイプを推奨する

次に、埋入する深さについて検討してみよう。初期にはアンカースクリューを骨の中に深く埋入し.030 inch（0.8mm）リガチャーワイヤーを連結して使用した（図11-35）。しかし、軟組織に不快感があるという欠点がある。

最近は長いスクリューのヘッド部分を歯肉から露出するように埋入してアンカースクリューのヘッドから直接使用する。使用するアンカースクリューの長さは9〜12mmで、骨に埋入する深さが2〜3mmでもレトロモラーパッドの骨密度がD1と最も高く（P.163、表10-1参照）、骨の表面3mmは皮質骨なので十分耐えられる。このときに使用されるアンカースクリューのデザインは下部だけピッチがあり、軟組織と接する部分は滑らかな表面を有することが望ましい。ヘッド部分が上方に露出する量が多いと、上顎の歯と干渉することがあるため、埋入後に咬合させて干渉の有無を確認しなければならない（図11-36）。

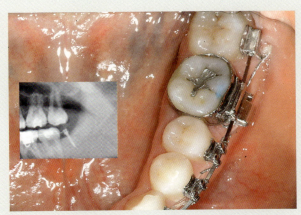
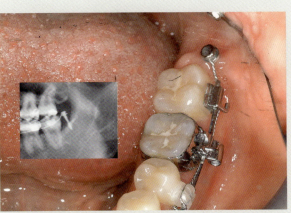

図11-35　レトロモラーパッドにアンカースクリューを埋入し、リガチャーを連結した。軟組織に不快感が多いという欠点がある。

図11-36　レトロモラーパッドにアンカースクリューを埋入。埋入後、上顎の歯と干渉していないか確認しなければならない。

## 症例 2　骨格性Ⅲ級不正咬合と下顎骨の左側偏位を示していた症例

26歳男性。重度の非対称の症例で、下顎歯列の正中線が左方偏位している。特に右側の犬歯と大臼歯の関係は強いアングルⅢ級である。下顎の右側をレトロモラーパッドのアンカースクリューにより牽引した症例である（図11-37〜40）。大臼歯部が牽引されると、くさび効果によって下顎下縁平面角が開大したことが確認できる。

【初診時】

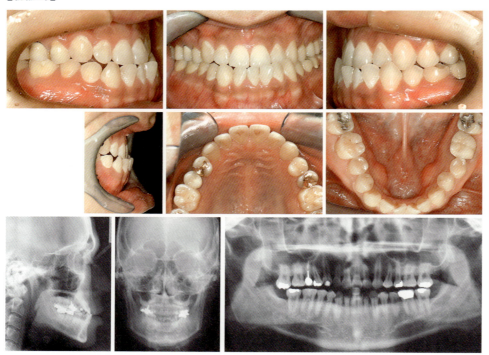

**図11-37**　初診時の口腔内、セファログラム、パノラマエックス線像。患者が外科的矯正治療を拒否したため、矯正治療のみで治療することにした。

【治療中】

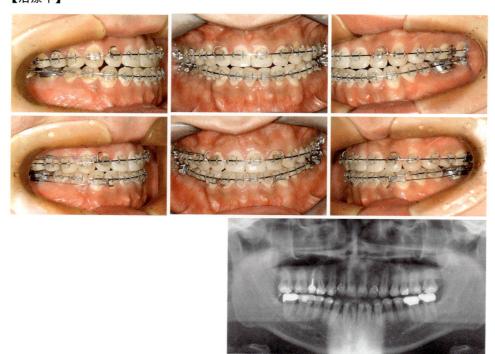

**図11-38**　左側の犬歯、臼歯関係に大きな問題はなく、右下のレトロモラーパッドだけに1本のアンカースクリューを埋入して歯列の片側遠心移動を行った。

SECTION3 歯科矯正用アンカースクリューを用いた矯正歯科治療

【治療後】

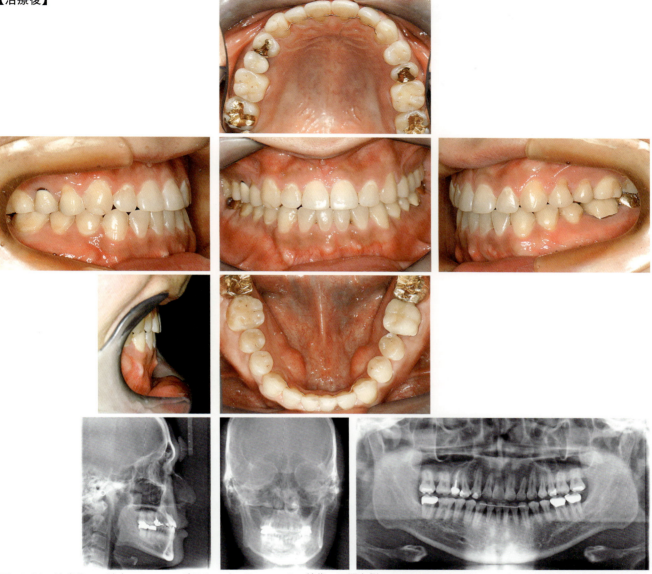

図11-39　治療後の口腔内、セファログラム、パノラマエックス線像。下顎右側レトロモラーパッドにアンカースクリューを埋入して遠心移動した結果、左右の犬歯と大臼歯がほぼⅠ級関係になった。治療期間は2年2ヵ月であった。

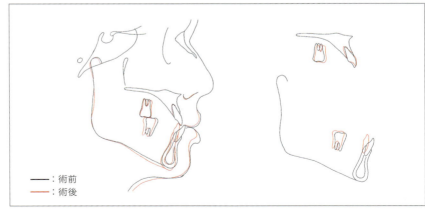

図11-40　治療前後のセファログラムトレース重ね合わせ。下顎大臼歯が遠心移動し、くさび効果によって下顎下縁平面角が開大した。

193

### 3）臼歯を遠心に送りながらレベリング（Leveling from behind:"後方からのレベリング"）

ここでは第三大臼歯を抜歯して、治療の初期から臼歯を遠心に送りながらレベリングする概念を紹介する。この概念は従来のモラーディスタリゼーション（molar distalization、臼歯遠心移動）とは異なる。従来のモラーディスタリゼーションは臼歯を遠心に送ってスペースを得、そのスペースを利用してレベリングを行う。しかし、この"後方からのレベリング"はスペースをつくらないで臼歯部、特に第二大臼歯を遠心に送りながらレベリングを行う。そうすることによって叢生を解消する際、前歯部に集中する負担を全歯列に分散させることができる。ここでは3種類の"後方からのレベリング"を紹介する。

#### 3）- ① SECTION Ⅰで解説したAEL NiTiを利用した"後方からのレベリング"

図 11-41

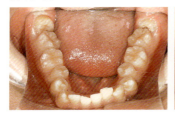 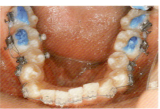 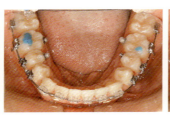 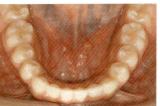

図 11-42

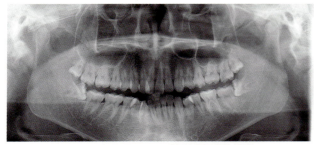 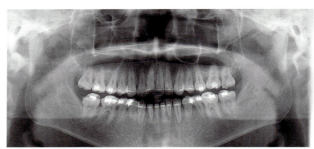

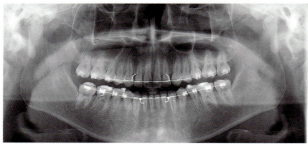 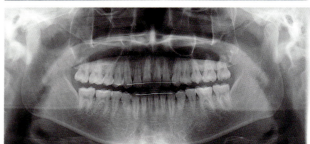

**図 11-41、42** 治療直前に第三大臼歯を抜歯し、.010 AEL NiTi（activated extra-length）NiTiをイニシャルワイヤーとして入れることで臼歯部、特に第二大臼歯を遠心に送りながらレベリングを進めることができる。**図 11-14b** のパノラマエックス線像はイニシャルワイヤーを入れてから5ヵ月後のもので、.010、.012の細いNiTiでもAELの状態で入れることで、臼歯部の遠心移動が行われたことがわかる。

## 3) - ② レトロモラーパッドのアンカースクリューを用いた"後方からのレベリング"

細いイニシャルワイヤーでも、レトロモラーパッドのアンカースクリューから軽く牽引することで、臼歯部を後方に送りながらレベリングすることができる。

### 症例 3　Ⅲ級傾向がある前歯部切端咬合を示す症例

15歳9ヵ月、男性。もしこの症例を従来のテクニックでレベリングを進めると、叢生のある下顎前歯だけが唇側傾斜して反対咬合が生じる可能性がある。その後、矯正治療によって下顎前歯を遠心移動すると、ジグリング（jiggling）が避けられない。これを防止するため、レベリングする前からあらかじめアンカースクリューをレトロモラーパッドに埋入して軽く牽引する。これにより、治療期間中に前歯部のクロスバイトが発生せずに終了することができる。また、全体的な治療期間も短縮できる（図11-43、44）。

遠心に牽引する歯を選択するときには、近心回転している歯から牽引するようにすると、遠心に牽引しながら同時に遠心に回転する力も与えることができる（図11-45）。

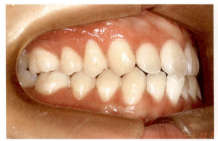
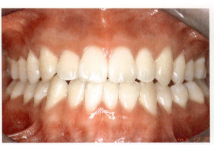
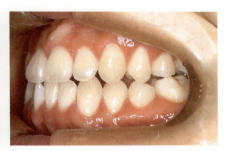

図11-43　下顎前歯部だけ叢生があるため、レベリングすると反対咬合になりやすい。

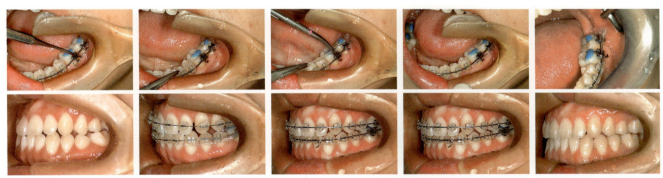

図11-44　レトロモラーパッドにアンカースクリューを埋入し、そのヘッドに.012inch（0.3mm）結紮線を延ばし、その先からエラスティックスレッドでアクチベーションして、レベリング段階から遠心移動を行った。

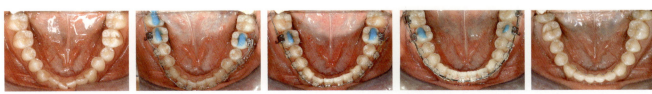

図11-45　治療期間はわずかに10ヵ月であった。レトロモラーパッドのアンカースクリューからエラスティックスレッドを用いて歯列を後方に牽引しながらレベリングすることで、下顎前歯が前方に出るのを防ぐことが可能である。

### 3)-③ AEL NiTi と頬側アンカースクリューを用いた"後方からのレベリング"

　下顎だけ叢生があるⅢ級の患者で、第三大臼歯を抜歯してから.012 AEL NiTiを入れ、レベリングを開始する。長いNiTiワイヤーを圧縮して入れることにより前歯部は前方に、臼歯部は後方に移動させる力が働く。ここで下顎前歯部が前方に動こうとする力を防ぐため、頬側にアンカースクリューを早期に埋入して $\overline{3+3}$ を軽くレースバック（lace-back）し、$\overline{3+3}$ とアンカースクリューをエラスティックスレッドでつなぐことで遠心移動する力だけを作用させる。

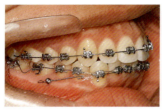 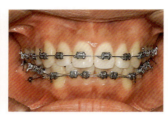 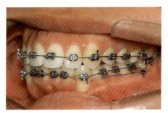 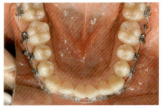

**図 11-46**　下顎前歯が前方に出るのを防ぐため、早めに頬側アンカースクリューから $\overline{3+3}$ に遠心力を加える。.012 AEL NiTiを入れることで、直前に抜歯した第三大臼歯の位置に臼歯がスムースに移動する。

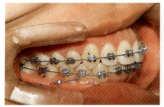 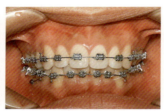 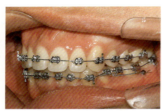 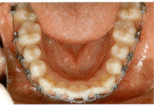

**図 11-47a**　その3ヵ月後。下顎前歯の前方移動なしに、臼歯の遠心移動で主にレベリングが行われたことがわかる。

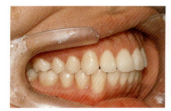 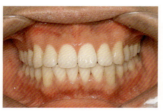 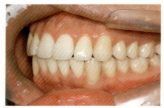 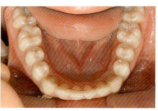

**図 11-47b**　さらに9ヵ月後、治療が終了した。治療初期から軽く連続結紮した6前歯をアンカースクリューを用いて牽引しながら.012 AEL NiTiで臼歯を遠心移動させるレベリングを行った結果、下顎前歯の唇側傾斜なしに効率よく治療を進めることができた。

## 第三大臼歯の抜歯時期に関するQ&A

 **Q**　第三大臼歯の抜歯時期はレベリングの前ですか？　後ですか？

 **A**　全歯列移動時、叢生がある場合とない場合で、第三大臼歯の抜歯とアンカースクリューの埋入手順を少し変えると効率的である。叢生がある場合、第三大臼歯の抜歯とアンカースクリューの埋入をレベリング以前に行い、最初から遠心に牽引しながらレベリングする。こうすることで、前歯が前方へ出る量を減らしてラウンドトリッピングを最小化する。

　叢生がない場合、レベリングをしても前歯が唇側傾斜しないので、レベリング完了後にアンカースクリューを埋入して、全歯列遠心移動を立ち上げる頃、第三大臼歯の抜歯を行う。抜歯後、すぐに牽引力を付与することで、RAPによって歯の遠心移動が促進される。

## 4）口蓋で全歯列移動：正中口蓋部または口蓋斜面部

アンカースクリューを正中口蓋部に埋入し、第一大臼歯にトランスパラタルアーチを連結して後方から牽引する方法で遠心移動することができる（**図11-48**）。この場合、アンカースクリューが第一大臼歯の抵抗中心上にあるために口蓋が深すぎる患者の場合、使用してはならない（**図11-49**）。もちろん口蓋が浅い患者の場合でも力は抵抗中心上にあるが、ある程度牽引力は作用することになる。あまりにも深すぎると、歯冠部が遠心に行かず、歯根だけが遠心に移動するようになる。口蓋が深い場合、トランスパラタルアーチの横にフックをつけ、アンカースクリューは口蓋斜面部の両側にそれぞれ埋入して牽引することを推奨する（**図11-51、52**）。また、**図11-50a**のように正中口蓋に2つのアンカースクリューを埋入し、ダブルフォーク（double fork）アプライアンスを利用して歯頸部近くまで延ばしたアームから歯列を後方に牽引すると、口蓋の深さと関係なく全歯列を安定的に後方に移動することができる。

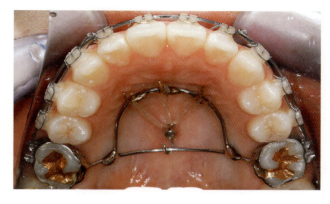

図11-48　正中口蓋アンカースクリューから牽引する距離を得るため、前方にアームを延ばしたTPA。持続的で十分な量の牽引力を与えることができる。口蓋側に埋入したアンカースクリューによって、第一大臼歯は持続的に遠心移動の矯正力を受けることになる。

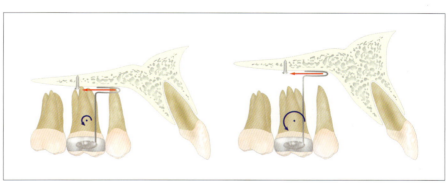

図11-49　口蓋に1本のアンカースクリューを埋入して牽引する方法は、口蓋が浅い場合（左）にのみ行うほうが良い。口蓋が深い場合（右）、牽引方向が上顎第一大臼歯の抵抗中心から遠いので、歯根だけが遠心移動する傾向が目立つ。

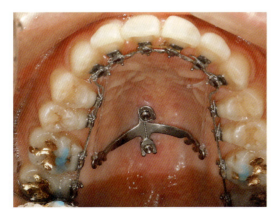

図11-50a　正中口蓋部に2つのアンカースクリューを埋入し、連結するダブルフォーク（double fork）アプライアンスを装着して、そのアームを大臼歯の抵抗中心付近まで延ばして歯列を後方に牽引すると、安定した歯体移動ができる（P.268、図14-36参照）。

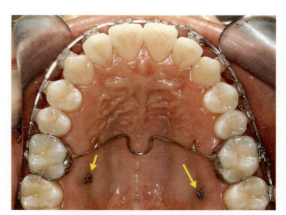

図11-50b　全歯列移動のために上顎の左右両側第一大臼歯にトランスパラタルアーチを装着、口蓋斜面部にアンカースクリューを埋入して遠心に移動する力を付与した。

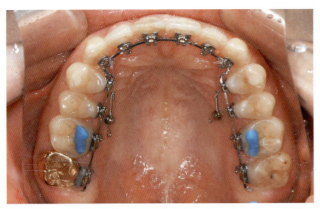

図11-51 舌側矯正で口蓋斜面部にアンカースクリューを埋入し、全歯列移動を行う様子。アンカースクリューのヘッドにコバヤシフックを掛けて、その先からエラスティックスレッドで前歯を遠心移動する。なお、コバヤシフックからⅢ級ゴムをかける（図11-52）ことができる。

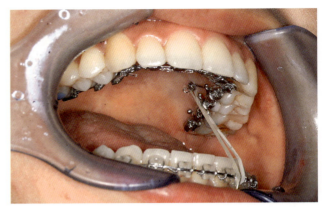

図11-52 図11-4p、qの舌側タイプ。上顎は直接アンカースクリューからエラスティックスレッドで遠心移動し、下顎はⅢ級ゴムを用いて遠心移動する。

## 4．臼歯近心移動

以前は下顎歯列の小臼歯、大臼歯の先天欠損があるとき、後方の臼歯を近心に歯体移動させ、その空隙を完全に閉鎖するのは容易でなかったため、補綴やインプラントで対応してきた。しかし最近は、アンカースクリューのおかげで第三大臼歯を含めた臼歯近心移動がより容易になった。

図11-53は下顎右側第二小臼歯が欠損しており、下顎大臼歯を近心に移動させて代替させた症例である。治療後には臼歯関係がⅢ級になるので、下顎第三大臼歯を抜歯してはならない。下顎第三大臼歯は上顎第二大臼歯と咬合させるために必須である。

患者の不快感を減らすため、また、フルボンディングの期間をなるべく短縮するために歯列全体のダイレクトボンディングは避け、第一大臼歯だけ装置を装着し、頬舌側にアンカースクリューを埋入してレバーアームを通じて近心移動させた。長い距離を近心に歯体移動させるためには、レバーアームを用いるとよい。レバーアームの垂直的な長さは、大臼歯の抵抗中心の近く、もしくはやや下方に位置させ、そこから牽引すると歯が近心に倒れない。しっかりしたメインアーチワイヤーがあり、近心への移動距離が少ない場合にはレバーアームがなくても可能である。

第一大臼歯が近心移動して、アンカースクリューに近づいたときには、アンカースクリューを前方に埋入し直して近心移動する。第二大臼歯は第一大臼歯の近心移動につれて自然に近心にドリフト（drift）される。

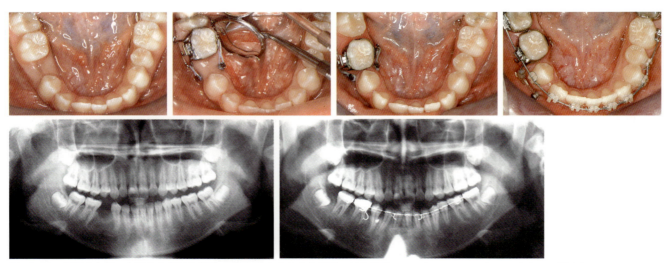

図11-53 下顎小臼歯の欠損を臼歯近心移動で治療。大臼歯を歯体移動で近心移動させるために、CRより下の方向から引くためにレバーアームを設置した。

SECTION3 歯科矯正用アンカースクリューを用いた矯正歯科治療

　次の症例は15歳の女性で先天的に6̲が欠損しており、臼歯の近心移動で7̲、8̲を6̲、7̲として利用するように矯正することができる。初診時（図11-54）を見ると、6̲が欠損し、下顎歯列の正中線も右側に偏位している。かつては空隙を閉鎖してしまえば、正中線がさらに右側に移動されてしまうためオープンコイルスプリングで空隙を獲得後、補綴治療を行う方法がとられた。現在では4̲、5̲間にアンカースクリューを埋入して6̲を近心に移動させることが可能である。著者はこの症例にはレバーアームを使用せず直接牽引したが、レバーアームを使用するのもよい。

【初診時】

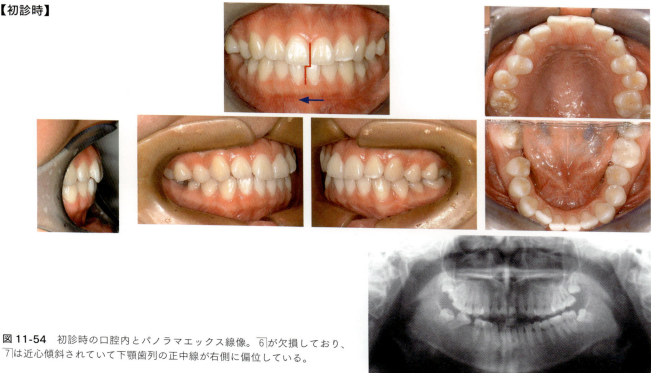

図 11-54　初診時の口腔内とパノラマエックス線像。6̲が欠損しており、7̲は近心傾斜されていて下顎歯列の正中線が右側に偏位している。

【治療中】

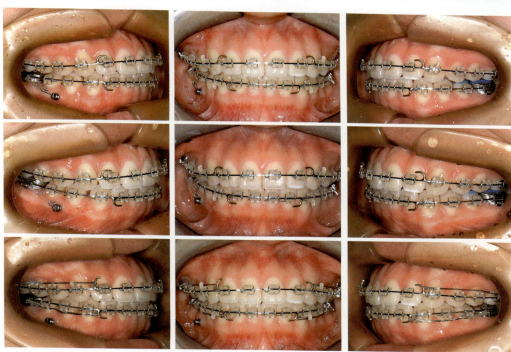

図 11-55　4̲、5̲間にアンカースクリューを埋入し、.012inch（0.3mm）の太いリガチャーワイヤーを細かく巻き、その先からエラスティックスレッドを用いて6̲の近心移動を図った。絶対的固定源からの牽引力が6̲のチューブとワイヤー間の摩擦によって全歯列に伝わり正中線の改善に役立った。

199

興味深い点は、4̄、5̄間に埋入したアンカースクリューから6̄を近心に牽引するだけで、自動的に下顎歯列の正中線が修正されるということである。これは歯列を動かない絶対的固定源（absolute anchorage）から牽引することで、6̄のチューブとワイヤー間の摩擦により全歯列が左側方向に移動し正中線が修正される。通常、摩擦は矯正治療で乗り越えなければならない障害物のように思われるが、この場合はむしろ摩擦力によって早期に正中線を修正することにより、効率のよい矯正治療に役立った。"摩擦がいつも矯正的歯の移動を妨害するとは限らない。ときには摩擦は治療のゴールを達成するのに役立つ"。

【治療後】

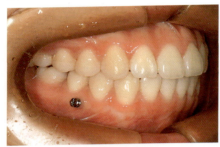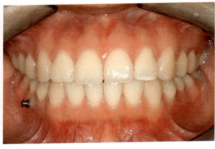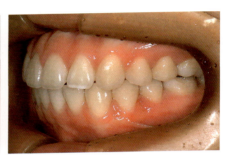

図 11-56　治療後の口腔内。治療期間は1年10ヵ月であった。

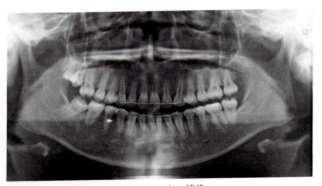

図 11-57　治療後のパノラマエックス線像。

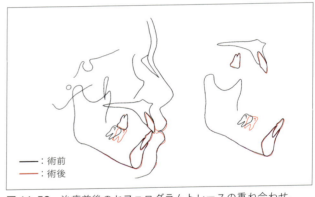

図 11-58　治療前後のセファログラムトレースの重ね合わせ。

## Q&A

**Q** 牽引時、クローズドコイルスプリングを使用しない理由は？

**A** エラストマーに比べてサイズが大きく、食物残渣が停滞しやすいからである。

## 8. スライディングヨークを利用したアンカースクリューの力を遠隔で伝える

次のような状況を考慮してみよう。第二小臼歯、第一大臼歯間にアンカースクリューが埋入されている。治療途中に第二大臼歯をアンカースクリューで遠心移動させたい状況が生じた場合、アンカースクリューを追加する必要はないだろうか？ または犬歯を前方に移動させたい状況ではどうだろうか。

"スライディングヨーク"を使用すると、力を前方から後方に、または後方から前方に自由に伝えることができる（**図11-59**）。.028inch（0.7mm）SSワイヤーを利用してメインワイヤーに引っかけるように、**図11-60**のようにベンディングする。後方から前方にヨークを引くようにすると、後方の力が前方に伝達される。前歯部の歯列を近心傾斜させ、前歯部のクロスバイトを効率よく改善した（**図11-61、62**）。

スライディングヨークで重要なことは、どの歯を動かすかである。移動させたい歯にヨークのループが密接しなければならない。その他の歯は移動の際、ブラケットが引っかからないように余裕をもたせて設計しなければならない。ヨークを利用することによりアンカースクリューの矯正力を離れた部位まで伝えることができる。

つまり、アンカースクリューが最も埋入しやすい位置の第二小臼歯、第一大臼歯間に埋入して、力を遠隔で加えることができる。ヨークを個々人の状況に合わせて設計し、既存のプロトコルに合わない症例で使用するとよい。

スライディングヨークの方向を調節して、近心あるいは遠心に力を加えることができるし、フックの長さの調節によって歯の移動の形態を変えることもできる。

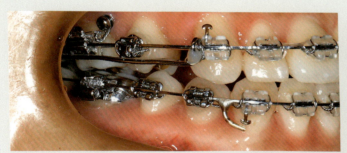

**図11-59** スライディングヨークを通じ、離れた位置にある歯に力を付与することができる。

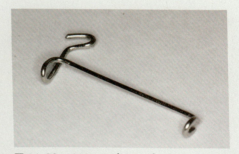

**図11-60** .028inch（0.7mm）SSワイヤーで製作したスライディングヨーク。

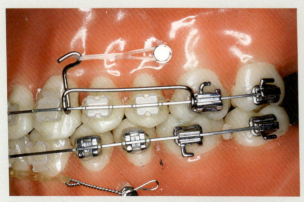

**図11-61** |6 に遠心移動力をかけるスライディングヨーク。

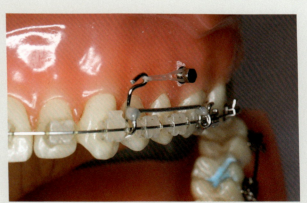

**図11-62** スライディングヨークがメインアーチワイヤーから外れるのを防止するため、レジンボールでカバーする。

## Chapter12

# 歯科矯正用アンカースクリューを用いた垂直的なコントロール

SECTION3 歯科矯正用アンカースクリューを用いた矯正歯科治療

## プロローグ：垂直的過成長の問題解決のキーとなる、歯科矯正用アンカースクリューを用いた臼歯の圧下

　垂直的コントロールができたときが、アンカースクリューが最も輝きを放つ瞬間である。1本のアンカースクリューだけでここまで治療できるのか?!　経験を積めば積むほど、このときに使用されるアンカースクリューは、まるで宝石のようにきらきら輝いて見える。アンカースクリューを使用する以前は不可能だった難症例の治療も現在は可能になった。

　まず、オープンバイトについて考察してみよう。著者が考えているオープンバイトの定義はつぎのとおりである。下顎が下顎頭を中心に図12-1の❶→❷→❸の順にヒンジクロージング（hinge closing）しながら閉じるとき、前歯部が接触する前に臼歯部が先に接触する現象、それがオープンバイトである（図12-1）。したがって、臼歯を圧下すれば前歯部のオープンバイトは解決される（図12-2、3）。かつては臼歯を圧下させることはほぼ不可能だったため、前歯を挺出させる努力が重ねられた（図12-4）。しかし、根本的な解決策にはなりえなかった。現在はアンカースクリューを使用して臼歯を圧下させることにより、問題の原因を直接治療することが可能である。

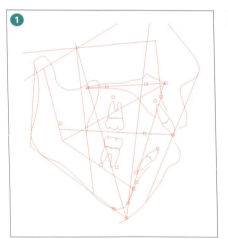
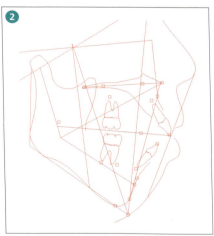
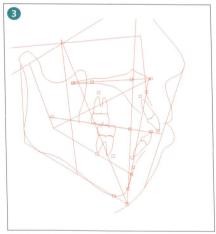

**図12-1**　オープンバイトの発症原理。開いている下顎が❶→❷→❸と閉じていく途中で臼歯部が先に接触するようになると、それがオープンバイトである。

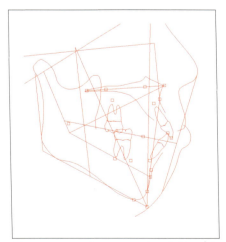
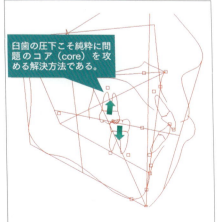
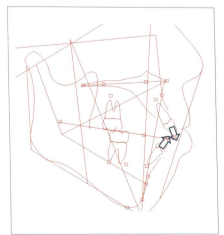

**図12-2**　オープンバイトがある状態で、あえて前歯部を正常のバイトにして描いてみたセファログラムトレース。臼歯部の重なる部分がある。重なる部分（図12-3の斜線部分）を圧下すると理想的なオーバーバイトを得ることができる。

**図12-3**　オープンバイト患者で根本的な原因を直接解決するために、アンカースクリューを使用して臼歯を圧下するのが望ましい。

**図12-4**　アンカースクリューが開発される以前は、オープンバイトの治療では前歯部を挺出させる方法しかなかった。これではオープンバイトの根本的な原因を解決することができず、後戻りがよくみられた。

臼歯部を圧下すると、どのくらい前歯部のオープンバイトが改善するのか？ Kuhn R[III-24] は臼歯を1mm圧下すると、下顎が反時計回りに回転しながら、約3mmバイトが増加すると述べた。しかし、著者の経験では実際のバイトクロージング量はこれより少ない。臼歯部が圧下される量による前歯部のバイトクロージング量を正確に計算してみた。

　下顎顆頭を回転中心として長さを計測し（**図 12-5**）、その値を計算してみる（**図 12-6**）。前歯部で4.1mmのオーバーバイトを得るためには、臼歯部では2.9mmの圧下が必要である。しかし、この比率は絶対的なものではなく、個々の患者の解剖学的構造によって比率は少しずつ異なってくる。

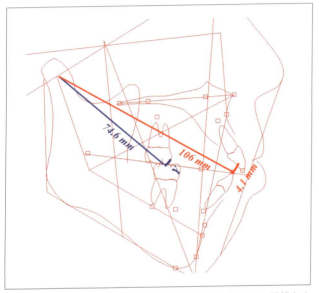

**図 12-5**　下顎顆頭から臼歯部までの距離と前歯部までの距離をそれぞれ計測し、前歯部バイトクロージングで必要な臼歯の圧下量を計算する。

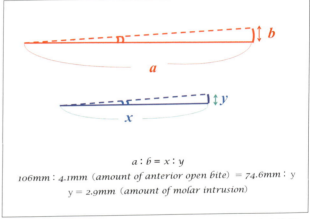

**図 12-6**　比例式で、前歯部バイトクロージングで必要な臼歯部の圧下量を計算してみた。その結果、この患者の場合、4.1mmの前歯部のオープンバイトを閉じるためには2.9mmの臼歯の圧下が必要であることがわかる。

　アンカースクリューによる臼歯の圧下、それによる骨格の垂直的なコントロールこそSECTION Iで述べた"生体にやさしい矯正治療"とともに著者が最も伝えたい内容で本書のハイライトである。このChapterを4つのタイトルで説明して進める。

1. 垂直的過成長の2つのタイプ（前歯部のオープンバイトの有無による）
　→ P. 205 〜 216
2. 上顎臼歯を圧下すべきか？　下顎臼歯を圧下すべきか？　上下顎臼歯を圧下すべきか？
　→ P. 217 〜 228
3. 上下顎臼歯をいかに効率的に圧下するか？
　→ P. 229 〜 231
4. オープンバイトの治療：①アンカースクリューによる臼歯の圧下、②筋機能訓練、③抜歯の3つの治療プロトコルの相乗効果
　→ P. 232 〜 242

## 1. 垂直的過成長の2つのタイプ（前歯部のオープンバイトの有無による）

垂直的過成長（vertical excess）とは長顔型のハイアングルケースをいう。垂直的過成長の場合、臼歯を圧下して下顎を反時計回りの方向に回転させることが、治療に役立つ。垂直的過成長には、前歯部にオープンバイトがあるタイプと、前歯部のオーバーバイトが正常であるタイプがある（図12-7）。その2つのタイプのなかで、前歯部にオープンバイトがある垂直的過成長のほうは比較的、治療は容易である。なぜなら臼歯の圧下だけで、下顎骨が反時計方向に回転され前歯部が自動的に正常のバイトになるからである。しかし、正常のオーバーバイトを有する垂直的過成長の患者は、臼歯を圧下すると前歯だけが当たり、ときには外傷性早期接触（traumatic prematurity）が発生することになる。したがって、臼歯部を圧下すると前歯部も同時に圧下させなければならないため、治療はより難しい。

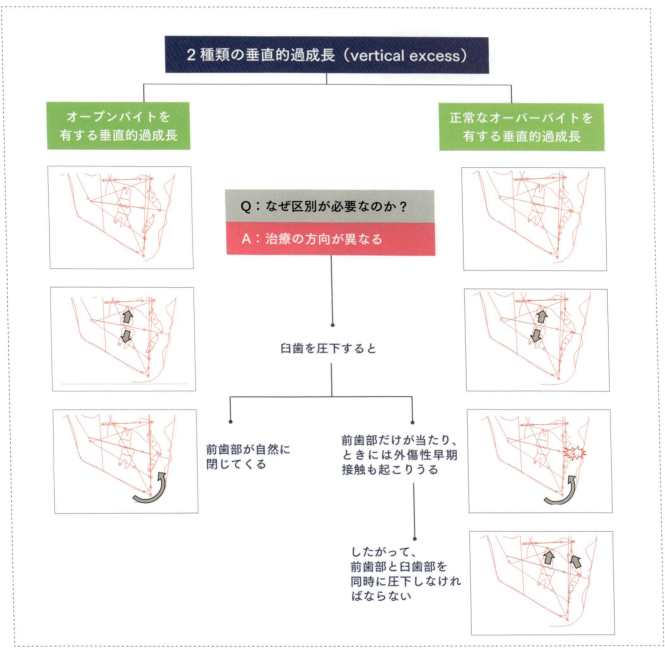

図12-7　垂直的過成長は前歯部にオープンバイトがある場合と、ない場合に分けて考えてみることができる。左の列のオープンバイトがある場合、臼歯部の圧下だけで下顎がヒンジクロージングして前歯部が自然に閉じてくる。反面、前歯部が正常なオーバーバイトである場合、前歯と臼歯を同時に圧下しなければならない。

## 1）前歯部のオープンバイトをともなう垂直的過成長（vertical excess）

図 12-8 の症例は、22 歳の男性。オープンバイトで、重度の垂直的過成長である。中学生のときに他院で、成長後に外科的矯正治療を受けるよう勧められたという。小臼歯 4 本を抜歯して、レベリングと .019×.025 SS のワーキングワイヤーを利用して歯列拡大を行った後、上顎にトランスパラタルアーチを装着し、正中口蓋部に埋入したアンカースクリューから上顎臼歯を圧下する治療を行った（図 12-9）。その後、下顎の大臼歯歯根間にアンカースクリューを埋入し、下顎も圧下を行った。

下顎大臼歯が頬側に傾斜するのを防止するため、.019×.025 SS のワーキングワイヤーに 45°以上の強めのクラウンリンガルトルクを付与した（図 12-9b、10b）。上顎第三大臼歯の抜歯を勧めたが、患者の同意を得られなかった（P. 215 中の Q&A 参照）。結局、ディボンディング 2 年後にようやく第三大臼歯を抜歯することになった。治療を開始するときから第三大臼歯を抜歯していたら、より効率よく治療が進められたと考えられる。

オープンバイトは 2 年半再発せず、よく維持されていた。治療中、保定中ともに噛みしめ運動（クレンチングエクササイズ）を指示（図 12-45、46 参照）したところ、臼歯の圧下の助けとなり後戻りは最小限にできた。また、口呼吸をしていたこの患者には舌運動（P. 142 ～ 144 参照）を通じて鼻呼吸に誘導することができた。著者は、舌運動の指導でいちばん大事なのは舌を口蓋に密着させることで、自然にのどが塞がって口呼吸ができなくなることであると考える。この患者は治療中だけでなく、保定中にも舌運動をすることで、保定開始 2 年半のセファログラムでエアウェイが拡大していることがわかった（図 12-11、赤い円）。

【術前】

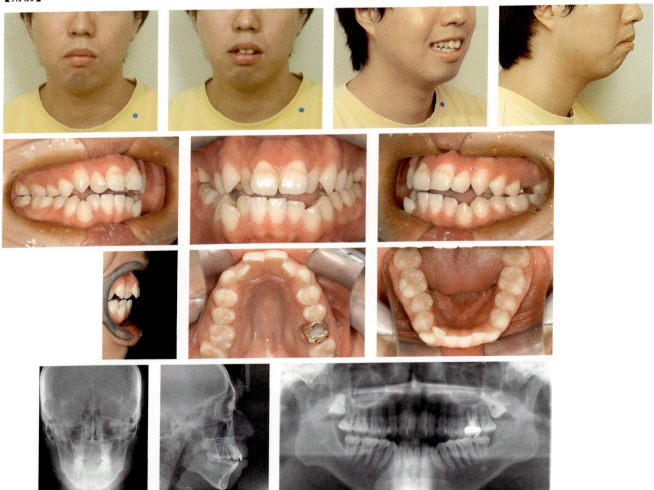

図 12-8 22 歳男性。初診時の顔貌、口腔内、正面・側面セファログラム、パノラマエックス線像。重度のオープンバイトのため、他院で成長完了後、顎矯正手術を勧められた。

SECTION3 歯科矯正用アンカースクリューを用いた矯正歯科治療

【術中】

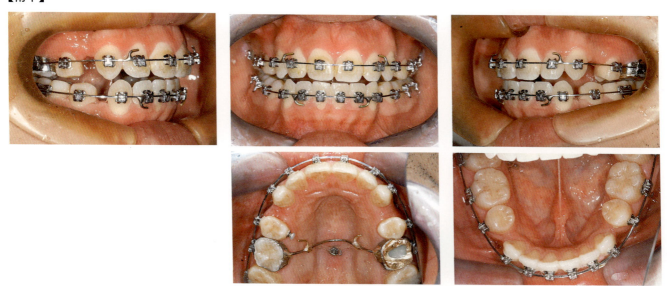

**図 12-9a** 上下顎第一小臼歯をすべて抜歯し、レベリングと .019 × .025 SS ワーキングワイヤーによる側方拡大を行ってから、まず上顎で TPA を使用して口蓋正中部に埋入したアンカースクリューから、上顎臼歯を圧下しながら空隙閉鎖した。

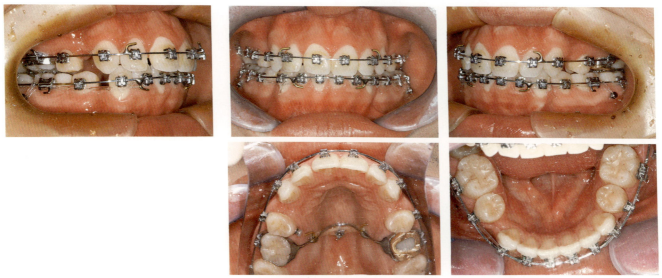

**図 12-9b** その後、下顎頬側にもアンカースクリューを埋入し、下顎臼歯の圧下と下顎前歯のリトラクションを行った。このとき重要なのは、圧下する力により下顎臼歯が頬側傾斜するのを防ぐため、.019 × .025 SS ワイヤーに 45°以上の強めのクラウンリンガルトルクを付与したことである。.019 × .025 SS ワイヤーを利用するスライディングシステムは、アンカースクリューによる上下顎臼歯の圧下を行いながら、そのままスペースクロージングを続けることができる。すなわち、アンカースクリューとスライディングシステムは同時進行が可能であると言える。

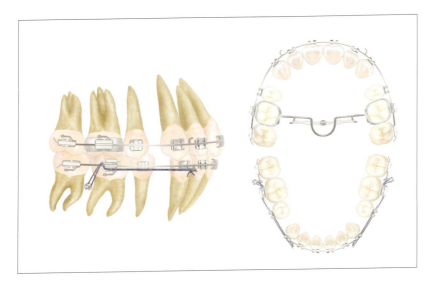

**図 12-9c** ダブルアーチイントルージョン（double arch intrusion）の模式図。この症例は上顎は正中口蓋部のアンカースクリューから、下顎は頬側のアンカースクリューから臼歯を圧下する典型的な上下顎臼歯部圧下のケースである。

【術後】

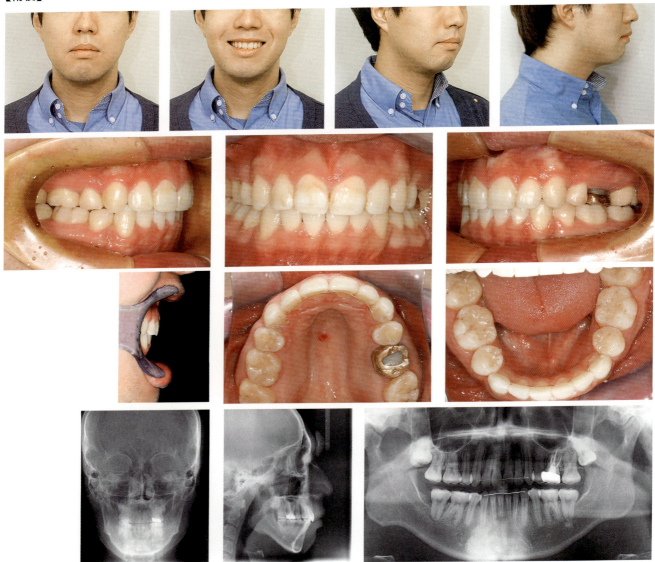

**図 12-10a** 治療開始後 3 年 3 ヵ月。治療が終了した。術後の顔貌、口腔内、正面・側面セファログラム、パノラマエックス線像。

SECTION3 歯科矯正用アンカースクリューを用いた矯正歯科治療

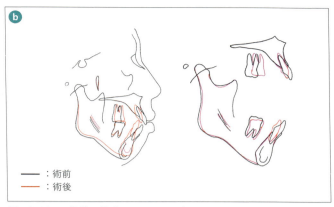

図 12-10b　術前、術後のセファログラムトレース重ね合わせ。上下顎の臼歯圧下により下顎下縁平面角が閉じ、オトガイ部が前方に出ることで顔貌が改善された。

図 12-10c　術前、術後のセファログラム分析値。

|  |  | 術前 | 術後 |
|---|---|---|---|
| Skeletal Analysis | Anteroposterior | | |
| | SNA（deg） | 84.6 | 84.8 |
| | SNB（deg） | 78.9 | 78.8 |
| | ANB（deg） | 5.7 | 6.0 |
| | Vertical | | |
| | GoGn/SN（deg） | 41.8 | 38.6 |
| | MPA（deg） | 38.0 | 33.2 |
| | PP/MP（deg） | 29.1 | 25.7 |
| | ANS-Me（mm） | 90.8 | 85.3 |
| Dental Analysis | U1/SN（deg） | 105.9 | 99.4 |
| | L1/GoGn（deg） | 94.2 | 86.3 |
| | SN/OP（deg） | 12.9 | 6.9 |
| | Is-Is'（mm） | 38.1 | 36.6 |
| | Mo-Ms（mm） | 32.2 | 31.6 |
| | Ii-Ii'（mm） | 54.3 | 52.8 |
| | Mo-Mi（mm） | 40.5 | 37.4 |

【保定2年半後】

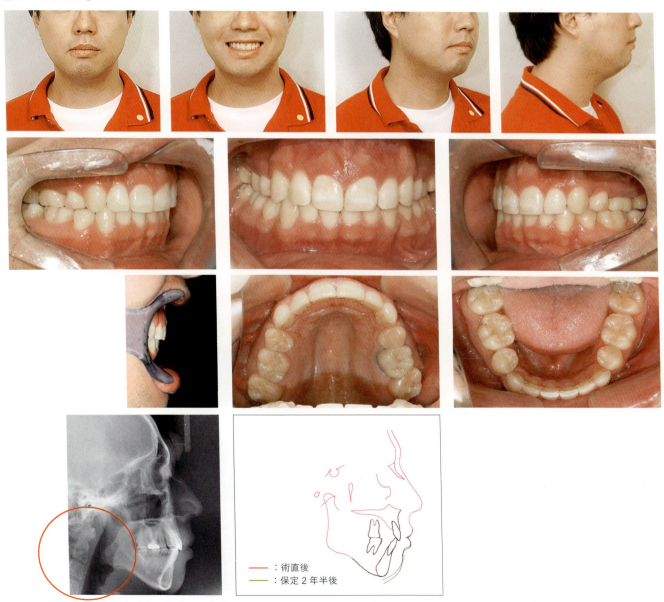

図 12-11　治療終了2年半後の顔貌、口腔内、セファログラム、セファログラムトレース重ね合わせ。咬合状態が良好に維持されている。保定期間も噛みしめ運動と舌運動を指示した。エアウェイが拡大している。

## 2) 前歯部のオープンバイトをともなわない垂直的過成長（vertical excess）

図12-12〜17は24歳女性。前歯部に正常なオーバーバイトを有する垂直的過成長である。この患者の場合、臼歯を圧下しながら前歯部も同時に圧下しなければならないので、前の患者より治療が難しい。

大学病院で分割骨切り術をともなう矯正治療を勧められた症例[III-25、III-34]で、部分的に抜歯した状態でセカンドオピニオンを求めて来院した。図12-13にみられるように上顎はトランスパラタルアーチを使用して口蓋部にアンカースクリューを埋入して圧下し、下顎は歯間にアンカースクリューを埋入して大臼歯を圧下した。前歯部の正常なオーバーバイトを有するケースであり、大臼歯部が圧下されると前歯部に外傷性早期接触（traumatic prematurity）が発生することになるので、上顎前歯部のワイヤーにスピーカーブを付与して上顎前歯の圧下も同時に行った。

【術前】

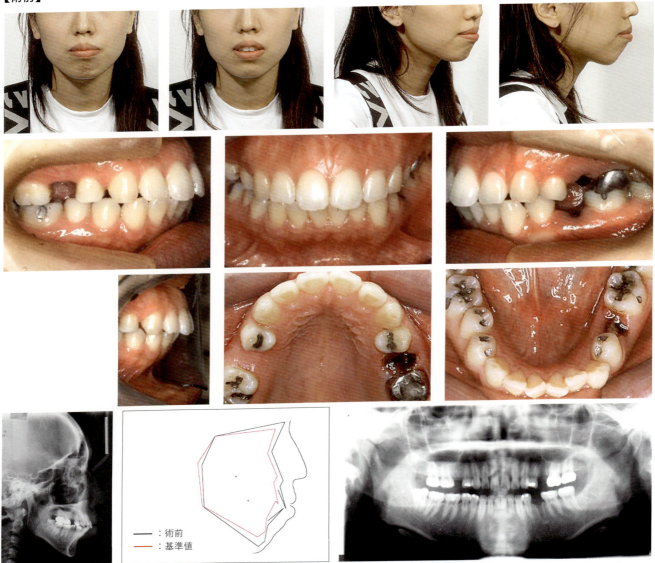

図12-12　24歳女性。初診時顔貌、口腔内、セファログラム、フェイシャルダイヤグラム、パノラマエックス線像。重度のハイパーディバージェント（hyper-divergent）な骨格で、フェイシャルダイヤグラムを見ると、頭蓋底と下顎骨下縁が両方前方にかなり開いていることがわかる。また、大きい下顎平面角、上顎の垂直的過成長、下顎の時計回りの回転によるオトガイ部の後退がわかる。前歯部の正常なオーバーバイトを有する凸型の顔貌の患者である。

【術中】

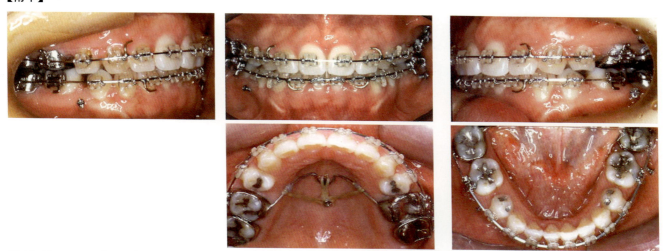

図 12-13　スライディングシステムだからこそ、上下顎大臼歯を圧下しながら同時に抜歯空隙を閉鎖することができる。前歯部が正常なオーバーバイトだったので、大臼歯を圧下すると、前歯部に外傷性早期接触が発生することになるため、上顎に ACOS（Accentuated Curve Of Spee）ワイヤー（スピーカーブ付きワイヤー）を入れて前歯部の圧下も同時に行った。

【術後】

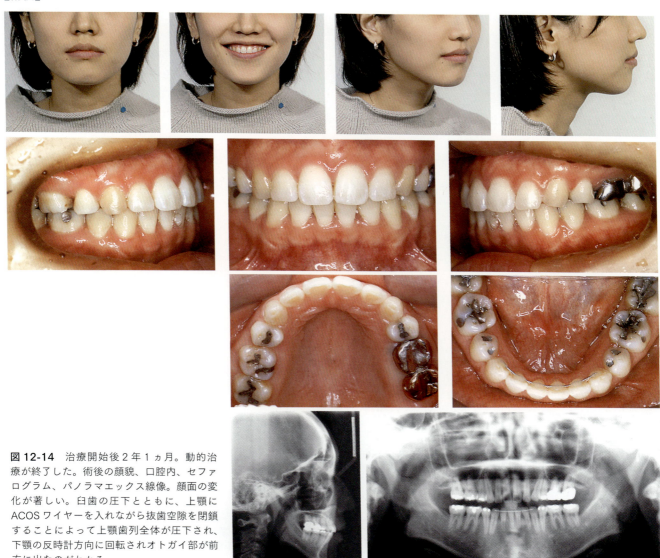

図 12-14　治療開始後 2 年 1 ヵ月。動的治療が終了した。術後の顔貌、口腔内、セファログラム、パノラマエックス線像。顔面の変化が著しい。臼歯の圧下とともに、上顎に ACOS ワイヤーを入れながら抜歯空隙を閉鎖することによって上顎歯列全体が圧下され、下顎の反時計方向に回転されオトガイ部が前方に出たのがわかる。

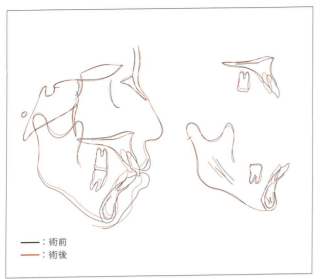

図 12-15a　術前、術後のセファログラムトレース重ね合わせ。治療前のオーバーバイトが正常であったため、臼歯が圧下すると前歯の早期接触が起こった。上顎でACOSワイヤーを持続的に装着して、この問題を解決した。上顎臼歯はアンカースクリューによって圧下され、上顎前歯はワイヤーにACOSを入れながら抜歯空隙を閉鎖することで圧下され、結果的に上顎全歯列の圧下効果が起こるようになった。

―：術前
―：術後

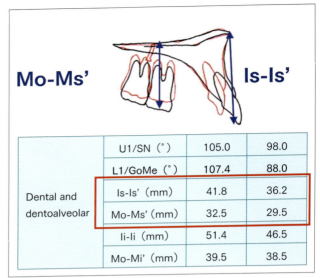

|  |  | 術前 | 術後 |
|---|---|---|---|
| Dental and dentoalveolar | U1/SN（°） | 105.0 | 98.0 |
|  | L1/GoMe（°） | 107.4 | 88.0 |
|  | Is-Is'（mm） | 41.8 | 36.2 |
|  | Mo-Ms'（mm） | 32.5 | 29.5 |
|  | Ii-Ii（mm） | 51.4 | 46.5 |
|  | Mo-Mi'（mm） | 39.5 | 38.5 |

図 12-15b　臼歯部は 3mm、前歯部は 5.6mm 圧下された。

上顎にスピーカーブを入れながら上顎臼歯の圧下と抜歯空隙の閉鎖を同時に行った結果、上顎歯列全体の圧下によって下顎が反時計回りに回転し、オトガイ部が前方に出て前方の顔面高径が短くなった（ANS to menton が 4mm 減少した）。これは顎顔面手術をしたのと似た効果があり、顎顔面手術を"急速圧下"というならば、矯正治療で歯列全体を圧下したのは"緩徐圧下（slow impaction）"といえるIII-25 （図 12-15、16）。

|  |  | 術前 | 術後 |
|---|---|---|---|
| Skeletal Analysis | Anteroposterior |  |  |
|  | SNA（deg） | 78.5 | 78.0 |
|  | SNB（deg） | 73.0 | 73.3 |
|  | ANB（deg） | 5.5 | 4.7 |
|  | Vertical |  |  |
|  | GoGn/SN（deg） | 44.5 | 43.0 |
|  | MPA（deg） | 35.0 | 33.2 |
|  | PP/MP（deg） | 39.8 | 37.1 |
|  | ANS-Me（mm） | 82.2 | 78.2 |
| Dental Analysis | U1/SN（deg） | 105.0 | 98.0 |
|  | L1/GoGn（deg） | 107.4 | 88.0 |
|  | SN/OP（deg） | 19.5 | 19.0 |
|  | Is-Is'（mm） | 41.8 | 36.2 |
|  | Mo-Ms（mm） | 32.5 | 29.5 |
|  | Ii-Ii'（mm） | 51.4 | 46.5 |
|  | Mo-Mi（mm） | 39.5 | 38.5 |

図 12-16　術前、術後のセファログラム分析値。上顎歯列全体の効果的な圧下で、下顎が反時計回りに回転した（前上方）。それにより、下顎下縁平面角（MPA）と顔面高径（ANS-ME）が減少した。

SECTION3 歯科矯正用アンカースクリューを用いた矯正歯科治療

【保定後 14 年】

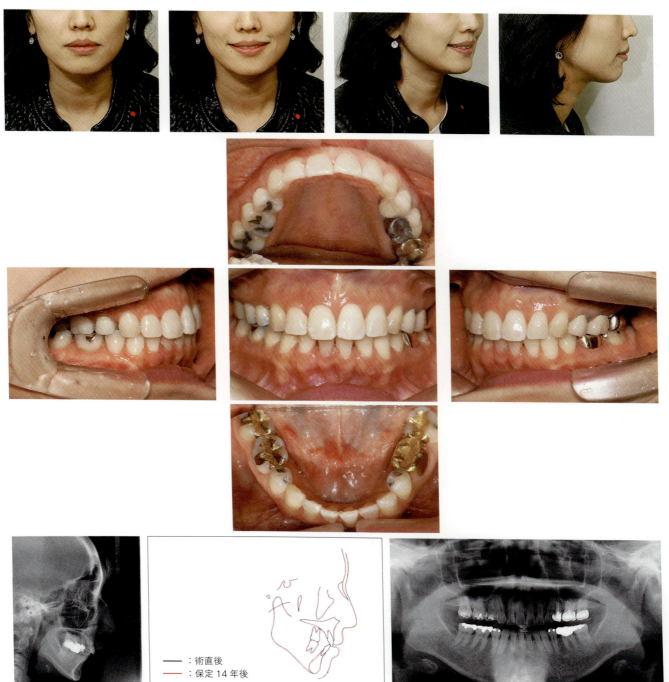

図 12-17　保定後 14 年の顔貌、口腔内、セファログラム、セファログラムトレースの重ね合わせ、パノラマエックス線像。14 年後にも大きな変化はなく、安定的に維持されている。

## ループメカニクスで上顎前歯部の圧下と抜歯空隙の閉鎖を同時に

　上顎のワーキングワイヤーにACOSを入れながら抜歯空隙を閉鎖するのは容易ではない。その理由は、スピーカーブを付与すると摩擦が大きくなってスライディングがうまくいかず、抜歯空隙の閉鎖が難しくなるからである。このとき、強い力を発揮するパワーチェーンあるいはエラスティックチューブを使用してスライディングさせることもできるが、ダブルキーホールループを使用してループメカニクスで閉鎖することも可能である（図12-18）。このとき、ワイヤーにゲーブルベンド（gable bend）を入れながらアクチベーションすることで前歯部の圧下もできる。

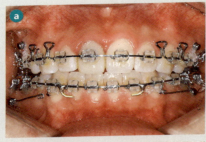
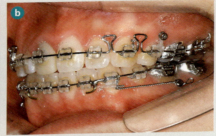
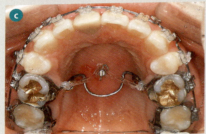
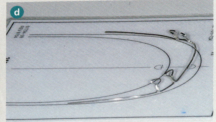

図12-18a〜d　前歯と臼歯を同時に圧下するとき、スピーカーブを付与すると、摩擦が大きくなりスライディングメカニクスではうまくすべらないことがある。その場合はdのようなダブルキーホールループを使用し、ループメカニクスを用いて治療することもできる。前歯部の圧下のためにゲイブルベンドを入れながらアクチベーションする。

## Q&A

**Q　患者がパラタルアーチがとても不快だと言うのですが、どのくらいの高さがよいでしょうか？**

**A**　圧下のためにパラタルアーチを通常より低い位置に装着するが、4mm以上になると患者の不快感が増すため、著者は口蓋から3mmほど離すようにしている。
　また、パラタルアーチの装着位置が歯頸部に近すぎると、圧下の際にパラタルアーチが口蓋斜面にも当たりやすいので、十分な隙間ができるような形にしなければならない（図12-19）。

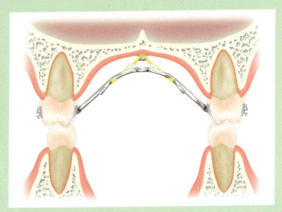

図12-19

## Q&A

**Q** パラタルアーチを利用した圧下時、第一大臼歯だけ圧下するのですが、その解決策は？

**A** 主線が弱ければ第一大臼歯だけ圧下してしまう。必ず .019 x .025 SS ワイヤーを使用するのが良く、第一大臼歯が挺出する方向にややステップベンドを付与するとよい（図12-20）。

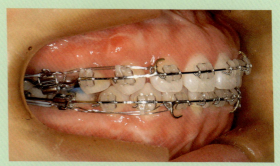

図12-20

## Q&A

**Q** アンカースクリューによる臼歯の圧下の際、上下第三大臼歯の抜歯を勧めますか？

**A** 確かに著者も最近のトレンドのように、問題を起こさないかぎり第三大臼歯を抜歯しないでおく。しかし、アンカースクリューによって臼歯を圧下するときは第三大臼歯の抜歯を勧める。

その理由の1つは、今は当たらない位置にあっても、圧下をすすめることによって第三大臼歯と接触する可能性があるからである。もう1つは、臼歯の圧下を行うケースは大抵ハイアングルで、垂直的過成長の骨格を有しているケースが多く、治療中でも保定中でも第三大臼歯が第二大臼歯を押し出す可能性を最小限にしたいからである。

## Q&A

**Q** 1ヵ月間圧下力を付与しましたが、まったく変化がみられないようですが？

**A** 少し待たなければならない。垂直的な調節は比較的早い時期に（2〜3ヵ月後）効果が表れる。歯列全体の遠心移動時には4〜5ヵ月以上かかって反応が表れることもある。

## Q&A

**Q** 接着型のトランスパラタルアーチでも臼歯の圧下が可能ですか？

**A** 臼歯の圧下を治療途中に決定した場合、バンドを設置するには時間がかかる。接着用メッシュパッド（図12-21a）にトランスパラタルアーチをろう付けして連結し、レジンで直接歯に装着する。このときにも臼歯が十分圧下できるように、パラタルアーチが口蓋面から3mm離れるようにする（図12-21b）。

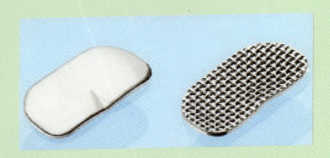

図12-21a　FORESTADENT社のBondable Pad. 扁平な面でTPAをろう付けし、メッシュ面を歯に接着する。

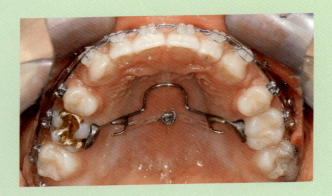

図12-21b

## Q&A

**Q** 正中口蓋部のアンカースクリューの前後的な位置はどのように決定したらよいですか？

**A** バンドが設置される第一大臼歯の抵抗中心を通る線上がよい。前後的に第一大臼歯の中央あたりに埋入する。同様にトランスパラタルアーチのフックも同一線上にあったほうがよい。これより後方に埋入すると第一大臼歯が遠心傾斜して咬合平面が急峻になるし、前方に埋入すると近心傾斜して咬合平面が平坦化される方向に働く。ただし、後方にいけばいくほど骨が薄くなるので注意しなければならない。

## 2. 上顎臼歯を圧下すべきか？下顎臼歯を圧下すべきか？上下顎臼歯を圧下すべきか？[III-26]

### 1）上顎臼歯の圧下

圧下ケース全体を見たとき、著者の場合は上顎だけを圧下するケースが約60%、下顎だけを圧下するケースが10%、両側ともに圧下するケースが30%程度である。

圧下が必要な場合、一般的に上顎臼歯を圧下するが、それには2つの理由がある。1つは口蓋部はアンカースクリュー固定の安定性が良く、メカニズムを適用しやすい。もう1つは、上顎は下顎に比べて海綿骨組織であり、下顎に比べて圧下がより起こりやすいからである。

#### 1）-A：オープンバイトがあるハイアングルの抜歯ケース

図12-22〜25は23歳、女性。抜歯し、上顎を少し圧下させた症例である。抜歯するだけでバイトが閉じる効果があるため、オープンバイトを改善することが容易である。興味深いことに、上顎で前後的な固定源を補強しているため、頬側にアンカースクリューを埋入する必要がないのである。口蓋に埋入した1本のアンカースクリューで臼歯に圧下力を加えるだけで、上顎は絶対的な固定源となる。

【術前】

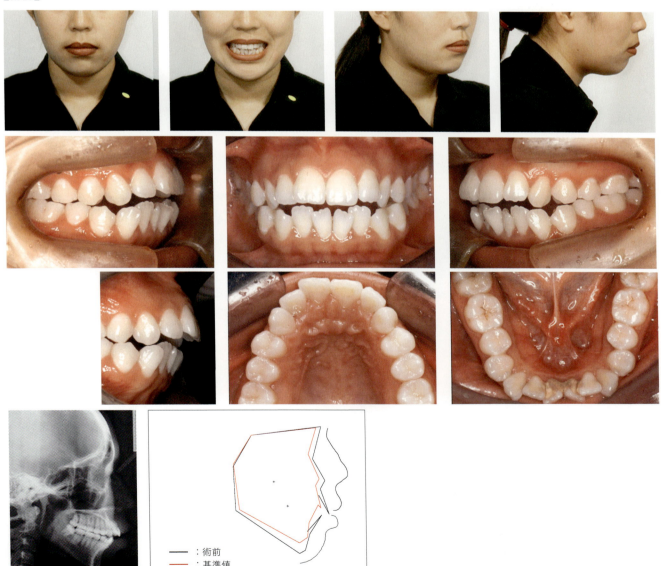

**図12-22** 23歳女性。初診時顔貌、口腔内、セファログラム、フェイシャルダイヤグラム。骨格性II級不正咬合。長顔型でオープンバイトである。

【術中】

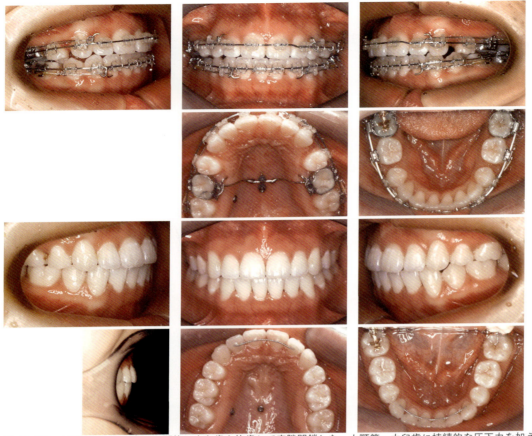

図 12-23　上下顎第一小臼歯、下顎第二小臼歯を抜歯して空隙閉鎖した。上顎第一大臼歯に持続的な圧下力を加えた。

【術後】

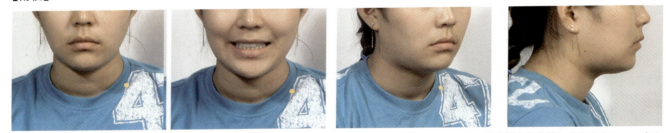

図 12-24　矯正治療開始後、2 年 3 ヵ月で治療が終了した。術後の顔貌。マキシマムアンカレッジで前歯部を最大限にリトラクションすることができ、突出の解消とともにオトガイ部の改善が見られる。

【術前術後の比較】

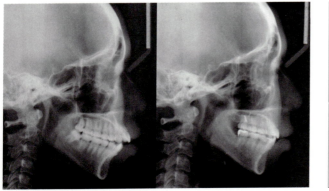 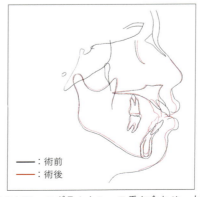

図 12-25　術前（左）、術後（右）のセファログラムと、術前、術後のセファログラムトレース重ね合わせ。上顎大臼歯が圧下されながら、前歯部のオープンバイトが解消され顔面高径がわずかに減少した。

## 1)-B：オープンバイトがある非抜歯ケース

図12-26〜29は16歳、女性。非抜歯症例である。オープンバイトを治療するのは、抜歯ケースより非抜歯ケースのほうが難しい。その理由は、小臼歯抜歯空隙を閉鎖するとドローブリッジ（draw bridge：跳ね橋）効果でオープンバイト傾向が自然に改善する（P.111参照）。その反面、この症例のように歯列を側方拡大すると、一時的にオープンバイト傾向が強くなる恐れもあるので、よほど確実に臼歯を圧下する自信がないと治療計画として選択しにくい上級レベルの使い方だと言える。この症例は上顎には鼻の周りのボリュームがないため、非抜歯で治療した。上顎急速拡大装置で拡大後、口蓋にアンカースクリューを埋入し圧下力を加えた。効率よく臼歯部を圧下するために、第三大臼歯を抜歯して治療した。

【術前】

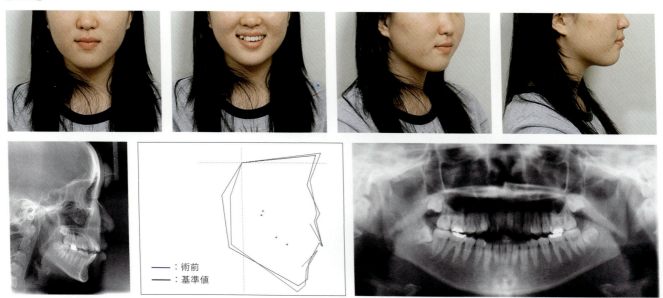

**図12-26** 16歳女性。初診時の顔貌、セファログラム、フェイシャルダイヤグラム、パノラマエックス線像。オープンバイトであるが、非抜歯で治療を行った。非抜歯でオープンバイトを治療するのは、抜歯で治療するより難しい。

【治療経過】

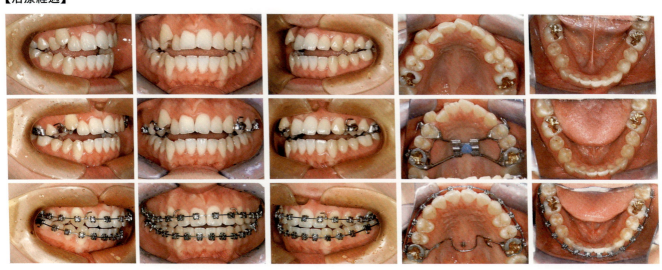

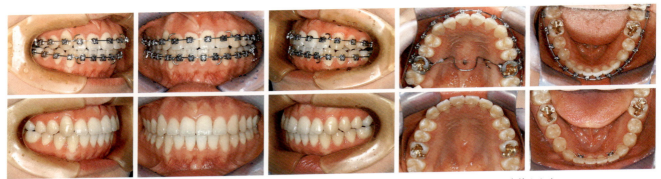

図 12-27　上顎が狭いので急速拡大装置で拡大後、上顎大臼歯で圧下力を加えた。オープンバイトが徐々に改善された。

【術後】

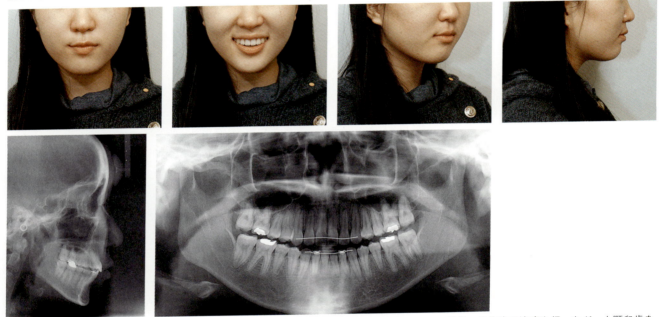

図 12-28　治療には1年8ヵ月を要した。治療後の顔貌、セファログラムとパノラマエックス線像。非抜歯で治療を行ったが、上顎臼歯を十分圧下することでオープンバイトを改善することができた。

【術前術後の比較】

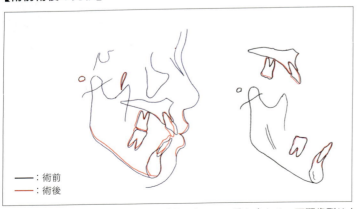

図 12-29　術前、術後のセファログラムトレース重ね合わせ。下顎歯列は大きな変化なしに下顎骨が反時計方向に若干閉鎖された。

## 1)-C：重度のガミースマイルをともなう突出のケース

"口を閉じられない、歯ぐきが見える"ことを主訴として来院した18歳の女性（図12-30a）。重度のガミースマイルを示す口元の緊張感をともなう突出のケースで、1本の正中口蓋部のアンカースクリューを用いて良好な結果を得ることができた。上顎前歯が強く唇側傾斜している場合、笑うとき上唇が突出している前歯に沿って上方に上がってガミースマイルが現れるので、上顎前歯を舌側に牽引すると、軽度のガミースマイルは解消される。しかし、この症例のように歯列の側方まで至る重度のガミースマイルは、正中口蓋部のアンカースクリューから上顎臼歯を圧下しながらワーキングワイヤーにスピーカーブを入れることで改善できる（図12-30b）。

【術前】

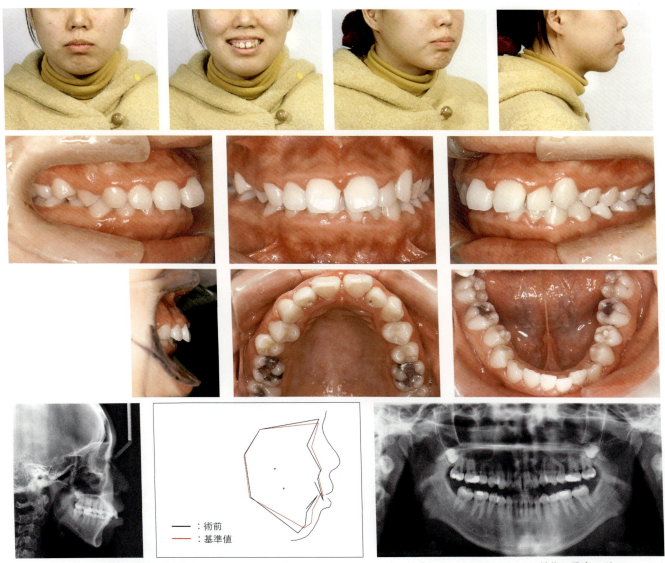

図12-30a　18歳女性。初診時顔貌、口腔内、セファログラム、フェイシャルダイヤグラム、パノラマエックス線像。重度のガミースマイルをともなう突出を示している。口元の緊張も強い。

【術中】

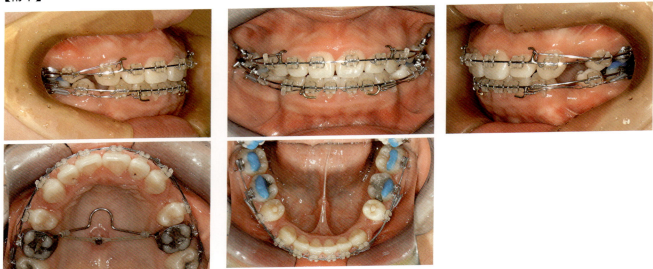

図 12-30b　正中口蓋部のアンカースクリューによって臼歯の圧下を行いながら、ワーキングワイヤーにスピーカーブを入れることで、上顎前歯の圧下によるガミースマイルの改善を図る。

【術後】

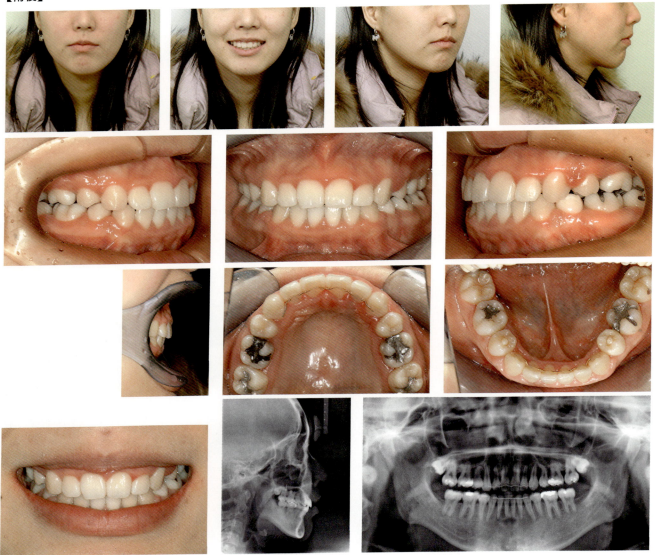

図 12-30c　術後の顔貌、口腔内、スマイルの口元、セファログラム、パノラマエックス線像。上顎小臼歯の歯根湾曲（dilaceration）のためか、治療期間はかなり長くかかった（3年10ヵ月）。ガミースマイルの改善は十分であった。

SECTION3 歯科矯正用アンカースクリューを用いた矯正歯科治療

【術前術後の比較】

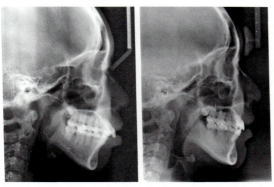
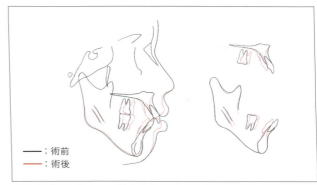

図 12-30d 術前（左）、術後（右）のセファログラムと、術前、術後のセファログラムトレース重ね合わせ。

【保定 2 年半後】

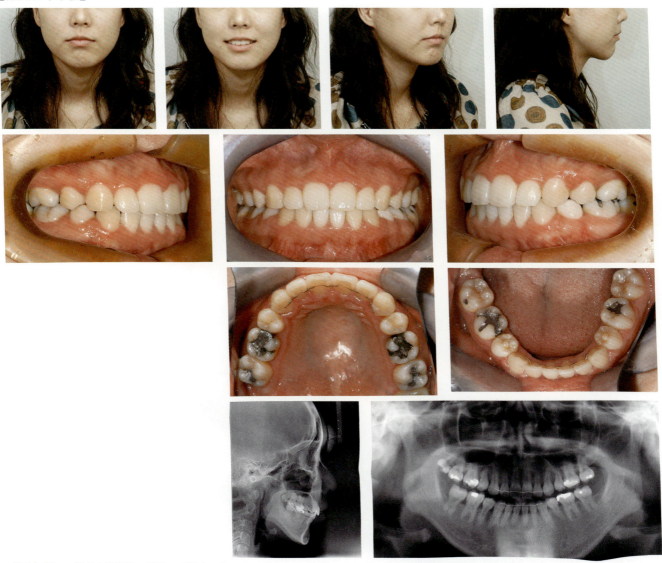

図 12-30e 保定 2 年半後の顔貌、口腔内、セファログラム、パノラマエックス線像。良好に維持されていた。

### Q&A

**Q** 先の症例をみると、矯正治療後も口元とオトガイ筋の緊張がとれていません。その解決策は？

**A** 口唇閉鎖運動（lip seal exercise）：緊張しているオトガイ筋を患者が右手の指でつまんで下に降ろし、上唇を下に降ろして唇を閉じる練習をする。この練習をとおしてオトガイ筋の緊張をほぐし、口元の筋肉を鍛えることができる。

### Let's Study! アンカースクリューから直接前歯部の圧下

著者は前ページのようなガミースマイルの治療に、アンカースクリューから直接前歯部の圧下はあまり行わない。なぜなら図12-31のように正中部の上方を切開し、アンカースクリューを埋入して上顎前歯を圧下する方法があるが、これはリバーススマイルが惹起されがちであるからである。もし、どうしても前歯部にアンカースクリューを埋入して直接上顎前歯を圧下したい場合でも、正中部よりは両側側切歯と犬歯の間に埋入してスマイルアークが維持されるようにする。

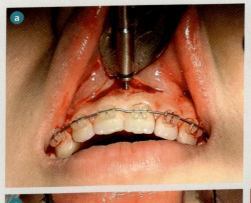
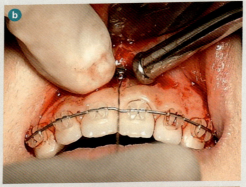
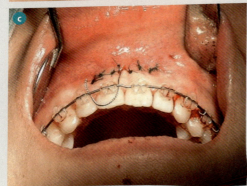
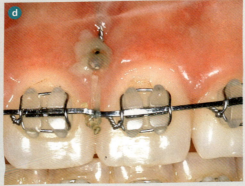

**図12-31a～d** 上顎前歯の圧下のために切開し、アンカースクリューを埋入した。そのヘッドに結紮線を結び、編んで伸ばした先を曲げてエラストマーをかけ、上顎前歯の圧下を行った。このテクニックはリバーススマイルを惹起する可能性が高いので、著者はあまり好んで行っていない。

## 失敗例：片顎の臼歯だけを圧下すると、その効果を対合歯が挺出して打ち消してしまう

　上顎臼歯を圧下したとき、下顎臼歯が上顎臼歯の圧下にともなって挺出する場合がある！このようになると治療は難しくなり、上顎臼歯を圧下したにもかかわらず顔面には変化がみられなくなる。特にこの症例は重度のハイアングルケースだったため、下顎臼歯の挺出が大きかったと考えられる。咬合平面が急峻な場合やハイアングルケースでは、上顎臼歯だけ圧下すると下顎臼歯が挺出する傾向があるので気をつけなければならない。

　図12-32は著者の失敗症例で、上顎臼歯を圧下した効果が下顎歯の挺出により打ち消されてしまった例である。言うまでもなく、歯は対合歯がないと挺出してしまう。図12-32cのセファログラムトレースの重ね合わせでみられるように、下顎臼歯の代償的挺出（compensatory extrusion）がかなり大きかった。したがって、下顎臼歯の挺出を止める何らかの装置が必要である。大きく3つの方法がある。

　1つは最も手軽に使用している方法で、下顎の第一大臼歯か第二大臼歯にバイトレジンを付与することである。

　2つ目の方法は、下顎臼歯にリンガルアーチを連結することである。興味深いことに、連結するだけでも下顎大臼歯の挺出をかなり防ぐことができる。

　3つ目は上顎とともに下顎臼歯も圧下するダブルアーチイントルージョン（double arch intrusion）を行うことである（P. 205〜213参照）。

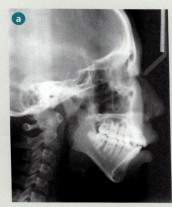
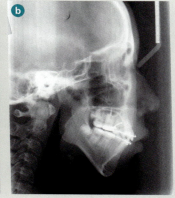
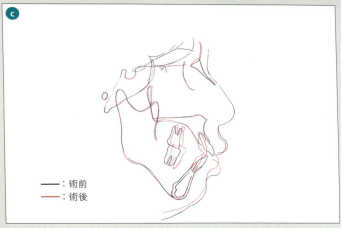

図12-32a〜c　術前（a）、術後（b）のセファログラムと、術前、術後のセファログラムトレース重ね合わせ（c）。上顎だけ圧下する場合、下顎臼歯が挺出することがあり、圧下の効果が相殺されてしまう。下顎臼歯を挺出させないようにすることが必要である。

## 2）下顎臼歯の圧下が必要な場合

通常、上顎臼歯の圧下が望ましいが、下顎を圧下する場合は以下のようである。
❶咬合平面の傾斜が急峻な場合
❷前歯の露出量が少ない場合
❸十分なオーバージェット量が確保されない場合

### 2）-A：咬合平面の傾斜が急峻な場合

咬合平面の傾斜が急峻な場合は、上顎臼歯を圧下して咬合平面をさらに急にしてしまうと、顆頭傾斜の誘導、前歯誘導などに問題が生じる恐れがあるため、下顎臼歯を圧下したほうがよい。

### 2）-B：スマイル時の前歯の露出量が少ない場合

図12-33の症例を見てみよう。最初から前歯の露出量が少ない場合、上顎臼歯を圧下すると、前歯の露出量を改善することができない。またこのケースは、治療前咬合平面の傾斜も急峻なため、2）-A で述べたように下顎を圧下したほうがよい。

図12-33aを見ると、下顎安静位で前歯の露出量が少ない。そして咬合平面も傾斜が急峻である。そこで上下顎とも第二小臼歯を抜歯し、下顎大臼歯の圧下とともに牽引した（図12-33b、c）。

治療後の図12-33eを見ると、前歯の露出量が正常範囲（2〜3mm）に増加した｛患者は、著者の同意なしにオトガイ形成術を（形成外科で）受けたため、治療前後の正確な側貌の比較は難しかった｝。

【初診時】

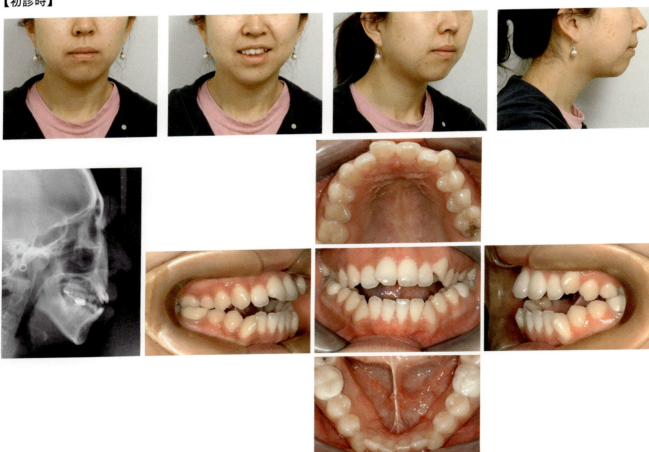

図12-33a 開咬を主訴として来院した26歳の女性。初診時顔貌、セファログラム、口腔内。突出した顔貌、オープンバイトであるが、前歯の露出量が不足している。

SECTION3 歯科矯正用アンカースクリューを用いた矯正歯科治療

【治療経過】

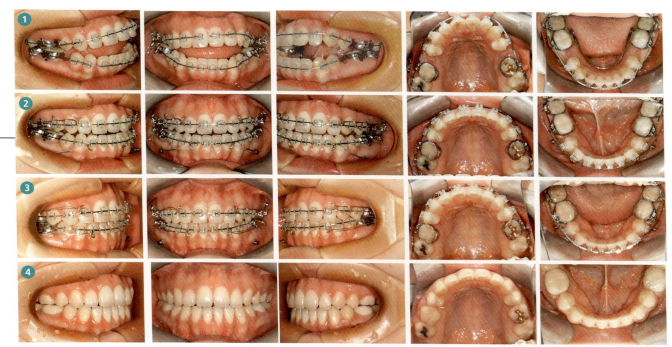

図12-33b　上下顎第二小臼歯を抜歯し、下顎頬側にアンカースクリューを埋入して圧下力を加えながら、空隙を閉鎖した。❶は治療開始3ヵ月後。5|5、5|5抜歯後 .012NiTi、.016NiTiを経て、上顎 .017×.025NiTi、下顎 .018NiTi でレベリングを続ける。❷は治療開始11ヵ月後。上下顎ともにワーキングワイヤーであるフック付き .019×.025 SS で 4|4 から 6|6 の間にアンカースクリューを埋入し、臼歯の圧下と前歯部のリトラクションを行った。❸は治療開始1年5ヵ月後。.019×.025 SS のワーキングワイヤーでフィニッシングを行う。❹は治療開始1年9ヵ月後の治療終了時。

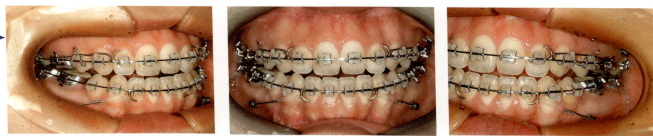

図12-33c　下顎でスクリューを利用して圧下力と牽引力を同時に加えている。エラスティックが歯肉に押されるのを防ぐために、太めの .012 inch（0.3mm）結紮線を細かく編み、その曲げた先からエラスティックスレッドで結んだ。

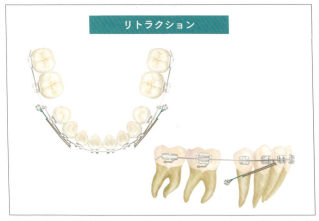
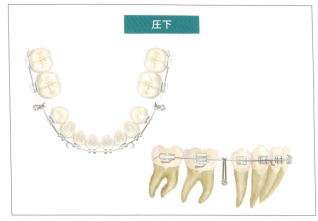

図12-33d　頬側からのアンカースクリューによる臼歯の圧下と前歯部のリトラクションの模式図。リトラクションと圧下を交互に行うことができる。

【術後】

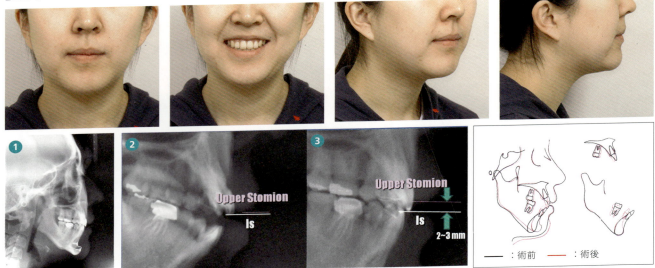

図 12-33e　治療終了後。1 年 9 ヵ月を要した。下顎臼歯が圧下されて、オープンバイトが解消された（①）。前歯の露出量が増加した（③）。このように前歯の露出量が不足している患者は、下顎臼歯を圧下させると治療の結果に役立つ。術前、Upper Stomion（上唇の最下点）と同じレベルだった Is（前歯の切縁）を術後平均値である 2～3mm に伸ばすことができた。

### 2）-C：十分なオーバージェット量がない場合

　下顎臼歯を圧下する 3 つ目の適応症である。オーバージェットが正常な状態でも上顎臼歯を圧下すると、下顎が前上方に回転し切端咬合になってしまう。この場合、下顎臼歯を圧下すると同時に後方に下顎歯列をリトラクションすることが必要である（図 12-34）。

　図 12-35 は下顎臼歯の圧下と牽引を同時に行う方法である。スレッドを 2 本使用して個々の方向から牽引してもよいし（図 12-35a）、スレッド 1 本を前歯部のフックに掛けてリトラクションしながら、大臼歯の前でワイヤーの上に乗って圧下と牽引を同時に行うことも可能である（図 12-35b）。

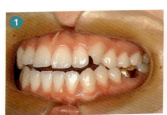 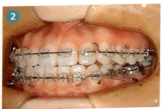 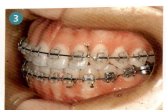 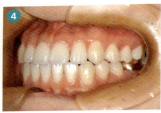

図 12-34　オーバージェットが足りないとき、下顎にアンカースクリューを埋入することを推奨する。そうすることによって、下顎歯列を圧下しながら同時に後方にリトラクションすることができる。

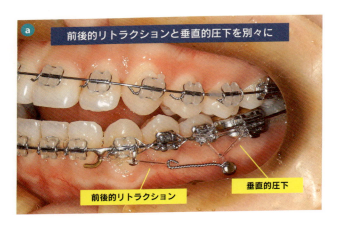

図 12-35a　下顎歯根の間に埋入したアンカースクリューで、下顎を牽引すると同時に臼歯を圧下する。

SECTION3 歯科矯正用アンカースクリューを用いた矯正歯科治療

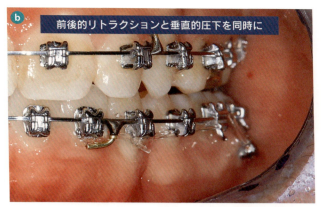
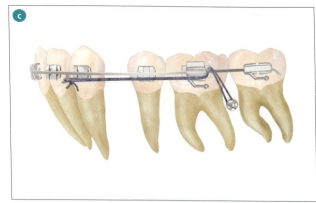

図 12-35b、c　1本のスレッドを利用して牽引と同時に臼歯の圧下を行う方法。図のようにワイヤーに乗ることが可能である。

### 3）上下顎臼歯の圧下

次のような症例には上下顎臼歯の圧下（ダブルアーチイントルージョン）を行う。
❶垂直的過成長をともなうロングフェイスのケース。ガミースマイルと同時に現れる場合が多い。
❷オトガイ部が引っ込んでいる重度のハイアングルの骨格をもつケースで、下顎角を閉じることでオトガイ部を前方に移動させたいケース（図 12-12〜17）。
❸前歯部オープンバイトが重度であり、片顎の臼歯の圧下だけでは不十分なとき（図 12-41〜46）。

#### Q&A

**Q　圧下する場合、どのワイヤーを使用しますか？**

**A**　著者は通常、ワーキングワイヤーとして .019 × .025 SS を使用するが、下顎の場合、.017 × .025 SS も頻繁に使用している。しかし、.017 × .025 SS 頬側アンカースクリューからの圧下の力に耐えられない。したがって、臼歯の圧下のためには上下顎ともワーキングワイヤーとして .019 × .025 SS を使ったほうが良い。

また、下顎を圧下する場合、上顎を圧下するよりも効果が少ない。時間も長くかかり圧下量も少ない。上下顎のどちらか一方だけで圧下するなら、下顎を圧下するより上顎を圧下するほうが容易である。

## 3. 上下顎臼歯をいかに効率的に圧下するか？

図 12-36 に示すように、圧下量によって3つに分類した。最も頻繁に使用する方法は赤線で囲んで表示されており、上顎をトランスパラタルアーチ＋正中口蓋部アンカースクリューで、下顎は頬側アンカースクリューをリンガルアーチなしで使用する方法である。
❶軽度の圧下：上下顎ともに頬側に埋入したアンカースクリューで若干の圧下力を加える。このとき、太めのワーキングワイヤーである .019 × .025 SS にクラウンリンガルトルクを入れながら圧下する。
❷中等度の圧下：上顎にはトランスパラタルアーチと正中口蓋部アンカースクリューを使用、下顎にはリンガルアーチと頬側にアンカースクリューを使用する。
❸強度の圧下：上顎にはダブルトランスパラタルアーチ、下顎にはダブルリンガルアーチを設置する。それらは第一大臼歯と第二大臼歯をろう付けして連結する。ほとんど行わないが、最も重度のオープンバイトでは使用する（図 12-41〜44 参照）。

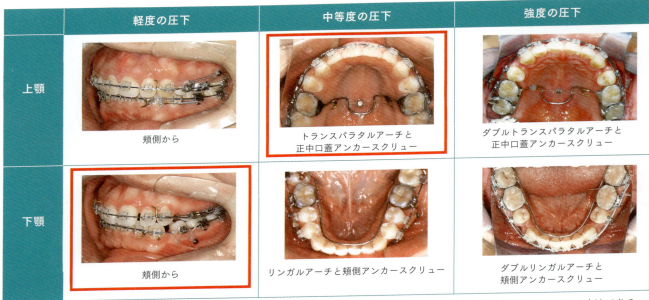

図12-36　上顎と下顎の圧下の程度によって使用される方法を整理した。赤線で囲んだ方法が、著者が最も頻繁に使っている方法である。

口蓋側のトランスパラタルアーチは、口蓋アンカースクリューで牽引するときに起こる大臼歯の口蓋側傾斜を防止する役割をしている。したがって、トランスパラタルアーチは既存の0.9mmより太い1.1mmのものを使用しなければならない（図12-37）。

アンカースクリューは直径1.5mm×6mmのlong neck screw（BMK社）をていねいに口蓋に埋入する。また、図12-38a、bのようにアンカースクリューに掛けるパワーチェーンが外れないように、パワーチェーンの上にコバヤシフック、もしくはピッグテールワイヤーを使用してアンカースクリューのヘッドに結ぶことで、パワーチェーンが外れないようにする。

下顎にリンガルアーチがなければメインアーチは.019×.0.25 SSにし、臼歯部に45°程度の強めのクラウンリンガルトルクを付与すれば下顎臼歯の頬側への傾斜を防ぐことができる（図12-39、40）。

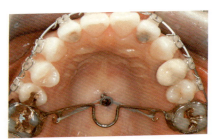

図12-37　上顎大臼歯の舌側咬頭の口蓋側への傾斜を防ぐには、一般のトランスパラタルアーチより太い1.1mmのろう付けしたトランスパラタルアーチを用いたほうがよい。

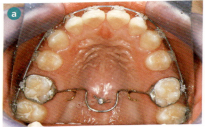

図12-38a、b　アンカースクリューにピッグテールあるいはコバヤシリガチャーワイヤーを装着し、その下にパワーチェーンを置くことでパワーチェーンが外れない。

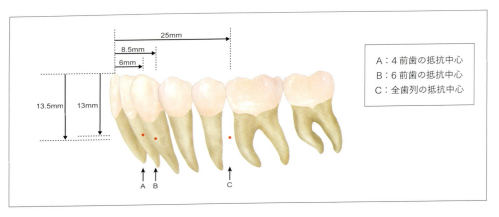

図12-38c　下顎歯列の抵抗中心（文献III-27より引用改変）。

A：4前歯の抵抗中心
B：6前歯の抵抗中心
C：全歯列の抵抗中心

また、図12-39bのように多様な方向で圧下と遠心移動が行える。このとき、抵抗中心の位置を知っていなければならない。ここで非抜歯の模型ではあるが、4前歯、6前歯と全歯列の抵抗中心の研究を紹介する（図12-38c）。

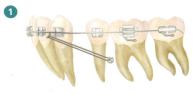
① フックから直接スクリューをかける場合：前歯のリトラクションと圧下が期待できる。臼歯部の圧下の力は働かない

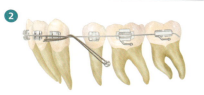
② フックから小臼歯部のワイヤーに沿ってスクリューにかける場合：前歯部のリトラクションとアーチ中央部の圧下が起こる

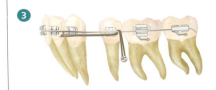
③ フックから大臼歯部のワイヤーに沿ってスクリューにかける場合：前歯部のリトラクションと臼歯の圧下が同時に起こる

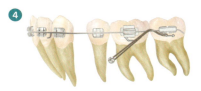
④ 第二大臼歯のチューブのフックから、大臼歯のワイヤーに沿ってスクリューに掛ける場合：アンカーロスさせる近心方向に引きながら、臼歯部を圧下する

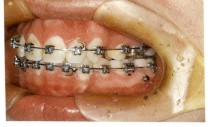

図12-39a　圧下力による頬側への傾斜を、ワイヤーにクラウンリンガルトルクを付与して防止する。

図12-39b　エラスティックスレッドをどのようにワイヤーにかけるかによって、圧下力の適用部位が異なってくる。

### 臨床テクニック9　45°のプログレッシブリンガルトルクの付与

頬側スクリューから圧下力をかけると、大臼歯が頬側に傾斜するようになる。これを相殺するため30〜60°のリンガルトルクを付与する。歯と歯の隣接面ごとに断続的にトルクを入れるのではなく、犬歯と第二大臼歯の間にプログレッシブにトルクを入れる（図12-40a）。そのためにはアーチベンディングプライヤー2つを用いて、それぞれ犬歯と第二大臼歯の部分をつかんで、力を込めて90°以上ねじる（図12-40b、c）。

.019x.025 SSワイヤーの場合、平均的に45°のリンガルトルクを付与する。

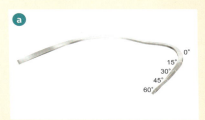
図12-40a　臼歯部に平均45°のプログレッシブクラウンリンガルトルクを入れる。

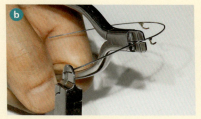
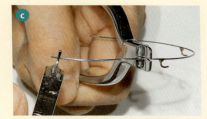
図12-40b、c　2つのアーチベンディングプライヤーを用いて、それぞれ犬歯と第二大臼歯の部分をつかんで90°以上ねじることで、プログレッシブクラウンリンガルトルクを入れることができる。

## 4. オープンバイトの治療：①アンカースクリューによる臼歯の圧下、②筋機能訓練、③抜歯の３つの治療プロトコルの相乗効果

### 1）オープンバイトの解消方法

大きく３つの治療プロトコルがオープンバイトの解決に役だつ。

❶アンカースクリューによる臼歯の圧下
❷口腔顔面の筋機能運動、舌運動＋クレンチング（噛みしめ）運動
❸小臼歯と第三大臼歯の抜歯

軽度のオープンバイトはこのうちの１つだけで解決できる。しかし、これより重度の症例は２つ以上を行ったほうがよい。これら３点をすべて行えば、解決できないオープンバイト症例はほとんどないと思われる。

ここで、オープンバイトを解決できる３つのプロトコルをうまく組み合わせて治療を行った３つの症例を紹介する。

**症例1（図 12-41 〜 44）**：３つの治療プロトコルをすべて用いて治療した、きわめて重度のオープンバイト；プロトコル❶＋プロトコル❷＋プロトコル❸すべて適用

**症例2（図 12-47、48）**：第三大臼歯の抜歯と、噛みしめ運動でオープンバイトを解決した症例；プロトコル❷＋プロトコル❸（第三大臼歯だけ）適用

**症例3（図 12-50 〜 55）**：10年間の保定の記録があるオープンバイトと、突出がある症例；プロトコル❶＋プロトコル❸適用

### 症例1　３つの治療プロトコルすべてを使って治療した、きわめて重度のオープンバイト症例（治療プロトコル❶＋❷＋❸）

図 12-41 〜 44 は 24 歳の男性。きわめて重度のオープンバイトを、患者の事情から、外科手術ではなく矯正治療のみで治療した症例である。

上顎は第一大臼歯と第二大臼歯にバンドを装着して、トランスパラタルアーチを製作し（ダブルトランスパラタルアーチ）、下顎も第一大臼歯と第二大臼歯にバンドを用いリンガルアーチを製作した（ダブルリンガルアーチ）。上下顎ともに圧下力を加えた（ダブル圧下）。上下顎の第一小臼歯と第三大臼歯をすべて抜歯した（ダブル抜歯）。重度のオープンバイト症例であるため、あらゆる手段を使って、"ダブル、ダブル、ダブル"にした（図 12-42、43）。

トランスパラタルアーチを用いて正中口蓋部のアンカースクリューにより圧下力を作用させる際に、途中でろう付けされたフックが折れた場合にはレジンでストッパーを形成して、ロビンソンタイを利用してパワーチェーンを連結すれば、簡単に力を適用することができる（図 12-42）。

【術前】

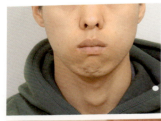
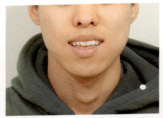
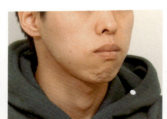
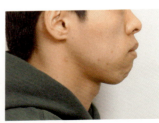
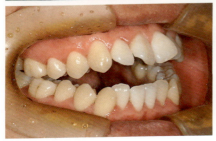
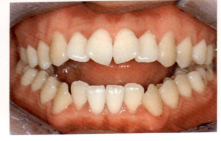
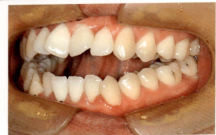

SECTION3 歯科矯正用アンカースクリューを用いた矯正歯科治療

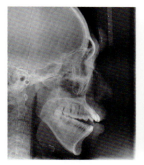
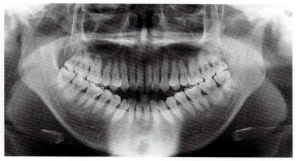

図12-41　24歳男性。初診時の顔貌、口腔内、セファログラム、パノラマエックス線像。重度のオープンバイトである。顎関節症の症状があったため、TMJ専門医のもとで1年間弱、顎関節症の治療を行ってから矯正治療を開始した。

【術中】

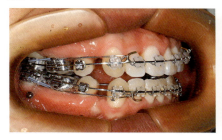
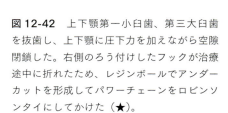
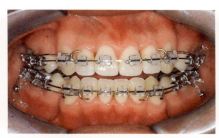
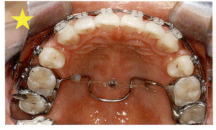
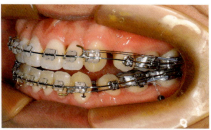
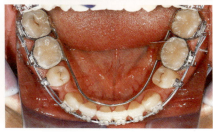

図12-42　上下顎第一小臼歯、第三大臼歯を抜歯し、上下顎に圧下力を加えながら空隙閉鎖した。右側のろう付けしたフックが治療途中に折れたため、レジンボールでアンダーカットを形成してパワーチェーンをロビンソンタイにしてかけた（★）。

【術後】

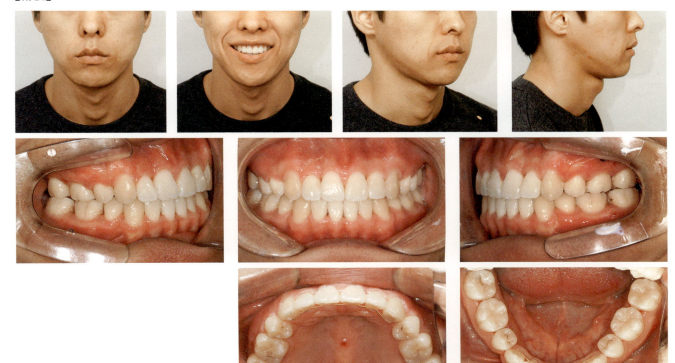

図12-43　治療開始後3年の顔貌、口腔内。良好なオーバーバイトが得られた。

【術前術後の比較】

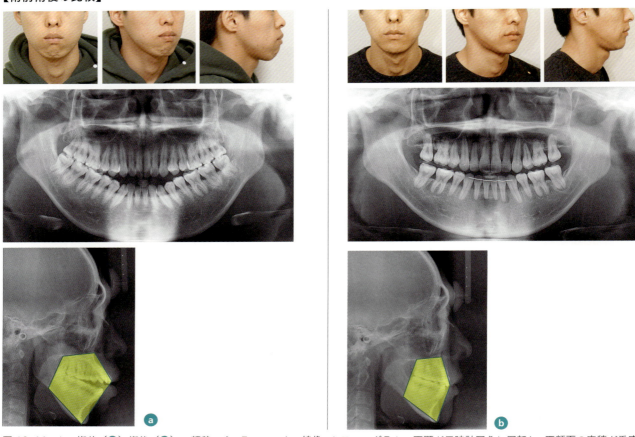

図 12-44a、b　術前（ⓐ）術後（ⓑ）の顔貌、パノラマエックス線像、セファログラム。下顎が反時計回りに回転し、下顔面の容積が垂直的、水平的に減少して良好な顔貌の変化が得られた。

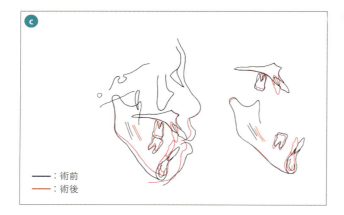

図 12-44c、d　術前術後のセファログラムトレース重ね合わせ（ⓒ）とセファログラム分析値（ⓓ）。

|  |  | 術前 | 術後 |
|---|---|---|---|
| Skeletal Analysis | Anteroposterior |  |  |
|  | SNA（deg） | 77.2 | 77.8 |
|  | SNB（deg） | 75.4 | 73.5 |
|  | ANB（deg） | 1.8 | 4.3 |
|  | Vertical |  |  |
|  | GoGn/SN（deg） | 52.8 | 52.9 |
|  | MPA（deg） | 43.2 | 41.8 |
|  | PP/MP（deg） | 40.0 | 37.9 |
|  | ANS-Me（mm） | 82.2 | 78.5 |
| Dental Analysis | U1/SN（deg） | 121.0 | 91.0 |
|  | L1/GoGn（deg） | 85.2 | 69.4 |
|  | SN/OP（deg） | 13.5 | 18.7 |
|  | Is-Is'（mm） | 31.6 | 34.2 |
|  | Mo-Ms（mm） | 27.9 | 25.4 |
|  | Ii-Ii'（mm） | 45.2 | 41.1 |
|  | Mo-Mi（mm） | 34.3 | 31.8 |

SECTION3 歯科矯正用アンカースクリューを用いた矯正歯科治療

まだ議論の余地はあるが、埋伏または半萌出している第三大臼歯が、萌出しながら上顎の臼歯を押し出す効果によってオープンバイトを起こすという報告がある[III-28]。特に、臼歯部をアンカースクリューで圧下するときは、第三大臼歯によって妨げられる可能性があるため、著者は確実に臼歯を圧下するために第三大臼歯を抜歯する。

この患者には、治療途中と保定中に噛みしめ運動（図12-45）を指示した。

・1日5回、1回につき1分間行う。
・「5秒間歯をぎゅっと噛み、5秒間休む」を6回繰り返して1回とする。
・「ぎゅっと噛む」ときは最大の力の80%程度の力とする。

これは関連論文[III-29]によると成長期の児童のためのものであり、成人の場合には、この運動を5倍くらい長く実施しなければならない。しかし、忙しい現代人の生活の中での1日25分間は患者にとって負担になるので、成人にも便宜的に児童用のプロトコルを指示している。噛みしめ運動は治療途中、治療後も引き続き行わなければならない。

関連論文[III-30]を見ると、口腔顔面筋機能の運動をした患者はしない患者に比べて、治療後に後戻りが少なかったと報告されている。噛みしめ運動をすると、オープンバイトの治療後の結果の維持に役立つ。この患者は噛みしめ運動のほかに舌運動も施行した（P. 142～144「舌運動のメカニズム」参照）。図8-7a、bで既述したが、舌運動は舌を前に出す習慣を直すだけでなく、舌を口蓋にくっつけることで自然にのどがふさがって、口呼吸ができなくなり鼻呼吸に導く。

この症例から考察してみると、治療前は図12-46a左のエックス線像のように咬合力が歯を近心傾斜させる方向に働くので、いくら筋機能訓練をしてもオープンバイトは改善しない。

<❶図12-46a中央のエックス線像のように、アンカースクリューによる臼歯の圧下と歯軸の立て直し>と、<❷図12-46a右の重ね合わせでみられるように、臼歯の圧下による下顎平面の反時計回りの回転>によって咬合力が歯軸方向に加わり、治療中には臼歯の圧下、保定中には後戻りによる臼歯の挺出防止がうまく行われる。

ここで、著者はアンカースクリューによる臼歯の圧下を、手押しの水ポンプの"呼び水"にたとえられると考える。昔の手押しの水ポンプ（図12-46b）は呼び水を入れて、配管内を水で満たさないと水を汲み上げることができない。

また抜歯に関しては、小臼歯を抜歯すると空隙閉鎖の際、ドローブリッジ（drawbridge：跳ね橋）効果でオープンバイトが自然に改善される。第三大臼歯に関しては、著者はオープンバイトとハイアングルの垂直的過成長の患者に関しては萌出する第三大臼歯が第二大臼歯を挺出させる傾向があるという意見[III-28]に同感である。また、前述した（P. 215中のQ&A）ようにアンカースクリューによる臼歯の圧下を試みるケースは第三大臼歯が妨げになる可能性があるので、なるべく抜歯を勧める。

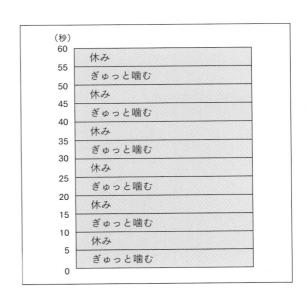

図12-45　1分間の噛みしめ運動表。1日5回（計5分）の運動を指示している[III-29]。

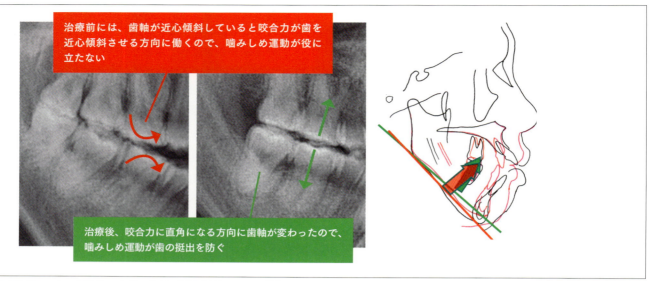

**図12-46a** 左：初診時の臼歯の歯軸が近心傾斜している状態では、いくら筋機能訓練をしても、咬合力が歯を近心に倒す方向に働くので、オープンバイトの改善はできない。中：アンカースクリューによる臼歯の圧下と、歯軸の立て直しによって咬合力が歯軸方向に作用し、オープンバイトの治療および保定に重要な役割をすることになる。右：術前、術後のセファログラムトレース重ね合わせ；下顎平面の反時計回りの回転によって、咬合力がさらに歯軸方向に加わる（→：術前の咬合力の方向、→：術後の咬合力の方向）。

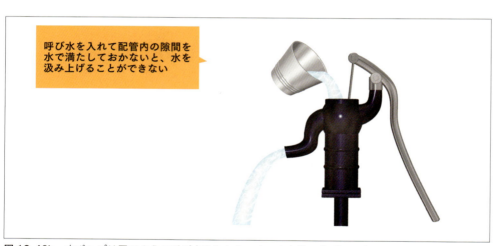

**図12-46b** 水ポンプは図のように呼び水を入れないと、水を汲み上げられない。アンカースクリューによる臼歯部の圧下と歯軸の立て直しがないと、いくら筋機能訓練をしてもオープンバイトは改善しない。アンカースクリューは水ポンプの呼び水のような役割をしている。

### Q&A

**Q** 臼歯の圧下による治療を行った患者の場合、保定中の後戻りで臼歯が挺出する可能性があると思いますが、その量はどのくらいでしょうか？

**A** 臼歯圧下後の後戻りについて述べているいくつかの論文[III-31〜33]のデータを検討してみると、約1.0〜2.8mmの圧下を行った後、保定1〜3年後、約0.25〜1.0mmの後戻りがあると報告されており、平均すると約15〜20％の後戻りが報告されている。しかし、著者はアンカースクリューによる臼歯の圧下で咬合力が歯軸方向に作用するようにし、また保定中にも噛みしめ運動と舌運動による鼻呼吸誘導を続けると、臼歯の後戻りは最小限にとどめることができると考えている。

SECTION3 歯科矯正用アンカースクリューを用いた矯正歯科治療

| 症例 2 | 第三大臼歯の抜歯と噛みしめ運動でオープンバイトを改善した症例（オープンバイト治療プロトコル❷＋❸） |

【術前】

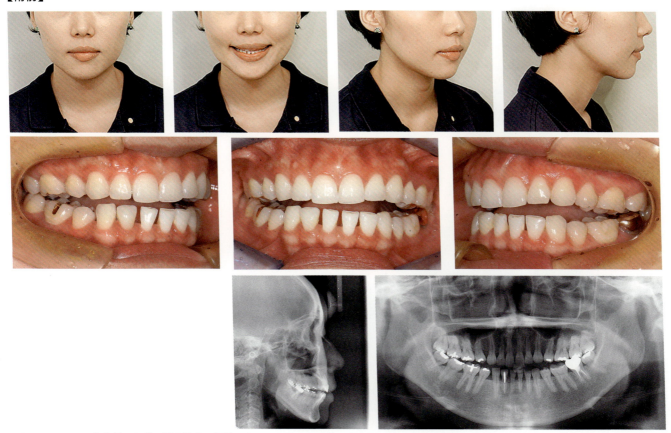

図 12-47a　33歳女性。以前、矯正治療の経験があり顎関節の治療後、開咬を主訴として来院した。初診時の顔貌、口腔内、セファログラム、パノラマエックス線像。歯列全体のオープンバイトがみられる。

【術中】

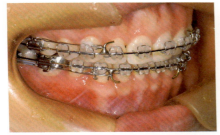 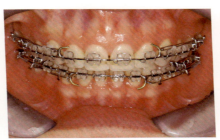 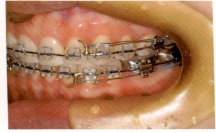

図 12-47b　第三大臼歯4本すべて抜歯後、噛みしめ運動とフック付き.017×.025 SS ワイヤーを用いたスライディングシステムで、空隙閉鎖を行って治療開始5ヵ月後、正常なバイトになった。

【術後】

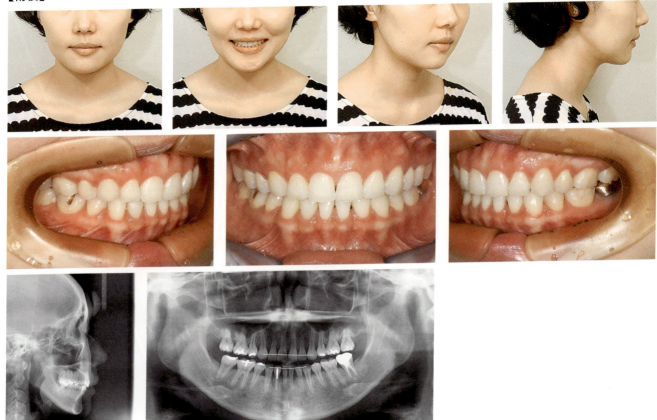

図 12-48　治療終了後（治療期間1年）の顔貌、口腔内、セファログラム、パノラマエックス線像。第三大臼歯をすべて抜歯し、治療中に噛みしめ運動を指示した。大臼歯の圧下によりオープンバイトが改善された。アンカースクリューは使用していない。

　第三大臼歯が歯列の形と咬合に影響を及ぼすのか、に関してはいまだに論争の的になっている。また、第三大臼歯の抜歯をしないのが最近のトレンドであることは事実である。しかし、咬合力が非常に弱いハイアングルのオープンバイトの患者は第三大臼歯の萌出力によって大臼歯の挺出が起こりうる[III-28]ことに、著者も同感である。

　特にオープンバイトの患者は、大臼歯が少しでも挺出すれば前歯部が2〜3倍開くので[III-24]、治療のためにも保定のためにも、第三大臼歯の抜歯を決定する可能性が高い。オープンバイトの3つの治療プロトコルの相乗効果を図 12-49 に示す。

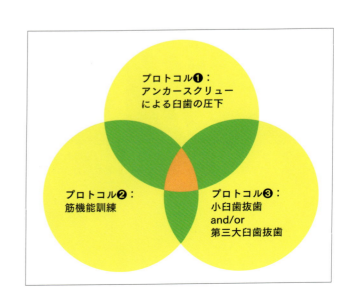

図 12-49　臼歯の圧下、筋機能訓練、抜歯の3つの治療プロトコルを組み合わせれば、互いに相乗効果を発揮しながらオープンバイトを治療することができる。
　　：簡単なオープンバイトのケースなら、3つのプロトコルの中で1つだけ用いれば十分である。
　　：中等度のオープンバイトは、3つのプロトコルの中で2つを組み合わせれば解決できる。
　　：図 12-41〜44 の症例のようにきわめて重度のオープンバイトは、3つのプロトコルのすべてを用いて治療を行う。

図 12-50〜54 は過去に出版した書籍[III-34]に紹介したケースである。第三大臼歯と第一小臼歯を抜歯し、アンカースクリューでダブル圧下した。筋機能訓練は特に指示しなかった。矯正治療終了10年後、咬合状態は安定していた。

### 症例3　10年間の保定の記録がある、重度のオープンバイト症例（オープンバイト治療プロトコル❶＋❸）

【術前】

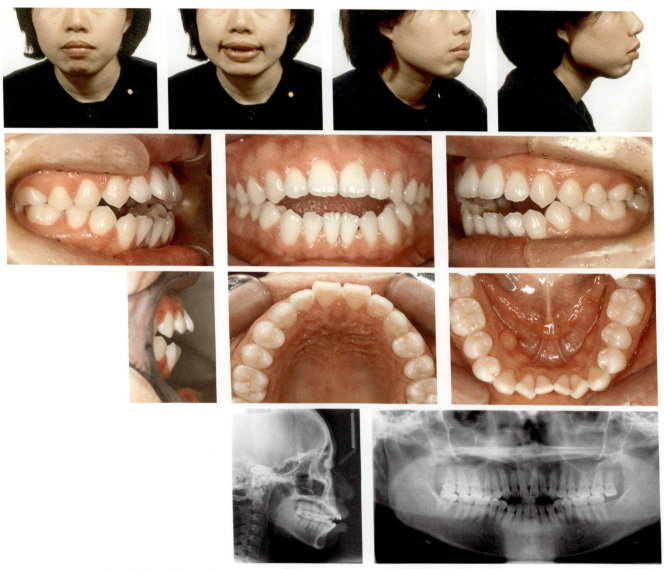

図 12-50　30歳女性。初診時の顔貌、口腔内、セファログラム、パノラマエックス線像。重度のオープンバイトであった。

【術中】

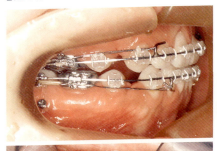
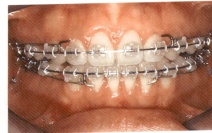
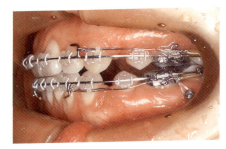
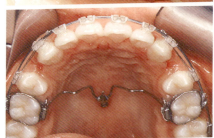
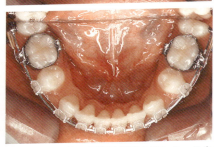

図 12-51a　第一小臼歯と第三大臼歯を抜歯、上顎は正中口蓋、下顎は頬側のアンカースクリューを用いてダブルアーチイントルージョンを図った。この症例は 2001 年のものであるにもかかわらず、上下顎臼歯の圧下のシステムは現在とほとんど変わらない。ただ、当時はシース（sheath）タイプの取り外し式のトランスパラタルアーチを使用していた。このときシースの中で少しあそびが生じ、上顎第一大臼歯の舌側咬頭がもっと圧下されることになるので、現在はソルダー（solder）タイプを使用している。

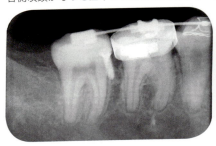
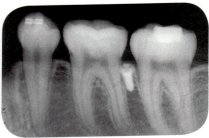

図 12-51b　下顎頬側にアンカースクリューを埋入して撮影したデンタルエックス線像。

【術後】

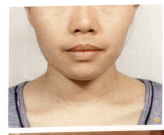
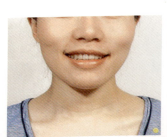
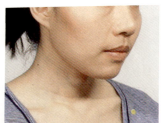
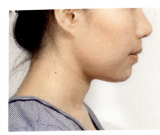
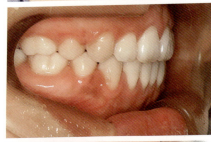
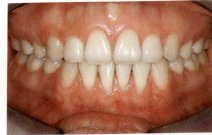
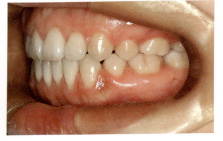
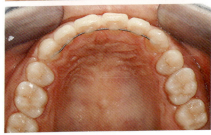
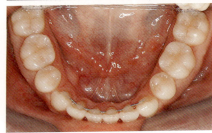

SECTION3 歯科矯正用アンカースクリューを用いた矯正歯科治療

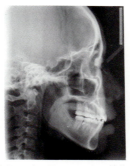
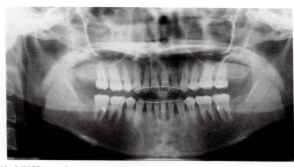

**図12-52** 術後の顔貌、口腔内、セファログラム、パノラマエックス線像。治療期間は1年6ヵ月であった。

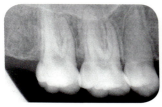
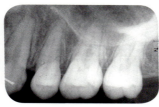
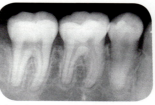
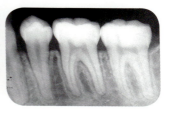

**図12-53** 術後の臼歯部のデンタルエックス線像。臼歯部圧下による歯根吸収は認められなかった。

【保定10年後】

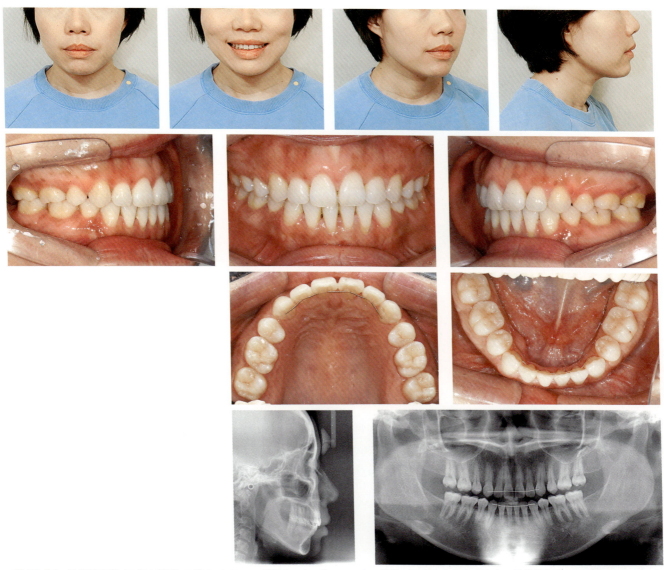

**図12-54** 治療終了後10年の顔貌、口腔内、セファログラム、パノラマエックス線像。治療中と保定中ともに筋機能運動は指示しなかったが、良好に維持されている。

【術前術後の比較】

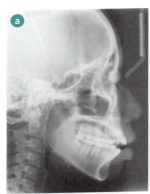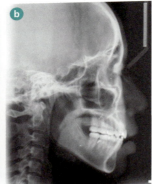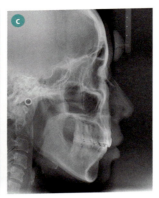

図 12-55a～c　ⓐ術前、ⓑ術後、ⓒ保定10年後のセファログラム。

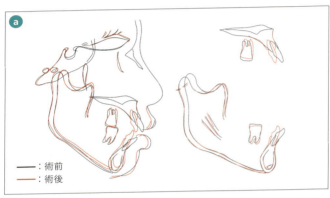

―：術前
―：術後

| | | 術前 | 術後 |
|---|---|---|---|
| Skeletal Analysis | Anteroposterior | | |
| | SNA（deg） | 92.0 | 92.0 |
| | SNB（deg） | 84.0 | 84.7 |
| | ANB（deg） | 8.0 | 7.3 |
| | Vertical | | |
| | GoGn/SN（deg） | 36.0 | 35.0 |
| | MPA（deg） | 29.2 | 28.0 |
| | PP/MP（deg） | 28.0 | 26.6 |
| | ANS-Me（mm） | 81.3 | 77.8 |
| Dental Analysis | U1/SN（deg） | 111.5 | 101.0 |
| | L1/GoGn（deg） | 103.8 | 87.0 |
| | SN/OP（deg） | 20.5 | 16.0 |
| | Is-Is'（mm） | 33.8 | 34.0 |
| | Mo-Ms（mm） | 32.0 | 30.0 |
| | Ii-Ii'（mm） | 46.7 | 47.0 |
| | Mo-Mi（mm） | 42.0 | 40.0 |

図 12-56a、b　術前、術後のセファログラムトレース重ね合わせ（ⓐ）と分析値（ⓑ）。

## Chapter13

# 歯科矯正用アンカースクリューを用いた非対称のコントロール；正中線とキャントの修正

歯科矯正用アンカースクリューを用いた非対称のコントロールは、大きく次の3つに分けられる。

> 1. 歯列弓幅の調整［トランスバース（transverse）コントロール］（P.244-245）
> 2. 正中線の調整［ミッドライン（midline）コントロール］（P.246）
> 3. 咬合平面傾斜角の調整［キャント（cant of occlusal plane）コントロール］（P.247-249）

## 1. 歯列弓幅の調整［トランスバース（transverse）コントロール］

歯列弓の幅に問題があると、片側交叉咬合として現れることがよくある。片側交叉咬合を治す方法には大きく2つある（図13-1、2）。
❶ 前方を中心とした歯列後方部の水平回転［ヨー（yaw）ローテーション］
❷ 側方歯群の水平移動［トランスレーション（translation）］

### 1）水平回転（yaw rotation）

図13-1～3は片側交叉咬合で、側方だけを拡大させたかった症例である。このようなケースでは、以前は交叉ゴムを利用して治療したりした。しかし、この方法は患者の協力が必要で、歯の挺出が起こるという副作用がある。

別の方法として、上顎口蓋部にWアーチを設置して拡大力を付与すれば、一方には望ましい力が働くが、拡張を望まない側が鋏状咬合になる。拡大を望まない側の口蓋側にアンカースクリューを埋入し、リガチャーワイヤーで結紮すれば、拡張を望む方向だけを拡大、治療できる。

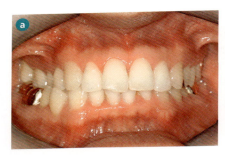
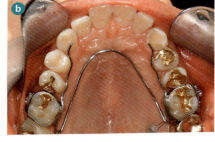
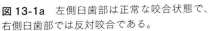

図13-1a 左側臼歯部は正常な咬合状態で、右側臼歯部では反対咬合である。
図13-1b 片側顎弓だけを拡大して治療することにした。Wアーチに拡大力を付与し、拡大を望まない部位にはアンカースクリューを埋入して維持した。

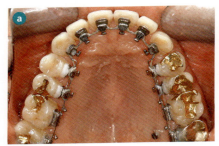
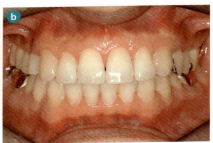

図13-2a フルボンディングして微調整するときも、左側はアンカースクリューから牽引しながらコントロールを続ける。
図13-2b 片側拡大で左側臼歯部の咬合に影響を与えずに、片側反対咬合を解消した。

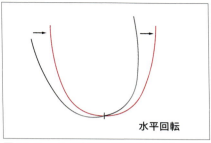 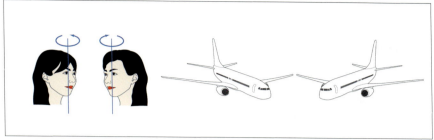

図 13-3a　この症例は前歯部を中心に、臼歯部を偏揺れ（yaw）回転によって治療を行った。

図 13-3b　Chapter 10（図 10-11 ②）に紹介したヨー（yaw）回転。

## 2）水平移動（translation）

　下顎の舌側隆起部が増大した患者がみられることがあるが、この位置にアンカースクリューを埋入すれば、容易に片側側方歯群だけを移動させることができる（図13-4、5）。隆起部には解剖学的な構造物が含まれていないので、アンカースクリューを埋入しても問題ない。アンカースクリューは骨があるところなら、どこにでも埋入することができる。

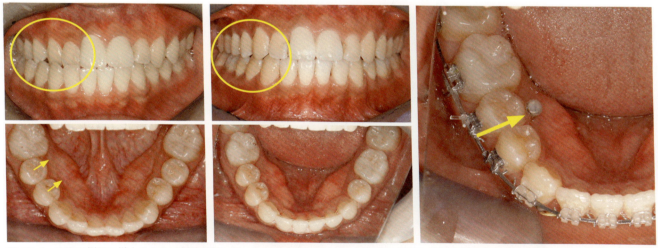

図 13-4　下顎舌側面に増大された舌側隆起部にアンカースクリューを埋入すると、容易に下顎右側の側方歯群を内側方向に移動することができた。

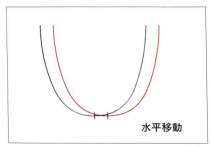 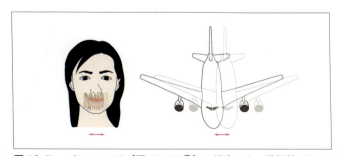

図 13-5a　この症例は歯列の水平移動によって治療を行った。

図 13-5b　Chapter10（図 10-12 ①）に紹介した、横断軸に沿った左右の平行移動。

## 2. 正中線の調整［ミッドライン（midline）コントロール］

図13-6は正中線が3mm程度ズレを生じている症例である。抜歯症例であれば5⏌、⎿4、⎾5、4⏋を抜歯して、正中線を修正することができる。しかし、非抜歯で治療するにはどうすればよいか？

顔面の治療目標とする正中線を確認した後、正中線に合わせて歯を移動させればよい。上顎は右側に、下顎は左側にそれぞれ正中線を移動させて偏位を解決することにした。上顎右側はプロトラクション（protraction）、下顎右側はリトラクション（retraction）と、上下顎別々に行うことで効率よく正中線を修正することができる。これも後方に回転中心を置くヨー回転である（図13-6b）。

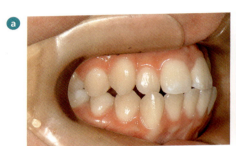
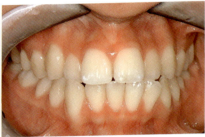
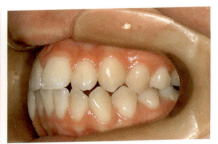

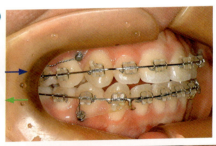

プロトラクション
リトラクション

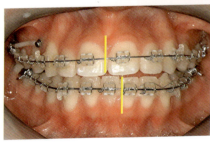
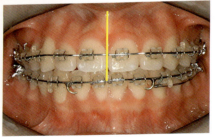

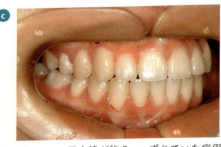
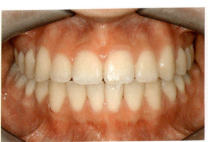
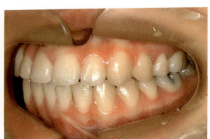

**図13-6a～c** 正中線が約3mmずれていた症例。ⓐ初診時、ⓑ治療中、ⓒ治療後。上下顎の正中線がずれることが多かったが、アンカースクリューを戦略的に埋入して、正中線を一致させた。

## 3．咬合平面傾斜角の調整［キャント（cant of occlusal plane）コントロール］

伝統的に矯正歯科では横顔重視だったが、最近前歯露出とスマイルアーク（smile arc）を重視する傾向があるので、咬合平面のキャントも大事に評価しなければならない。このとき、P.90 に既述したように、チェアを起こし患者と正面に向き合って、咬合面のキャントの向きを細かく確認することを推奨する。図 13-7 には Chapter10（図 10-11 ③）で紹介した矢状軸（sagittal axis）を中心に、時計方向（図 13-7c）と反時計方向（図 13-7b）の回転による咬合平面のキャントを見せている。

図 13-8 ～ 12 は 26 歳女性で重度の非対称があり、反時計方向のロール（roll）回転によるキャントによって歯肉の露出度が異なり、オトガイ部が左側へ偏位した症例である。手術を勧めたが拒否されたため、アンカースクリューでカモフラージュ治療することにした。

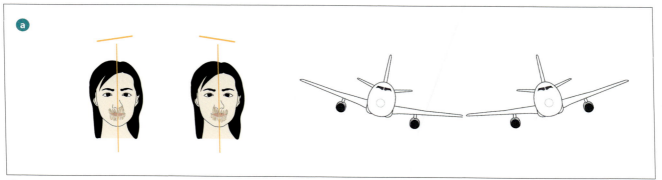

図 13-7a　Chapter10（図 10-11 ③）で紹介した矢状軸を中心に、横揺れ（roll）の回転で説明ができる咬合平面のキャント。

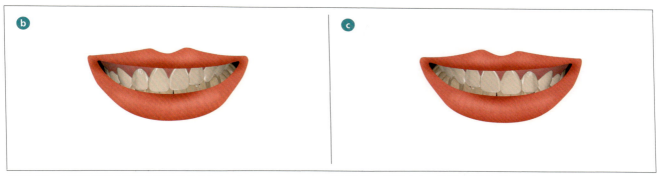

図 13-7b　反時計方向の横揺れ回転を見せるキャント。　　　図 13-7c　時計方向の横揺れ回転を見せるキャント。

【初診時】

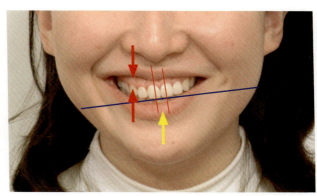

図 13-8　26 歳女性。初診時顔貌。反時計方向のロール回転のキャントを示している。笑うとき、歯肉の露出度が異なる。歯列と正面で見た骨格が非対称が強かったものの、手術を勧めたが拒否されたためアンカースクリューでカモフラージュ治療することにした。

この症例は、正面から見た骨格と歯列の非対称は強い反面、側面から見た下顎骨下縁の高さは同じであった。もちろんエックス線が放射状に出るから理論的には正確な対称をもっている骨格も少しは左右の下縁がずれて見えるが、その差はわずかである。だからこの症例で下顎下縁に左右差が認められなかったことは１つの朗報である。正面から見た骨格と歯列の非対称によるキャントが激しいため、アンカースクリューを用いて正面から見た咬合平面の非対称を修正することにした。

【術前】

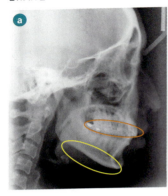
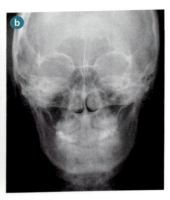

図13-9a、b　初診時側面（a）、正面（b）セファログラム。下顎下縁に左右差は認められないが、歯列には左右差がある。これにより患者は骨格性キャントより歯列のキャントのほうが、より大きいということがわかる。

　上顎の4、5間の頬側にアンカースクリューを埋入して圧下力を加えると、咬合平面のキャントが改善されるだけでなく、左にずれていたオトガイ部の位置も少し改善することができる。この症例は咬合平面のキャントが強すぎるため、下顎4、5間の頬側にもさらにアンカースクリューを埋入し、圧下力を加えることにした。しかし、P.250のQ&Aで解説したように上顎右側の圧下が最も重要な治療手順である（図13-10）。

　治療後、側面セファログラムで咬合平面、下顎平面は左右差がないことが確認できた（図13-11）。また、治療前後の正面セファログラムを比較してみても、図13-12に示されているように❶上顎右側歯列の圧下、❷正面から見た咬合平面の時計方向のロール回転、❸オトガイ部の改善の手順で治療が行われたことがわかる。

　圧下される歯の場合、頬側で力が作用するためにクラウンラビアルトルクが加わるようになる。したがって、太いレクタンギュラーワイヤーで圧下するのがよく、必要ならば若干のクラウンリンガルトルクを付与する。

【術中】

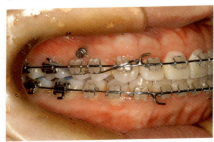
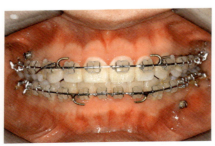
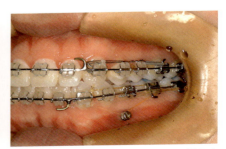

図13-10　上顎右側と下顎左側の小臼歯にアンカースクリューを埋入して圧下力を加えた。後で下顎左側にもアンカースクリューを埋入することになるが、主に使用されるアンカースクリューの位置はオトガイ部の改善を考えると（P.250のQ&A参照）、上顎右側になる。

SECTION3 歯科矯正用アンカースクリューを用いた矯正歯科治療

【術前術後の比較】

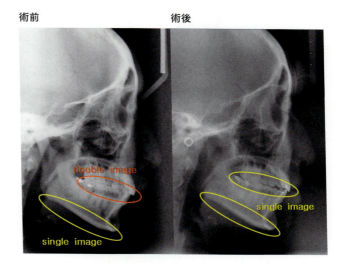

図 13-11a　治療前後のセファログラム。アンカースクリューで歯列の左右差が修正されたことがわかる。

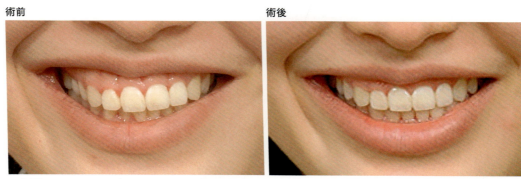

図 13-11b　治療前後の口元。正面からのスマイル時のキャントも改善された。

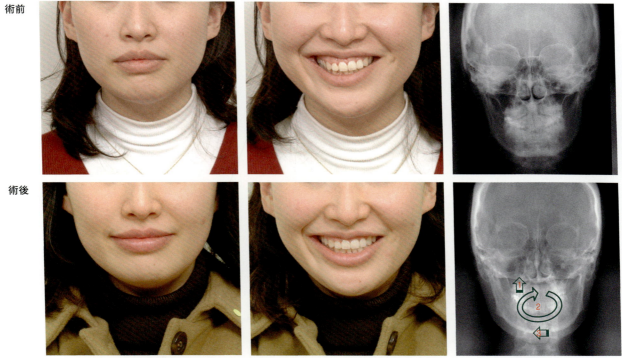

図 13-12　治療前後の正面の顔貌とセファログラム。①上顎右側歯列の圧下、②正面から見た咬合平面の時計方向のロール回転、③オトガイ部の改善の手順で治療が行われた。

### Q&A

**骨格に非対称がある症例で、アンカースクリューの位置はどこが最も適しているのか？**

図13-13のように右下－左上のキャントをもっている患者の例を考えてみよう。どこにアンカースクリューを埋入するかは、次の3つの要因が関わってくる。

#### ❶オトガイ部の位置

図13-13のイラストのような右下－左上のキャントがある患者のオトガイ部は、ほとんどの症例で左側にずれている。このとき、最も適しているアンカースクリューの位置は右上（UR：Upper Right）である。全歯列の抵抗中心に近い 4～5 の間にアンカースクリューを埋入し（ときには 3～4、5～6 も可能）、圧下を行う。右上の歯列の圧下によって、側方歯群がオープンになったギャップ（gap）に下顎が少し右に移動して噛んでくるので、顎関節のリモデリングによるオトガイの位置の改善が期待できる。

#### ❷ガミースマイル、上顎前歯の露出量

もしオトガイの位置に問題がなければ、右上（UR）を圧下しても左下（LL：Lower Left）を圧下しても構わない。このとき、もしガミースマイルが強ければ上顎（UR）を、上顎前歯の露出量が少なければ下顎（LL）を圧下する。

#### ❸キャントの度合い

軽いキャントであれば上顎か下顎の片方だけの圧下でも大丈夫だが、著しいキャントは上顎と下顎の両方を圧下しなければならない。このとき、もし図13-13のようなオトガイ部の偏位があるときは、なるべく上顎を十分に圧下してから、さらに上顎より短時間で下顎の圧下を行う。

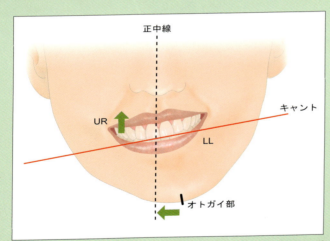

**図13-13** 右下 - 左上のキャントの場合、ほとんどの症例でオトガイ部は左側にずれている。上顎右側にアンカースクリューを埋入し圧下することにより、オトガイの位置の改善が期待できる。

## 4. 典型的なキャントの修正方法

図13-14はキャントを修正するため、一方の歯を圧下し、その対合歯を挺出させる典型的な例である。下顎右側をスレッドで圧下して上顎右側を挺出するため、顎間ゴムをアンカースクリューに使用している。

このケースでは、3 付近のオーバージェットを増やすためにクロスエラスティックを用いた。

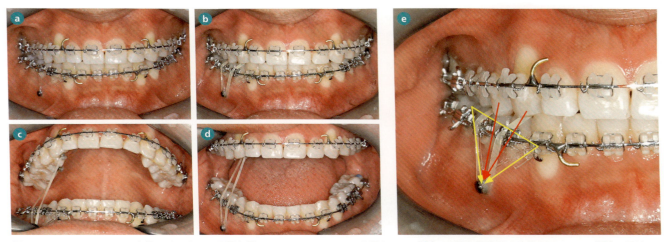

図 13-14a〜e　キャントを修正するため、下顎右側にアンカースクリューを埋入して（ⓐ）、下顎右側歯列は直接圧下させる（ⓑ）。同時に、上顎右側はアップ＆ダウンエラスティックで牽引する（ⓒ、ⓓ）。このとき、もしバッカルオーバージェットが足りなければ、この症例のようにクロスエラスティックを使用する（ⓔ）。

## 5．非対称の臼歯圧下

図 13-15〜18 の症例は上顎から非対称が強く、理想的には両顎手術をしなければならない患者である。しかし患者の希望で、下顎だけを手術することになった。上顎の咬合平面の左下右上のキャントを修正するために、上顎左側の口蓋斜面部にアンカースクリューを埋入し、圧下させることによって、正面から見て反時計方向にロール回転（図 10-11 ③参照）を起こし、下顎手術だけで骨格の非対称を改善できた。

【術前】

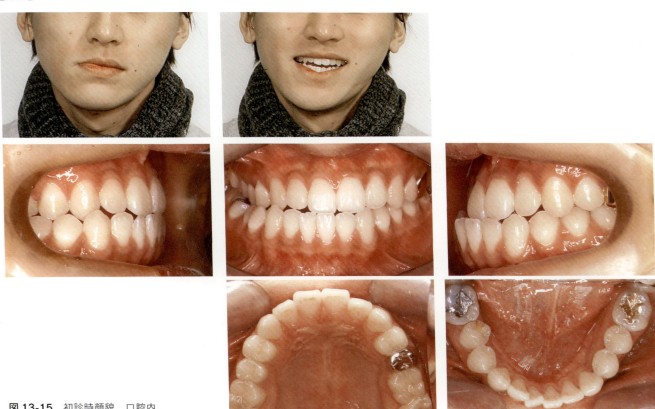

図 13-15　初診時顔貌、口腔内。

【術中】

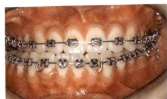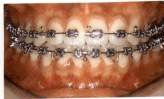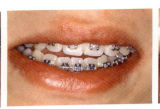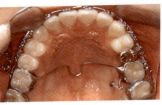

図 13-16　理想的には両顎手術のケースである。下顎の手術だけで治療したいという患者の希望に応じて、上顎咬合平面のキャントは左側口蓋斜面部にアンカースクリューを埋入し圧下することで改善し、下顎手術だけで治療を行った。

【術後】

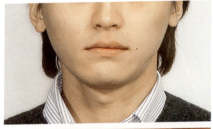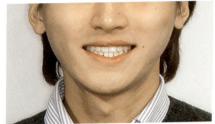
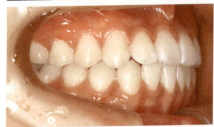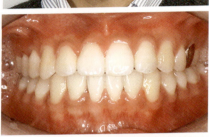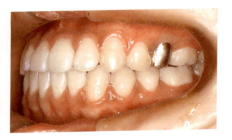
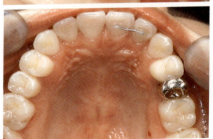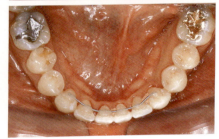

図 13-17　1年3ヵ月で治療を終了した。

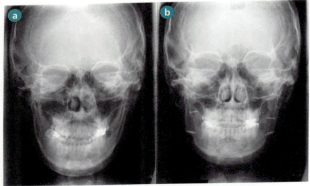

図 13-18a、b　治療前（a）、後（b）の正面セファログラム。

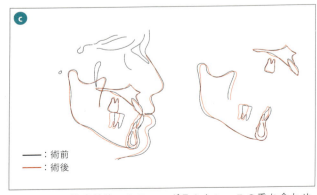

図 13-18c　治療前後のセファログラムトレースの重ね合わせ。上顎左側はアンカースクリューによって圧下することで、下顎手術だけで治療することができた。

## 6．ワーキングワイヤーのフックの長さでキャントの調節ができる

前歯部のフックの長さによって、前歯部にさらに圧下力や挺出力を加えることができる。ディスコペンダー（DISCO pender*）（図 13-19b）を使用すると、力を加える高さを調節することができる。前歯部にキャントがある場合、前歯部のフックの長さを調節して力を加えると、牽引しながら若干のキャントを変えることもできる。メインアーチワイヤーに専用のクリンパブルフックプライヤーを使用して設置する。前歯部を圧下させたい場合、下方から牽引し、挺出させたい場合は上方から牽引する（図 13-19）。

もしキャントがある場合、圧下したい側は低いところから牽引し（図 13-19a）、挺出したい側は高い所から牽引する（図 13-19b）ようにする。図 13-20 にはディスコペンダーの代わりに長いブラスワイヤー（brass wire）でろう付けしたフックを左側に長く作り、左側歯を牽引するとともに挺出力を付与した。このようにフックを長くするとき、フックが堅固でないと強い力を付与することができないことに注意しなくてはならない。

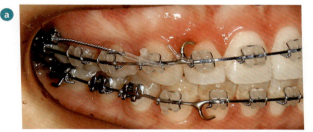
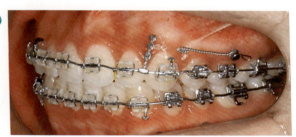
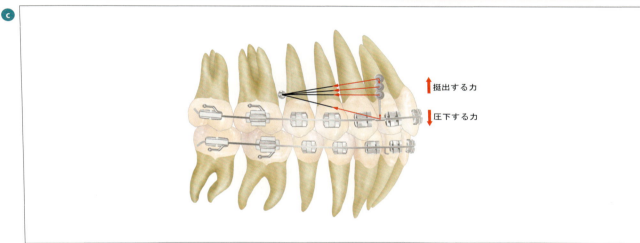

図 13-19a～c　頬側に埋入したアンカースクリューから遠心移動するとき、左右の牽引する高さを違えて咬合平面のキャントを調節することができる。上方から（三段のディスコペンダーの一番上のディスク）牽引する（b）ほど前歯は挺出し、唇側傾斜させるトルクが入る。また、下方から牽引すると（a）、前歯は圧下し舌側傾斜させるトルクが入る。

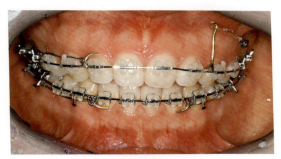

図 13-20　左側にブラスワイヤーを長くろう付け（solder）したフックを使用して、左側前歯部の牽引と挺出を同時に行う。

---

＊：DISCO pender；Biomaterials Korea Inc．www.biomaterialskorea.com

## 7. その他のアンカースクリューの適用

### 1) 顎間固定

　唇側にブラケットが付いていないサージェリーファーストの矯正治療や舌側矯正では、唇側ブラケットでの顎間固定が不可能である。手術の際、アンカースクリューを埋入することにより、唇側ブラケットがなくても顎間固定が可能である（**図 13-21**）。

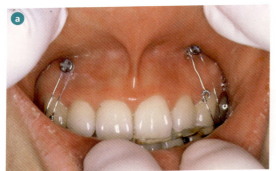 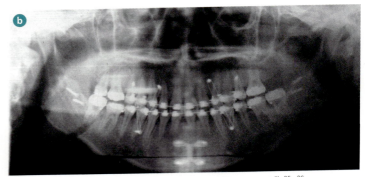

**図 13-21a、b**　手術が終了した後、アンカースクリューを利用してサージカルスプリントを入れ、顎間固定を行っている[III-35、36]。

### 2) 間接的固定

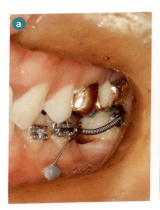 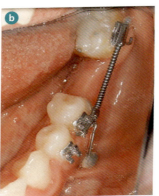

　間接的固定のためにアンカースクリューを適用することができる。太いワイヤーを使用（.017 × .025 SS 以上）して、動かしたくない歯とアンカースクリューをワイヤーで連結する（**図 13-22**）。

**図 13-22a、b**　大臼歯をアップライトさせるとき、小臼歯の動きを止めるためにアンカースクリューと|5 を .017x.025 SS ワイヤーでしっかり固定した[III-37]。

## Chapter14

# 歯科矯正用アンカースクリューの使用法

## 1. アンカースクリューの選択

多くの種類のアンカースクリュー（**図14-1**）の中で、どれを選択すべきであろうか？主に使用されるアンカースクリューを**図14-2**に整理した。著者は95％の割合で1365を使用する。1365の13は直径が1.3mmであることを意味し、65は長さが6.5mmであることを示す。

歯根間の幅が広い部位では直径1.5mmを使用して安定性を高めることができる。

軟組織が厚いレトロモラーパッドに埋入する1509、1511アンカースクリューはネジ山がない部分が長く、軟組織を巻き込むのを防ぐ。

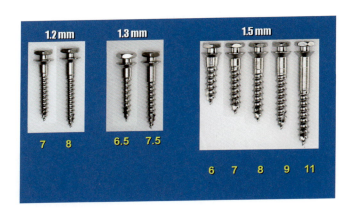

図14-1　臨床で使用される、多様な直径と長さのアンカースクリュー。

| | | | | | |
|---|---|---|---|---|---|
| 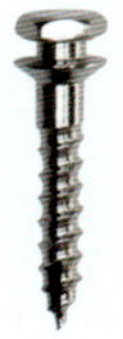 | 1365<br>（1.3mm 直径、<br>6.5mm 長さ） | 頬側に埋入<br>最も多く使用される<br>（95％） | 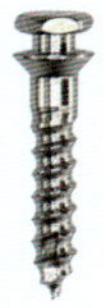 | 1507<br>（1.5mm 直径、<br>7.0mm 長さ） | 口蓋斜面部、<br>部分的無歯顎堤 |
| 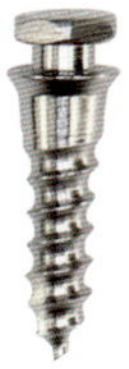 | 1506LN<br>（1.5mm 直径、<br>6.0mm 長さ、<br>Long neck） | 正中口蓋部に埋入<br>ヘッドが長く、軟組織部位と接する | 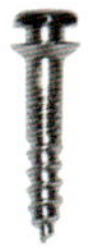 | 1365MPlant<br>（1.3mm 直径、<br>6.5mm 長さ、<br>上部がデュアルスレッド） | 骨がやわらかい若年者用<br>デュアルスレッドにより固定力が増す |
| 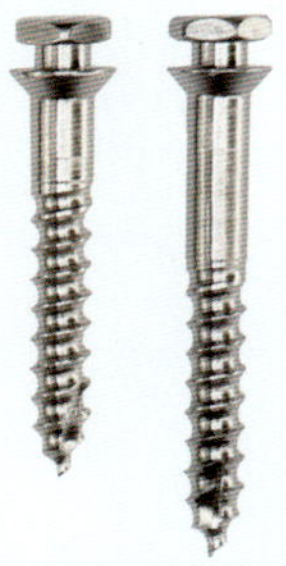 | 1509<br>1511<br>（1.5mm 直径、<br>9.0、11.0mm<br>長さ） | 臼後三角部に埋入 | 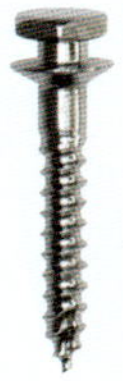 | 1207<br>（1.2mm 直径、<br>7.0mm 長さ） | 歯根間が非常に狭い場合にまれに使用 |

図14-2　著者が頻繁に使用しているアンカースクリュー（BMK社）の種類。

MPlant（図14-3）は若年患者（中学生程度）に使用する。MPlantは上部と下部のネジ山部分の形が異なる。ネジは下部のワイドピッチ（ネジ山の間隔が広い）と上部のナローピッチで構成されており、上部のナローピッチ（ネジ山の間隔が狭い）が皮質骨に強く抵抗することで、若年患者のアンカースクリューの脱落率を減らす。埋入時のトルクと撤去時のトルクも増加される。

　頬側にはストレートハンドドライバー（**図14-4**）を使用する。埋入の初めに皮質骨の表面を破り、アンカースクリューの先が皮質骨を通過するまでは手のひらでドライバーの把持部を押さえながら指でドライブ（回転部）を回す（パームグリップ、掌握状グリップ）。先が皮質骨を通過したら押す力は必要なく、指で回すだけで十分である（フィンガーグリップ、ペングリップ）。30rpm以下の速度でゆっくり埋入する。

　一般的には、60rpm以下では注水は必要ないとされるが、著者はハンドドライバーでも注水する。通常、エンジンドライバーで埋入するほうがハンドドライバーで埋入するより速度が速いと思われるが、ハンドドライバーで埋入しても、術者が思うより実際は速いようである。30rpmはアンカースクリューを1秒に半回転しか回さない、かなり遅い速度である。それにもかかわらず骨に発生する熱を防止するため、注水するほうが安全である。結論として、20〜30rpm程度の速度で注水しながらゆっくり埋入するほうが良い。

　著者が主に使用する直径1.3mmのセルフドリリングスクリューだけでなく、直径1.2mmでもセルフドリリングが可能である。過去には細いアンカースクリューの場合、埋入時に破折する危険性があるので、プレドリリングが必要であったが、最近では材料の強度が改善され、セルフドリリングすることも可能である。過去には頬側に直径1.6mmのものを使用したりしたが、最近では1.3mmのものが細くて歯根間に無理なく収まり脱落の危険が少ないので、主に使用する。

　直径1.5mmのものは周りの解剖学的構造がない正中口蓋部、部分的無歯顎堤と歯根の間が広い口蓋斜面部に使用する。正中口蓋部の場合、骨密度がD1でネジ部分が短くてもよく、ゴムをかけるためにヘッドが長い1506 LN（1.5mm直径、6.0mm長さ、ロングネック）を使用する。口蓋斜面部は軟組織が厚いので、1507（1.5mm直径、7.0mm長さ）を使用する。

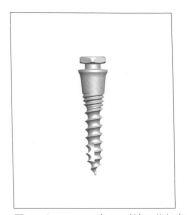

**図14-3**　MPlant（BMK社）。若年患者（中学生程度）で使用する。上部のネジ山部分がデュアルスレッドになっており、皮質骨に強く抵抗して固定力を高める。

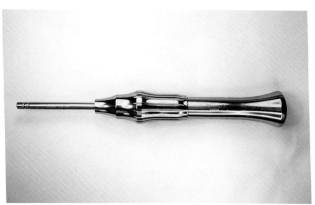

**図14-4**　ストレートハンドドライバー（BMK社）。

## 2. エンジンドライバー

　エンジンドライバーで使用する場合には 1/256 減速コントラアングルハンドピースを使用する。なるべく 30rpm の速度で埋入するようにする。
　コネクティングバー（connecting bur）には 2 種類ある。短いものは口蓋側の側壁に埋入するときに使用し、長いものは正中口蓋部に埋入するときに使用する（図 14-6、7）。

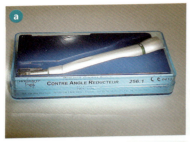
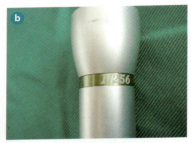
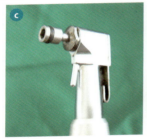
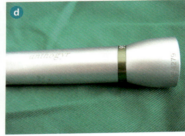

図 14-5a～d　アンカースクリュー埋入に使用されるエンジンドライバーは 1/256 減速コントラアングルハンドピースである（Anthogyr SU 54279 www.anthogyr.com）。

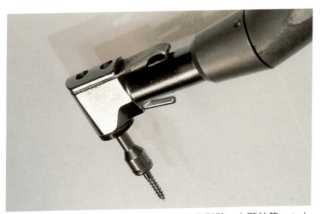

図 14-6　短いコネクティングバー。口蓋側壁、上顎結節、レトロモラーパッドに埋入するときに使用する。

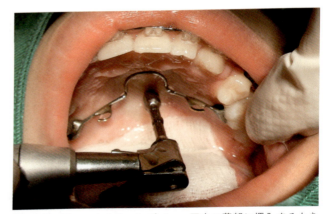

図 14-7　長いコネクティングバー。正中口蓋部に埋入するときに使用する。

## 3. ドリリング

　アンカースクリューの端の部分にホーム（溝）があればセルフドリリング、なければプレドリリングスクリューである。セルフドリリングしながら削られた骨がこの溝を通って外に出ていく。著者はセルフドリリングスクリューのみ使用している（図 14-8）。

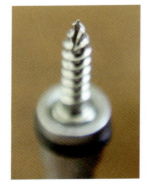

図 14-8　セルフドリリングスクリューはスクリューの尾部の溝から、削られた骨が外に出ていき、スクリューが骨の中に入っていく（courtesy of Mosby/Elsevier® III -34）。

## 4. 正確な埋入の位置と傾きを決定する

アンカースクリューを埋入するとき、必ずミラーを使用し、多方向から確認しながら行わなければならない。肉眼で直接見ると、視野が傾斜して錯視を起こす。肉眼で見ながら埋入を行い、うまくできたと思っても、エックス線撮影をしてみると、埋入位置を誤っている場合が少なくない。

これを避けるには、口腔内写真の撮影時に使用されるロングミラーを使用するとよい。最も重要なのはミラーを当てるとき、必ず咬合面に平行に当てることである（図14-9）。また、ミラーを埋入位置の周りから90°以上回転させながら確認する。これを"ミラー回し"（図14-10）という。切開を行うときからミラーを回転させながら確認し、アンカースクリューを最初に骨に接触する状態でも、ミラーを回転させて埋入する角度を決定する。ゴルフパットのとき、さまざまな角度で見ながらパッティングするのと似ている（図14-11）。

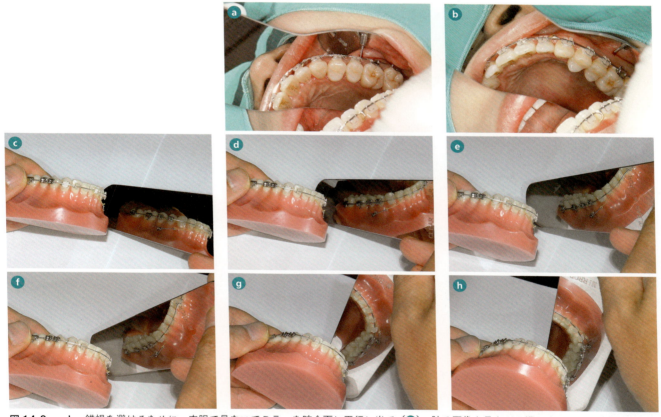

図14-9a～h　錯視を避けるために、肉眼で見ないでミラーを咬合面に平行に当て（ⓐ）、映る画像を見ながら埋入する。その前後にロングミラーを回しながら（ⓒ～ⓕ）さまざまな角度で確認する。

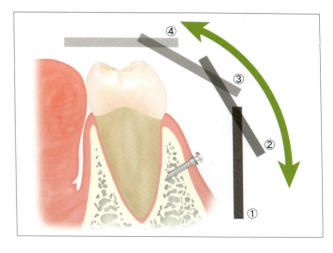

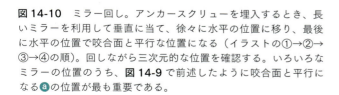

図14-10　ミラー回し。アンカースクリューを埋入するとき、長いミラーを利用して垂直に当て、徐々に水平の位置に移り、最後に水平の位置で咬合面と平行な位置になる（イラストの①→②→③→④の順）。回しながら三次元的な位置を確認する。いろいろなミラーの位置のうち、図14-9で前述したように咬合面と平行になるⓐの位置が最も重要である。

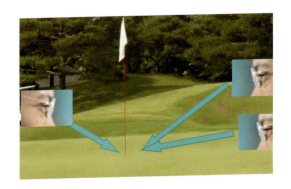

図 14-11　ミラー回しの原理：ゴルフでパットするとき、正確な位置と傾きを確認するためにさまざまな角度から観察することが重要である。

## 5．下顎右側に埋入するときの注意

　下顎右側の頬側にアンカースクリューを埋入するとき、術者が患者の前方、右側に位置しているため、埋入の方向が自然に遠心に向いてしまう。このことから、下顎右側にアンカースクリューを埋入する際は、いくぶん5̲寄りに近心方向に埋入することを推奨する。特に患者の5̲、6̲間にアンカースクリューを埋入するとき、たいてい6̲近くに埋入されることが多い。これは右側に位置する術者が後下方にアンカースクリューを埋入するためと考えられる。このことをを意識して、やや5̲近くに埋入したほうがよい（図 14-12）。

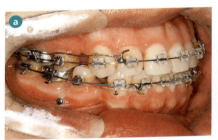
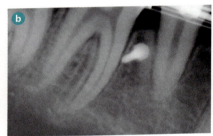
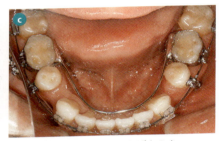

図 14-12a〜c　術者は患者の右側に位置するため、右側に埋入するとき、6̲歯根近くに埋入しやすいので、注意しなければならない。

## 6．埋入位置の選定

　歯根間にアンカースクリューを埋入するとき、歯根との近接を避けて埋入する。成功率を高めるためには、歯根間の中央に埋入する（図 14-13）。もし、第二小臼歯と第一大臼歯の間にアンカースクリューを埋入し、全歯列移動を計画するときも、歯列が遠心に移動することを予想して、あまり第一大臼歯に近づけて埋入すると失敗する確率が高い。この場合にも中央に埋入するよう推奨する。

　Kurodaら[III-38]によれば、歯根間の中央に埋入したアンカースクリューが安定性が最も高かった。歯根膜に近ければ咬合力が歯根膜を通じてアンカースクリューに伝えられ、脱落する確率が高くなる。

　このことで図 14-4 の直径の比較を見て推量できるように、直径 1.3mm のアンカースクリューが歯根間の中央に埋入しやすいと考える。

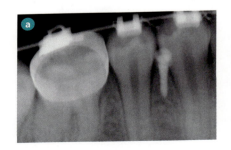
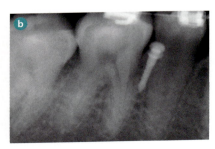

図 14-13a　アンカースクリューが歯根間の中央に位置する。この位置が最もアンカースクリューの脱落率が低く安定的である。
図 14-13b　アンカースクリューが歯根膜に当たらなくても、近ければ咬合力が歯根膜を通じてアンカースクリューまで伝えられ、脱落する確率が高くなる。

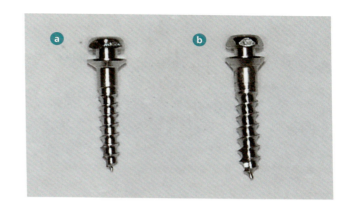

図14-14 ⓐ（OAS-T1365；1.3mm 直径、6.5mm 長さ）とⓑ（OAS-T 1507；1.5mm 直径、7.0mm 長さ）のアンカースクリュー（BMK 社）の太さの比較。頬側に埋入時、歯根に接触する確率を減らすため、ⓐが望ましい。

## 7．パノラマエックス線像で確認して埋入位置を決定する

パノラマエックス線撮影を行い、最も歯根間距離がある部位に埋入するのが良い。一般的に、レクタンギュラーワイヤーでレベリングしてから撮影し、埋入する位置を決定する（図14-15a）。しかし必要に応じて、初診時にあらかじめアンカースクリューを埋入してからレベリングを開始することもある（図14-15b）。

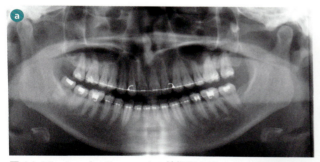
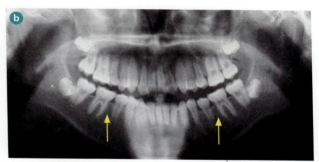

図14-15a、b　パノラマエックス線撮影を行い、最も歯根間距離がある部位を埋入位置として設定する（ⓐ通常はレクタンギュラーワイヤーでレベリングしてから、ⓑときにはレベリングの前に）。

パノラマエックス線像上で歯根間に空隙が見られない場合でも、埋入できないとあきらめなくてよい！パノラマエックス線像は歪曲があるため、デンタルエックス線像でもう一度確認してみると、実は埋入できる空隙があるという場合が少なくない（図14-15c）。

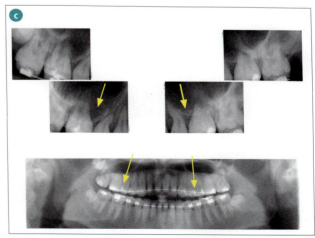

図14-15c　パノラマエックス線像上では、上顎第二小臼歯、第一大臼歯間に空隙がなさそうである。しかし、根尖部のデンタルエックス線像を見ると相当な空隙が存在した。パノラマエックス線像上の歪曲に注意しなければならない。

## 8. 頬側に埋入する方法

アンカースクリューを頬側に埋入するとき、最も理想的な位置は図14-16のように付着歯肉と歯槽粘膜の境界である歯肉歯槽粘膜境（mucogingival junction：MGJ）である。しかし、現実の毎日の臨床では付着歯肉が狭かったり、歯槽骨に吸収があったり、さまざまな理由で粘膜寄りに埋入することが多い。また、根尖方向にいくほど歯根間のスペースが広くなり、アンカースクリューが歯根に当たる可能性が低くなる。

粘膜寄りに埋入すると、特に下顎の頬側にアンカースクリューを回転しながら埋入すると、軟組織が巻き込まれてくる。これを防ぐために、頬側ではNo.15サージカルブレードを用いて垂直切開を行う（図14-17）。垂直切開を行うとき、フラップを開く必要はないが、ブレードを確実に骨膜まで"ギュッ"と切開しておかないと、埋入中に軟組織が巻き込まれてくる恐れがある（図14-17b、d）。

軟組織が厚い口蓋斜面部にアンカースクリューを埋入するときはNo.12サージカルブレードを利用し、鋭い先が骨膜まで届くようにする。ちなみに正中口蓋部に埋入するときは切開の必要はない（図14-18）。

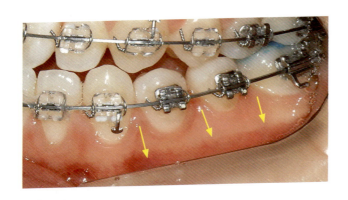

図14-16　理想的には付着歯肉と歯槽粘膜の境界線が最も望ましい位置（→）である。

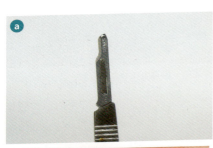
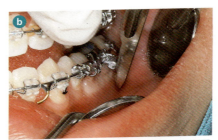
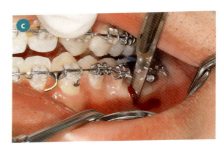
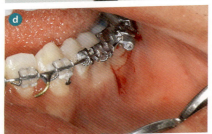
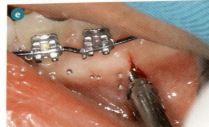

図14-17a　No.15サージカルブレード（フェザー社）。

図14-17b～d　軟組織が巻き込まれないように骨膜までブレードで確実に切開する。

図14-17e　軟組織を巻き込まずに埋入できた。

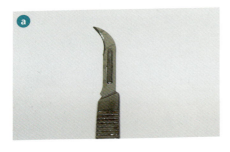
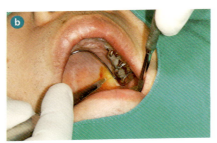

図14-18a　No.12サージカルブレード（フェザー社）。

図14-18b　口蓋斜面部は軟組織がかなり厚いが、確実にブレードの鋭い先が骨膜まで届くようにする。

## 9. 正確な位置に埋入するためのステップ

アンカースクリュー埋入時、皮質骨を破って約1mm程度埋入して固定しておき、根尖部エックス線撮影を行い位置を確認した後、埋入を続ける（**図14-19**）。

このステップによって、**図14-13**で前述したように歯根間の中央に埋入することができる。

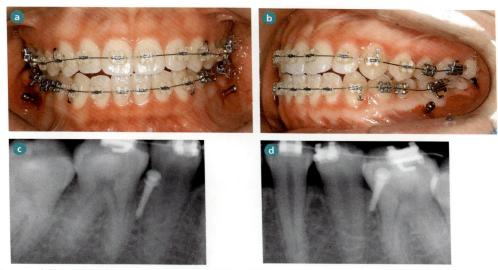

**図14-19a～d** アンカースクリューを皮質骨に少し埋入し、根尖部エックス線像で位置をチェックしてからさらに最後まで埋入する。

## 10. 正中口蓋部に埋入するときの器具の選定

正中口蓋部に埋入する際は長いコネクティングバー（connecting bur）を使用する（**図14-20、21**）。ときには短いバーで斜めに埋入する場合もある。短いバーを使用する際、口蓋に直角に埋入すると、途中で上顎前歯にハンドピースが触れて埋入が困難になるため、斜めに埋入するしかない。しかし、皮質骨とアンカースクリューがより広く接触して安定性が高くなるため、大きな問題はない（**図14-22**）。エンジンドライバーで埋入し、最後の2～3mmはハンドドライバーで終了する（**図14-23、24**）。その理由は、最後に骨の抵抗が強すぎてアンカースクリューが破折するのを防ぐためである。口蓋正中部に埋入するときは、アンカースクリューやドライバーを飲み込まないよう、口腔内にガーゼを入れることが重要である（**図14-25**）。

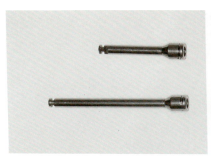

**図14-20** アンカースクリュー埋入時に使用される長いコネクティングバーと短いコネクティングバー。

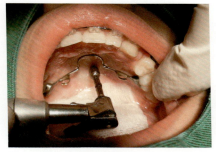

**図14-21** 正中口蓋部にアンカースクリューを埋入している様子。長いバーを使用すると、口蓋に直角に埋入することができる。

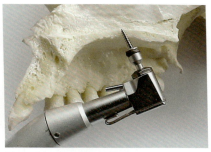

**図14-22** 短いバーを使用すると、アンカースクリューは後方に傾斜するが、骨の接触面積が増加し、安定性にも役立つため問題ない。

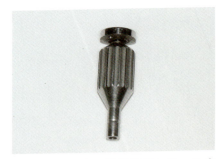

図14-23　正中口蓋部にアンカースクリューを埋入する際、最後に使用するハンドドライバー。

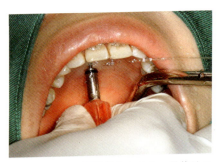

図14-24　2/3程度埋入したら、最後はハンドドライバーを使用して埋入するようにし、破折の危険性を減らす。この図のように、短いコネクティングバーに技工用のレジンで術者がつかみやすい自家製ハンドルを作ることもできる。

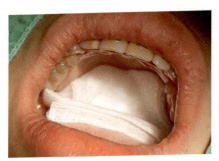

図14-25　口蓋に埋入する際、口腔内にガーゼを入れておく。口腔内にアンカースクリューなどを落とした場合に、飲み込むおそれがあるためである。

　正中口蓋部には片側300〜600gの力を適用することができる。骨質が固いため比較的強い力を与えることができる部分である（図14-26）。

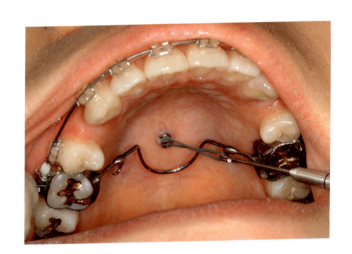

図14-26　アンカースクリューに使用する力の限界。著者の場合、正中口蓋部では片側約600gまで、レトロモラーパッドでは約400gまで、頬側と口蓋斜面部では約300gまで力を加えることが可能である。

## Q&A

**Q　正中口蓋縫合部の癒合が完了していない成長期の患者でも、この部位にアンカースクリューを埋入してよいのですか？**

**A**　成長期の患者の場合には正中口蓋縫合部が癒合していないため、この位置にアンカースクリューを埋入することになれば、正中縫合部から側方に約1.5mm離れた位置に埋入する（図14-27）。

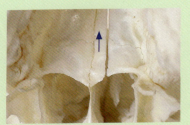

図14-27　正中口蓋縫合部が癒合していない場合、正中縫合部から1.5mm側方に埋入する。

SECTION3 歯科矯正用アンカースクリューを用いた矯正歯科治療

上顎結節と口蓋斜面部への埋入

上顎結節はハンドドライバーのアクセスが難しいのでエンジンドライバーで埋入しなければならない。骨質が骨密度D4でかなりもろいため、（図14-28）、太めの1.5mmと2.0mm直径のものを推奨する。

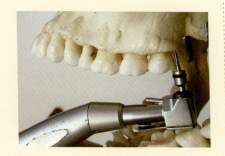

図14-28　ハンドピースと短いバーを使用して垂直に埋入する。上顎結節は骨質がもろく、太めの直径1.5mmか2.0mmのアンカースクリューを使用する。

口蓋斜面部（舌側骨）にも短いコネクティングバーを利用して埋入するとよい（図14-29、30）。頬側に比べて歯根間の面積が広く、1.5mm直径のアンカースクリューを使用する。

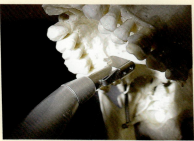
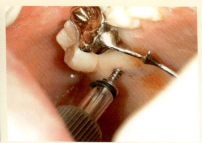

図14-29　口蓋斜面部に短いコネクティングバーを使用して埋入している。
図14-30　口蓋の側壁には通常エンジンドライバーで埋入するが、最後の部分はハンドドライバーで仕上げることもできる。

口蓋斜面部にアンカースクリューを埋入するときは、大口蓋神経と血管に注意しなければならない（図14-31）。よく見ると、大口蓋血管は薄い青色で、触診してみると柔らかい。

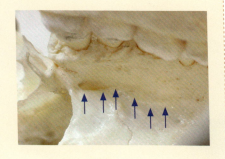

図14-31　口蓋斜面部にアンカースクリューを埋入する際、大口蓋血管や大口蓋神経にあたらないようにしなければならない。

## 11. アンカースクリューとエラスティック

本Chapterではhow-toを集中的に解説しているが、アンカースクリューから歯列に牽引の力を伝達するさまざまなエラスティックの使用法を身につけることは非常に重要である。

パワーチェーンを使用することも可能だが、力のコントロールや歯肉との干渉の観点から見て著者はパワースレッドを好む。

### 1）頬側のアンカースクリューからエラスティックスレッドを利用して歯列をリトラクション

1kgの力でも切れないOrmco社の.025 inch（0.6mm）のエラスティックスレッド（図14-32）のおかげで、アンカースクリューから場合に応じて、200～500gの力を自在に歯列に伝達することができる。

265

しかし、このシステムをうまく使うためには以下の3つのチェックリストを確認しなくてはならない。

1つ目のチェックはスレッドが歯肉に食い込まないようにすることである。そのためには、図14-33cのようにスレッドをワイヤーのフックの上からまたぐように通す。それによってスレッドが歯肉から浮いて歯肉に食い込まない。

2つ目のチェックはスレッドが解けないようにすることである。ここで、ボーイスカウトの隊員たちが習うロープの結び方を見てみよう。図14-34bはグラニーノット（granny knot）で、日常生活でよく使われている結び目であるが、解けやすいので適さない。図14-34aのスクエアノット（square knot）は解けないので、これを推奨する[III-39]。図14-33d～jに、このスクエアノットでスレッドを結んだ図を示す。

3つ目のチェックは最後にピンカッターで切ったスレッドの先（図14-33n）が頬の内側に当たることがある。それを避けるために、スレッドの先の部分をワイヤーのフックの内側に回してフックの裏に収めておくとよい。

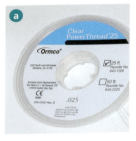
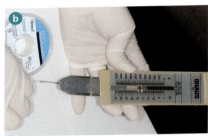

図14-32a、b　1 kgの力でも切れないOrmco社の.025 inch（0.6mm）エラスティックスレッドのおかげで、アンカースクリューから歯列への力の伝達が容易になった。

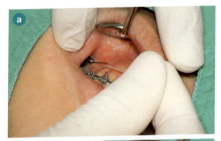
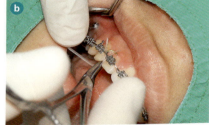
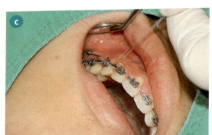
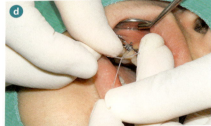
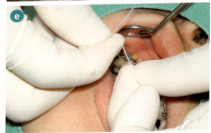
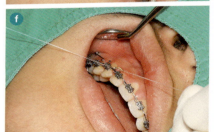
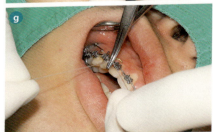
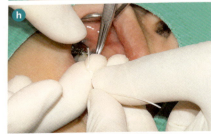
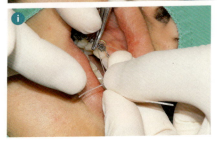
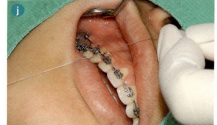
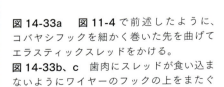

図14-33a　図11-4で前述したように、コバヤシフックを細かく巻いた先を曲げてエラスティックスレッドをかける。
図14-33b、c　歯肉にスレッドが食い込まないようにワイヤーのフックの上をまたぐようにいれて結ぶ。
図14-33d～j　スレッドが解けないようにスクエアノットで結ぶ。

SECTION3 歯科矯正用アンカースクリューを用いた矯正歯科治療

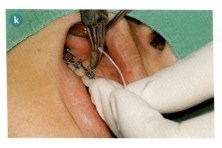
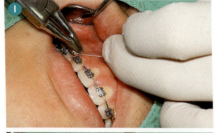
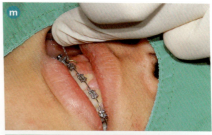
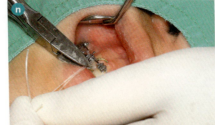
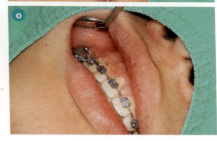

図14-33k～o　最後にスレッドの先がワイヤーのフックの裏に収まるようにしてからピンカッターで切ると、頬粘膜を刺激しない。

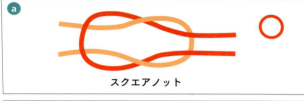
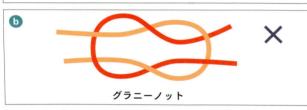
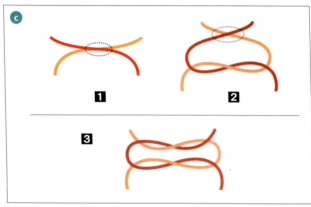

図14-34　@スレッドが解けないスクエアノット。⑥スレッドが解けやすいグラニーノット。⑥スクエアノットの結び方。コツは"乗ったロープがもう一度乗る"ことである。すなわち⑥の1で、赤いロープがオレンジのロープの上に乗ってから、もう一度2で赤いロープがオレンジのロープの上に乗ると、スレッドは丈夫で解けないスクエアノット3になる（文献Ⅲ-39より引用改変）。

## 2）正中口蓋アンカースクリューからのアクチベーション

### ①臼歯の圧下

　上顎臼歯の圧下のためにフックをろう付けしたトランスパラタルアーチから、1506 LN アンカースクリューにパワーチェーンをかけてアクチベーションする。正中口蓋アンカースクリューのヘッドにパワーチェーンを先に敷き、その上にピッグテールかコバヤシフックを結んでおく（図14-35a）と、パワーチェーンをアクチベーション（図14-35b）しても、アンカースクリューから外れない。もう1つの方法として、アンカースクリューのヘッドに穴が開いているHタイプのアンカースクリュー（図14-35c）を用いて、その穴の中にエラスティックを通す方法もある。

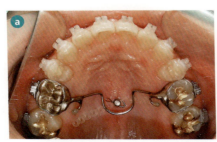
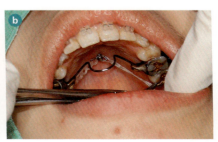
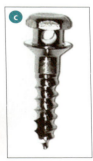

図14-35a、b　パワーチェーンを敷き、その上にコバヤシフックを結んでおくことでパワーチェーンが外れないようにアクチベーションができる。／図14-35c　Hタイプのアンカースクリューの穴にエラスティックを通す方法もある。

②上顎歯列の後方リトラクション

正中口蓋部に2つのアンカースクリュー（1506LN；1.5mm直径、6.0mm長さ、Long Neck：BMK社）を埋入し、連結するダブルフォーク（double fork）アプライアンス（BMK社）を利用して上顎歯列の後方移動ができる（図14-36）。

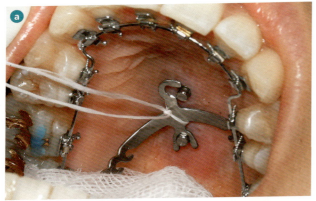
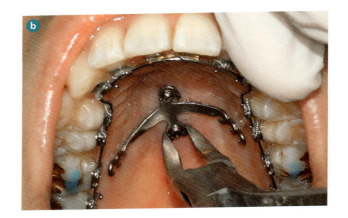
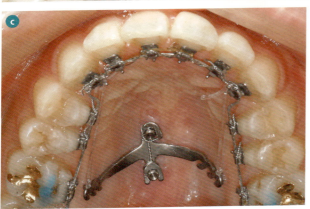

図14-36a　ダブルフォークアプライアンスは2つのフォークを持ち、後ろ向きのフォークを先に入れて前方に位置する右向きのフォークを時計方向に回転しながら連結する。
図14-36b　ワインガートプライヤーでフォークの入口部分を絞って固定する。
図14-36c　両側に延びているアーム部分から犬歯の舌側ブラケットまで、エラスティックスレッドでアクチベーションする。

## 12. 消毒と予防

アンカースクリュー埋入時と除去時には、患者の口腔内の消毒が必須である。その方法は、埋入前にクロルヘキシジンで1分間含嗽する（図14-37）。また、除去時にも必ずクロルヘキシジンで含嗽してから除去することを推奨する。消毒しないで除去すると、軟組織が厚いレトロモラーパッド部位では腫れる可能性がある。

口外は無色の次亜塩素酸で消毒する。唇側の内側から外側に、円を描きながら消毒する（図14-38）。

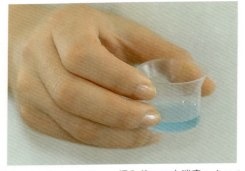
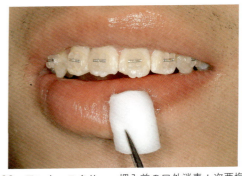

図14-37　アンカースクリュー埋入前の口内消毒：クロルヘキシジンで1分間含嗽する。

図14-38　アンカースクリュー埋入前の口外消毒：次亜塩素酸を使用。

## 13. アンカースクリューの脱落を最小限に抑えるために守るべきこと

❶頬側にアンカースクリューを埋入するとき、軟組織を巻き込まないように垂直切開を行う
❷30 rmp 以下の遅い速度で埋入する
❸過熱するのを防ぐために常温の生理食塩水を注水しながら埋入する（図 14-39）
❹歯根間の中央に埋入する（図 14-13、19 参照）
❺埋入時、wobbling（揺れ、振動）を最小限にする（図 14-40）

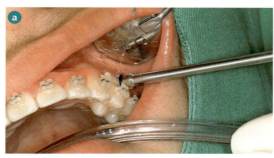
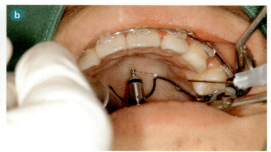

図 14-39a、b　アンカースクリュー埋入時に発生する熱は、埋入失敗の原因になる。生理食塩水を注水しながら埋入する。

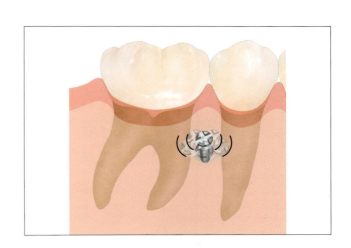

図 14-40　アンカースクリュー埋入時、wobbling（揺れ、振動）が起こらないようにする。そのためには1回皮質骨を通過したら、指だけで回すペングリップを推奨する。

## 14. 患者に説明しなければならない注意事項

❶麻酔から醒めると痛みがでることがあることを説明する。もし痛みが激しい場合、薬局で販売する鎮痛剤を服用させる
❷硬い食べ物を避け、埋入部位を舌や指で触れないように指示する
❸非常に柔らかい毛の歯ブラシで、軽くアンカースクリューの周りをブラッシングするようにする。また、歯ブラシの頭部の柄部分がアンカースクリューに当たらないように注意する
❹もしアンカースクリューが動いたり緩んだりしたら、診療所で再埋入する必要があることを説明する

　もし、アンカースクリューの埋入に失敗して再埋入する場合は、別の部位に埋入したほうがよい。たとえば第二小臼歯、第一大臼歯間で失敗した場合は、第一・第二大臼歯間、もしくは第一・第二小臼歯間に埋入したほうがよい。2回以上失敗した場合は、最も脱落しにくく安定性が高い正中口蓋部やレトロモラーパッドに埋入することを推奨する。

■参考文献

III-1. Misch CE. Density of bone: effect on treatment plans, surgical approach, healing, and progressive bone loading. Int J Oral Implantol 1990; 6(2): 23-31.

III-2. Kravitz N, Kusnoto B. Risks and complications of orthodontic miniscrews. Am J Orthod Dentofacial Orthop 2007;131:S43-51.

III-3. Park H, Lee Y, Jeong S, Kwon T. Density of the alveolar and basal bones of the maxilla and the mandible. Am J Orthod Dentofacial Orthop 2008; 133: 30-37.

III-4. Park HS. An anatomical study using CT images for the implantation of micro-implants. Korea J Orthod 2002; 32(6): 435-441.

III-5. Kim HJ, Yun HS, Park HD, Kim DH, Park YC. Soft-tissue and cortical-bone thickness at orthodontic implant sites. Am J Orthod Dentofacial Orthop 2006 Aug; 130(2):177-182.

III-6. Yun H S.The thickness of the maxillary soft tissue and cortical bone related with an orthodontic implantation [master's thesis]. Seoul : Yonsei University, 2001.

III-7. Heidemann W, Terheyden H, Gerlach KL. Analysis of the osseous/metal interface of drill free screws and self-tapping screws. J Craniomaxillofac Surg 2001; 29: 69-74.

III-8. Kim JW, Ahn SJ, Chang YI. Histomorphometric and mechanical analyses of the drill-free screw as orthodontic anchorage. Am J Orthod Dentofacial Orthop 2005; 128: 190-194.

III-9. Park HS. The skeletal cortical anchorage using titanium microscrew implants. Kor J Orthod 1999; 29: 699-706.

III-10. Roberts WE, Helm FR, Marshall KJ, Gongloff RK. Rigid implants for orthodontic and orthopedic anchorage. Angle Orthod 1989; 59: 247-256.

III-11. Roberts WE, Marshall KJ, Mozasary PG. Rigid endosseous implant utilized as anchorage to protract molars and close an atrophic extraction site. Angle Orthod 1990; 2: 135-152.

III-12. Roberts WE. Bone physiology, metabolism, and biomechanics in orthodontic practice. In:Graber TM, Vanarsdall RL Jr(eds). Orthodontics: Current principles and techniques. Mosby-Year Book. St Louis : CV Mosby, 2000 ; 231-234.

III-13. Frost H M. Bone'mass'and the'mechanostat': A proposal. Anatomical Record 1987; 219: 1-9.

III-14. Frost H M. Skeletal structural adaptations to mechanical usage (SATMU): 1. Redefining Wolff's law: the bone modeling problem. Anatomical Record 1990; 226(4): 403-413.

III-15. Roberts WE, Huja S, Roberts JA. Bone modeling: Biomechanics, molecular mechanism, and clinical perspectives. Semin Orthod 2004; 10: 123-161.

III-16. Huja SS. Biologic parameters thatdetermine success of screws used inorthodontics to supplement anchorage. In: McNamara JA Jr, ed. Implants, Microimplants,Onplants, and Transplants: New Answers to Old Questions in Orthodontics. Ann Arbor, Mich: 31st Annual Moyers Symposium; 2005:177–188.

III-17. Ackerman JL, et al. Pitch, roll, and yaw: Describing the spatial orientation of dentofacial traits: Am J Orthod Dentofacial Orthod 2007; 131: 305-310.

III-18. Paik CH, Seo YJ, Baek SH. A minimally invasive modality for simultaneous bimaxillary en masse retraction. J Clin Orthod 2012 Feb; 46(2): 92-101.

III-19. Jeong GM, Sung SJ, Lee KJ, Chun YS, Mo SS. Finite-element investigation of the center of resistance of the maxillary dentition. Korean J Orthod 2009; 39: 83-94.

III-20. Jung MH, Kim TW. Biomechanical considerations in treatment with miniscrew anchorage. Part 1: the sagittal plane. J Clin Orthod 2008 Feb; 42(2): 79-83.

III-21. Melsen B. Biological reaction of alveolar bone to orthodontic tooth movement. Angle Orthod 1999 Apr; 69(2): 151-158.

III-22. Roberts WE, Marshall KJ, Mozasary PG. Rigid endosseous implant utilized as anchorage to protract molars and close an atrophic extraction site. Angle Orthod 1990; 2: 135-152.

III-23. Sugawara J, Daimaru T, Umemori M, Nagasaka H, Takahashi I, Kawamura H, Mitani H. Distal movement of mandibular molars in adult patients with the skeletal anchorage system. Am J Orthod Dentofacial Orthop 2004; 125: 130-138.

III-24. Kuhn R. Control of anterior vertical dimension and proper selection of extraoral anchorage. Angle Orthod 1968; 38: 340-349.

III-25. Paik CH, Woo YJ, Boyd RL. Treatment of an adult patient with vertical maxillary excess using miniscrew fixation. J Clin Orthod 2003 Aug; 37(8): 423-428.

III-26. Paik CH, McComb R, Hong C. Differential Molar Intrusion with Skeletal Anchorage in Open-Bite Treatment. J Clin Orthod 2016 May; 50(5): 276-289.

III-27. Jo AR . Finite-element investigation of the center of resistance of the mandibular dentition. Thesis to Graduate School of Catholic University 2014.

III-28. Sato S, Sasaguri K, Kamoi S, Goto M, Suzuki Y. Importance of posterior tooth-to-denture base discrepancy in the development of skeletal open-bite malocclusion. Nihon Kyosei Shika Gakkai Zasshi 1990 Aug; 49(4): 322-330.

III-29. English JD and olfert KG. Masticatory muscle exercise as an adjunctive treatment for open bite malocclusions. Semin orthod 2005; 11: 164-169.

III-30. Smithpeter J, and Covell D JR. Relapse of anterior open bites treated with orthodontic appliances with and without orofacial myofunctional therapy. Am J Orthod Dentofacial Orthop 2010 May; 137(5): 605-614.

III-31. Sugawara J, Baik UB, Umemori M, Takahashi I, Nagasaka H, Kawamura H, Mitani H.Treatment and posttreatment dentoalveolar changes following intrusion of mandibular molars with application of a skeletal anchorage system (SAS) for open bite correction. Int J Adult Orthodon Orthognath Surg. 2002; 17(4): 243-253.

III-32. Baek MS, Choi YJ, Yu HS, Lee KJ, Kwak J, Park YC. Long-term stability of anterior open-bite treatment by intrusion of maxillary posterior teeth. Am J Orthod Dentofacial Orthop 2010;138: 396. e1-9.

III-33. Lee HA, Park YC. Treatment and posttreatment changes following intrusion of maxillary posterior teeth with miniscrew implants for open bite correction. Korean J Orthod 2008 Feb; 38(1): 31-40.

III-34. Paik CH, Park IK, Woo YJ, and Kim TW: Orthodontic. Miniscrew Implants: Clinical Applications. St Louis: Mosby/Elsevier, 2008; 175-185.

III-35. Paik CH, Woo YJ, Kim J, Park JU. Use of miniscrews for intermaxillary fixation of lingual-orthodontic surgical patients. J Clin Orthod 2002 Mar; 36(3): 132-136.

III-36. Ueki K, Marukawa K, Shimada M, Nakagawa K, Yamamoto E. The use of an intermaxillary fixation screw for mandibular setback surgery. J Oral Maxillofac Surg 2007 Aug; 65(8): 1562-1568.

III-37. Yun SW, Lim WH, Chun YS. Molar control using indirect miniscrew anchorage. J ClinOrthod 2005 Nov; 39(11): 661-664.

III-38. Kuroda S, Yamada K, Deguchi T, Hashimoto T, Kyung HM, and Takano-Yamamoto T. Root proximity is a major factor for screw failure in orthodontic anchorage Okayama, Japan, and Daegu, SouthKorea: Am J Orthod Dentofacial Orthop 2007; 131: S68-73.

III-39. Park JC, et al. Back to the suture. Seoul : Well Publishing Co. 2015 ; 48-49.

# ［監著者略歴］

## ● Paik, Cheol-Ho （ベック・チョルホ）

ソウル大学校歯科大学卒業
韓国，日本，米国カリフォルニア州歯科医師免許取得
鶴見大学歯学部歯科矯正学講座入局，大学院修了（歯学博士 歯科矯正学）
Chong-A 歯科病院 矯正科課長歴任／UCSF 矯正科客員教授／
University of Pacific（UOP）矯正科客員教授／UCLA 歯学部矯正科客員教授／
ソウル大学校歯科大学矯正科外来副教授／Angle Society 南カリフォルニア地区正会員／
大韓歯科矯正学会（KAO）認定医／日本矯正歯科学会認定医／
韓国臨床矯正学会（KSO）会長歴任／大韓歯科矯正学会（KAO）国際理事歴任／
SAI Orthodontic Clinic（韓国ソウル市）院長

## ● 本多正明 （Masaaki Honda）

1970年　　　　大阪歯科大学卒業
1972～2003年　Dr. Raymond Kim（南カリフォルニア大学）に師事
1973～1978年　日本歯学センター勤務
1978年　　　　大阪府東大阪市にて本多歯科医院開設
S.J.C.D. インターナショナル副会長／大阪 S.J.C.D. 最高顧問／
日本顎咬合学会指導医／日本臨床歯周病学会指導医／日本歯科審美学会理事／
O.J. ファウンダー（インプラント）／S.A.F.E. ファウンダー（インプラント）

## ● Yun, Young-Hoon （ユン・イョンフン）

韓国チョウソン大学校歯科大学卒業
北海道大学歯学部歯科矯正学講座歯科矯正科臨床修練
北海道大学大学院歯学研究科歯学臨床系歯科矯正学専攻修了（歯学博士）
韓国ソウル市にて矯正専門歯科開設
S.K.C.D.（Society of Korean Clinical Dentistry）創設，会長歴任／
JOI int. (Jireh Orthodontics and Occlusion Institute international イレ矯正・咬合研
究院)創設，主宰／韓国ハンヤン大学医科大学外来副教授歴任／大韓歯科矯正学会
（KAO）認定医

[著者略歴]

●中西秀郎 (Hideo Nakanishi)

2001年　大阪歯科大学卒業
2002年　大阪歯科大学歯科矯正学講座入局
2006年　ペンシルベニア州テンプル大学大学院(歯科矯正学)修了
2006年　マスター・オブ・サイエンス(テンプル大学)取得
2006年　ABO取得
2006年　中西矯正歯科(大阪府大阪市／兵庫県西宮市)勤務
2007年　米国歯科医師国家試験合格
日本矯正歯科学会認定医／日本臨床矯正歯科医会／近畿東海矯正歯科学会／
日本顎変形症学会／日本口蓋裂学会／日本舌側矯正歯科学会／
アメリカ矯正歯科学会／大阪 S.J.C.D.／シアトルスタディークラブボードメンバー

●本多正剛 (Shogo Honda)

1998年　朝日大学歯学部卒業
2002年　南カリフォルニア大学 Dr.Dougherty course 修了
2004年　奈良県生駒市にて本多矯正歯科開設
2011年　サンディエゴ The McLaughlin 2 year program 修了
2012年　南カリフォルニア大学 Dr.Sameshima course 修了
日本矯正歯科学会認定医／近畿東海矯正歯科学会／日本成人矯正歯科学会／
日本顎変形症学会／日本口蓋裂学会／日本舌側矯正歯科学会／
日本顎咬合学会／大阪 S.J.C.D. ／シアトルスタディークラブ

● Lee, Eun-Hee (イ・ウンヒ)

韓国壇国(タングク)大学校歯科大学卒業
鶴見大学歯学部歯科矯正学講座入局，大学院修了(歯学博士 歯科矯正学)
盆唐再生病院歯科矯正科課長／梨花女子大学外来教授
大韓歯科矯正学会(KAO)認定医，学術委員／韓国臨床矯正学会(KSO)学術委員
Barunhae Orthodontic Clinic(韓国ソウル市) 院長

● Lee, Hyun-Kyu (イ・ヒョンギュ)

韓国全南(チョンナム)大学校歯科大学卒業
大韓歯科矯正学会正会員／大韓舌側矯正学会正会員／
SAI Orthodontic Clinic(韓国ソウル市)インストラクター
歯科矯正ブログ "http://blog.naver.com/lhk1025" コメンテーター

**QUINTESSENCE PUBLISHING 日本**

生体にやさしい
戦略的矯正歯科治療と歯科矯正用アンカースクリューの応用

2017年 5 月10日　第 1 版第 1 刷発行

監 著 者　Paik, Cheol-Ho/ 本多正明 /Yun, Young-Hoon

発 行 人　北峯康充

発 行 所　クインテッセンス出版株式会社
　　　　　　東京都文京区本郷 3 丁目 2 番 6 号　〒113‐0033
　　　　　　クイントハウスビル　電話(03)5842‐2270(代表)
　　　　　　　　　　　　　　　　　(03)5842‐2272(営業部)
　　　　　　　　　　　　　　　　　(03)5842‐2279(編集部)
　　　　　　web page address　http://www.quint-j.co.jp/

印刷・製本　サン美術印刷株式会社

©2017　クインテッセンス出版株式会社　　　　　　禁無断転載・複写
Printed in Japan　　　　　　　　　　　　　　　　落丁本・乱丁本はお取り替えします
ISBN978‐4‐7812‐0556‐4　C3047　　　　　　　定価はカバーに表示してあります